U0226581

王付经方使用手册

——讲透260首经方

王 付 编著

河南科学技术出版社
· 郑 州 ·

内容提要

全国著名经方大师王付教授编著的《王付经方使用手册——讲透260首经方》是归纳、总结、凝练《伤寒杂病论》中方剂的专业用书，亦是一本便于查阅、浏览、强化学习的参考用书，更是详细介绍怎样使用经方治病的必读用书。全书共分16章，每章节的经方阐释分别设导读、方歌、方药、用法、功用、适应证、用药分析、用方思路、随证加减及注意事项等。本书内容丰富，重点突出，层次分明，条理清晰，便于学习和临证使用，可达到学以致用、用即有效的目的，是中医、中西医结合院校在校师生及临床医生学习、掌握、应用经方辨治各科杂病的有益参考书。

图书在版编目（CIP）数据

王付经方使用手册：讲透260首经方/ 王付编著. —郑州：河南科学技术出版社，2018.10（2023.12 重印）

（经方大讲堂）

ISBN 978-7-5349-9263-6

Ⅰ.①王… Ⅱ.①王… Ⅲ.①经方 – 汇编 Ⅳ.①R289.2

中国版本图书馆CIP数据核字（2018）第139242号

出版发行：河南科学技术出版社

      地址：郑州市郑东新区祥盛街27号　　邮编：450016

      电话：（0371）65788613　65788625

      网址：www.hnstp.cn

策划编辑：邓　为

责任编辑：胡　静

责任校对：杨晓珂

封面设计：中文天地

责任印制：朱　飞

印　　刷：河南文华印务有限公司

经　　销：全国新华书店

开　　本：850 mm×1 168 mm　1/32　印张：12.75　字数：358千字

版　　次：2018年10月第1版　2023年12月第5次印刷

定　　价：45.00元

前　言

众所周知，医生在临床中能不能较好地运用经方辨治杂病，能不能用经方治愈杂病，关键在于如何正确地选用经方。再则，医生在临床中欲熟记经方260首，尤其是想要比较熟练地掌握运用经方治病的各个环节，实现运用经方治病的最终愿望，需要花费很多时间。而当今医生能完全牢记260首经方治病的各个要点者仅仅是少数，为了使更多临床医生能够比较熟练地选择经方辨治各科杂病，并取得预期最佳治疗效果，特撰写《王付经方使用手册》一书。

医生欲在临床中运用经方辨治常见病、多发病及疑难病，就必须对运用经方治病的各个环节了如指掌，这样才能做到胸有成竹、有的放矢。再者，为了学好经方、用活经方、熟悉经方、掌握经方、变通经方，达到用经方治病而能触类旁通的目标，拥有一本好的经方手册至关重要。

医生在临床中若能正确地运用经方辨治各科杂病，并取得预期疗效，就必须进一步掌握导读、方歌、方药、用法、功用、适应证、用药分析、用方思路、随证加减及注意事项等。导读可以引导读者学习经方、拓展思维，使读者更好地运用经方；方歌可以帮助读者牢记经方组成；方药组成可以帮助读者临证娴熟应用经方；用法是运用经方辨治病证、发挥疗效的重要保障；功用可以帮助读者掌握经方的辨治病证范围；适应证可以帮助读者在选用经方时有的放矢；用药分析可以帮助读者剖析药与药之间的相互促进、协调或制约等多种复杂演变关系；用方思路突出运用经方辨治疾病时举一反三、触类旁通；随证加减是临证灵活运用经方的依据，说明经方既有其辨治病证的适应范围又有一定的局限性；注意事项强调临证要审明病变证机，辨清西医疾病和中医病证，合理运用经方。

王付

2017年12月23日

编写说明

经方即《伤寒杂病论》之方，亦即仲景方；经方之所以称为经方，是因为经方不仅具有非凡的治疗效果，还是具有不同于时方治疗作用的经典用方。

学好经方、用活经方，这是中医或中西医结合医生共同的向往与追求；提高治病效果，尽快减轻患者痛苦，这是医生共同的目标与宗旨。

要想实现治病救人的最终目标与宗旨，就必须深入研习与合理应用经方；要想更好地用经方理论指导临床，就必须对运用经方的各个环节全面研习并系统掌握。本书对每个经方按照导读、方歌、方药、用法、功用、适用证、用药分析、用方思路、随证加减和注意事项的顺序进行了归纳总结。

其一，导读可以引导读者学习经方、拓展思维，使读者更好地运用经方，是从思路与方法角度学习、研究和应用经方，目的在于更加灵活地运用经方辨治诸多杂病。

其二，方歌可以帮助读者牢记经方组成，这是学好经方的基本功，将为临床应用经方奠定扎实的基础。

其三，方药组成可以帮助读者临证娴熟应用经方。经方组成中用药及用量是学用经方必须重点掌握的核心部分。研究经方用药还必须打破中药学归经理论的制约，从经方用药的基本思路与方法入手，从本质上认清经方用药的基本治病作用。例如，麻黄既可用于辨治太阳病（麻黄汤），又可用于辨治肺病（麻黄汤、射干麻黄汤），更可辨治心病（半夏麻黄丸）、肝病（麻黄连翘赤小豆汤）、肾病（越婢汤）、脾胃病（桂枝去芍药加麻黄附子细辛汤）、肠病（麻黄升麻汤）、肌肉关节病（乌头汤）等。经方药物用量对临床治病取得最佳疗效也很重要，如桂枝汤、桂枝加芍药汤、桂枝新加汤因芍药的用量不同，所辨治的病证也不尽相同。所以学用经方既要研究用药，又要研究用量，临证只有将二者有机地结合，才能真正用活经方，以实现辨治诸疾的目的。

其四，用法是运用经方辨治病证、发挥疗效的重要保障，亦是运用经方治病的重要环节。如半夏泻心汤、小柴胡汤、茵陈蒿汤等煎药方法都直接关系到能否取得预期治疗效果。临证治病要重视运用煎药方法及服药方法等，以取得最佳疗效。

其五，功用可以帮助读者掌握经方的辨治病证范围，也是引导读者运用经方的基本切入点，了解与掌握经方的功用对正确使用经方具有非常重要的指导意义。

其六，适应证可以帮助读者在选用经方时有的放矢。想要更好地运用经方辨治病证，就必须做到既要辨清经方针对的病是西医的什么病，又要辨清西医的病属于中医的什么证，还要辨清西医病与中医证之间的内在联系，以此研究经方的适应证而辨治复杂多变的病证。

其七，用药分析可以帮助读者剖析药与药之间的相互促进、协调或制约等多种复杂演变关系。其相互促进可使疗效倍增，相互协调可主次兼顾，相互制约可消除弊端，使经方用药能最大限度减少毒副作用，并能充分发挥药效。

其八，用方思路突出运用经方辨治疾病时举一反三，触类旁通。每个经方既有基本适应证，又有扩大适应证。学习基本适应证是运用经方辨治病证的基础，学习扩大适应证是运用经方辨治病证的提高。将基础与提高有机地结合，才能真正用活、用好经方，从而辨治复杂多变的病证。

其九，随证加减是临证灵活运用经方的依据，说明经方既有其辨治病证的适应范围，又有一定的局限性。运用经方只有知己知彼，才能百用百效。为了避免运用经方辨治病证的局限性，拓展运用经方辨治病证的思辨性和灵活性，临证辨治诸疾可选用经方合方或酌情进行加减变化。

其十，注意事项强调临证要审明病变证机，辨清西医疾病和中医病证，合理运用经方。辨西医之病可进一步了解疾病的发展演变规律及其转归，辨清中医之证可更好地针对西医之病而选用经方。

全面研究及应用经方，可形成完整的经方病证理论体系，应用并指导于临床，达到运用经方病证理论体系辨治各科常见病、多发病及疑难病的目的。

王付

2017年12月23日

目　录

第一章　表证用方 ···················· 1

　第一节　太阳中风证用方 ·············· 1

　　一、桂枝汤 ························ 1

　　二、桂枝二麻黄一汤 ················ 3

　　三、桂枝加黄芪汤 ·················· 5

　第二节　太阳伤寒证用方 ·············· 6

　　一、麻黄汤 ························ 6

　　二、桂枝麻黄各半汤 ················ 8

　第三节　太阳温病证用方 ·············· 9

　　桂枝二越婢一汤 ···················· 9

　第四节　太阳柔痉证用方 ············· 11

　　桂枝加葛根汤 ····················· 11

　第五节　太阳刚痉证用方 ············· 13

　　葛根汤 ··························· 13

　第六节　太阳寒湿痹证用方 ··········· 14

　　麻黄加术汤 ······················ 14

　第七节　太阳湿热痹证用方 ··········· 16

　　一、麻黄杏仁薏苡甘草汤 ··········· 16

　　二、白虎加桂枝汤 ················· 17

　第八节　太阳风水夹热证用方 ········· 19

　　越婢汤 ··························· 19

　第九节　太阳风湿痹证、太阳风水表虚证用方 ··· 20

　　一、防己黄芪汤 ··················· 20

　　二、黄芪芍药桂枝苦酒汤 ··········· 22

　　三、文蛤散 ······················ 23

　　四、一物瓜蒂散 ··················· 24

第二章　表里兼证用方 ……………………… 26

　第一节　表寒里热证用方 …………………… 26

　　一、柴胡桂枝汤 ……………………………… 26

　　二、厚朴七物汤 ……………………………… 28

　　三、大青龙汤 ………………………………… 29

　　四、文蛤汤 …………………………………… 31

　　五、麻黄连翘赤小豆汤 ……………………… 32

　第二节　表里俱寒证用方 …………………… 34

　　一、乌头桂枝汤 ……………………………… 34

　　二、桂枝人参汤 ……………………………… 35

　　三、桂枝加厚朴杏仁汤 ……………………… 37

　　四、麻黄附子细辛汤 ………………………… 38

　　五、麻黄附子甘草汤（麻黄附子汤）………… 40

　　六、葛根加半夏汤 …………………………… 41

　第三节　表寒兼里有水气证用方 …………… 43

　　桂枝去桂加茯苓白术汤 ……………………… 43

　第四节　表寒兼阳虚证用方 ………………… 44

　　一、桂枝去芍药加附子汤 …………………… 44

　　二、桂枝去芍药汤 …………………………… 46

　　三、竹叶汤 …………………………………… 47

　第五节　表寒兼阴血津亏证用方 …………… 49

　　一、桂枝加芍药生姜各一两人参三两新加汤

　　（桂枝新加汤）………………………………… 49

　　二、栝楼桂枝汤 ……………………………… 50

　第六节　表证兼阴阳气血俱虚证用方 ……… 52

　　薯蓣丸 ………………………………………… 52

第三章　肺病证用方 ………………………… 54

　第一节　肺热证用方 ………………………… 54

　　一、麻黄杏仁石膏甘草汤 …………………… 54

　　二、葶苈大枣泻肺汤 ………………………… 56

　　三、桔梗汤 …………………………………… 57

2

　　第二节　肺寒证用方 ···58

　　　一、小青龙汤 ···58

　　　二、小青龙加石膏汤 ···60

　　　三、厚朴麻黄汤 ···62

　　　四、甘草干姜汤 ···63

　　第三节　肺痰饮证用方 ···65

　　　一、射干麻黄汤 ···65

　　　二、越婢加半夏汤 ···66

　　　三、桂苓五味甘草汤 ···67

　　　四、苓甘五味姜辛汤 ···69

　　　五、桂苓五味甘草去桂加姜辛夏汤 ···························70

　　　六、苓甘五味加姜辛半夏杏仁汤 ·······························71

　　　七、苓甘五味加姜辛半杏大黄汤 ·······························73

　　　八、皂荚丸 ···75

　　　九、泽漆汤 ···76

　　　十、杏子汤 ···77

　　　十一、葶苈丸 ···78

　　第四节　肺（胃）阴虚证用方 ···80

　　　麦门冬汤 ···80

第四章　心病证用方 ··82

　　第一节　心阳虚证用方 ···82

　　　一、桂枝加附子汤 ···82

　　　二、桂枝甘草汤 ···84

　　　三、桂枝甘草龙骨牡蛎汤 ···85

　　　四、桂枝去芍药加蜀漆牡蛎龙骨救逆汤 ·····················86

　　第二节　心（肾）阳虚欲脱证用方 ···································88

　　　一、四逆汤 ···88

　　　二、四逆加人参汤 ···89

　　　三、白通汤 ···91

　　　四、白通加猪胆汁汤 ···92

　　　五、通脉四逆汤 ···93

六、通脉四逆加猪胆汁汤 ················95

第三节　胸痹证用方 ················96

一、栝楼薤白白酒汤 ················96

二、栝楼薤白半夏汤 ················97

三、枳实薤白桂枝汤 ················99

四、茯苓杏仁甘草汤 ················100

五、橘枳姜汤 ················102

六、桂枝生姜枳实汤 ················103

七、乌头赤石脂丸 ················104

八、薏苡附子散 ················106

第四节　心阴阳俱虚证用方 ················107

一、炙甘草汤 ················107

二、小建中汤 ················109

第五节　心肾不交证用方 ················110

一、黄连阿胶汤 ················110

二、桂枝加龙骨牡蛎汤 ················111

第六节　心脾兼证用方 ················113

一、侯氏黑散 ················113

二、甘麦大枣汤 ················115

第七节　心肺阴虚证用方 ················116

一、百合知母汤 ················116

二、滑石代赭汤 ················117

三、百合鸡子汤 ················119

四、百合地黄汤 ················120

五、百合洗方 ················121

六、栝楼牡蛎散 ················122

七、百合滑石散 ················124

第八节　心热证用方 ················125

一、防己地黄汤 ················125

二、黄连粉方 ················126

第九节　饮邪凌心证用方 ················128

半夏麻黄丸 ………………………………………………128

第十节　心肾不固证用方 …………………………………129

　禹余粮丸 …………………………………………………129

第五章　脾胃病证用方 ……………………………………131

第一节　脾胃热证用方 ……………………………………131

　一、白虎汤 ………………………………………………131

　二、白虎加人参汤 ………………………………………132

　三、竹叶石膏汤 …………………………………………134

　四、栀子豉汤 ……………………………………………135

　五、栀子甘草豉汤 ………………………………………136

　六、栀子生姜豉汤 ………………………………………138

　七、栀子厚朴汤 …………………………………………139

　八、枳实栀子豉汤 ………………………………………140

　九、大黄黄连泻心汤 ……………………………………141

　十、大黄甘草汤 …………………………………………143

　十一、橘皮竹茹汤 ………………………………………144

　十二、竹皮大丸 …………………………………………145

　十三、越婢加术汤 ………………………………………146

第二节　脾胃寒证用方 ……………………………………148

　一、理中丸 ………………………………………………148

　二、大建中汤 ……………………………………………149

　三、黄芪建中汤 …………………………………………151

　四、附子粳米汤 …………………………………………152

　五、大半夏汤 ……………………………………………153

　六、赤丸 …………………………………………………155

　七、白术散 ………………………………………………156

　八、橘皮汤 ………………………………………………157

　九、甘草麻黄汤 …………………………………………159

　十、大乌头煎 ……………………………………………160

第三节　脾胃寒热夹杂或湿热证用方 ……………………161

　一、半夏泻心汤 …………………………………………161

5

　　二、生姜泻心汤 ……………………………………163
　　三、甘草泻心汤 ……………………………………164
第四节　胃热脾寒证用方 ……………………………166
　　一、黄连汤 …………………………………………166
　　二、栀子干姜汤 ……………………………………167
　　三、干姜黄连黄芩人参汤 …………………………168
第五节　脾胃痰饮证用方 ……………………………170
　　一、旋覆代赭汤 ……………………………………170
　　二、茯苓桂枝白术甘草汤（苓桂术甘汤）………171
　　三、泽泻汤 …………………………………………173
　　四、茯苓泽泻汤 ……………………………………174
　　五、茯苓甘草汤 ……………………………………175
　　六、小半夏汤 ………………………………………176
　　七、小半夏加茯苓汤 ………………………………178
　　八、生姜半夏汤 ……………………………………179
　　九、半夏干姜散 ……………………………………180
　　十、干姜人参半夏丸 ………………………………181
　　十一、桂枝去芍药加麻黄附子细辛汤 ……………183
　　十二、小陷胸汤 ……………………………………184
第六节　脾胃水气证用方 ……………………………186
　　五苓散 ………………………………………………186
第七节　脾虚水泛证用方 ……………………………187
　　防己茯苓汤 …………………………………………187
第八节　脾气滞气虚证用方 …………………………189
　　一、厚朴生姜半夏甘草人参汤 ……………………189
　　二、枳术汤 …………………………………………190
第九节　脾瘀血证用方 ………………………………191
　　一、桂枝加芍药汤 …………………………………191
　　二、桂枝加大黄汤 …………………………………193
第十节　脾约证用方 …………………………………194
　　麻子仁丸 ……………………………………………194

第十一节　胃痈证用方 ················196
　一、排脓散 ····················196
　二、排脓汤 ····················197
第十二节　胃气下泄证用方 ············198
　诃梨勒散 ······················198

第六章　肝病证用方 ··············200
第一节　肝热证用方 ················200
　一、乌梅丸 ····················200
　二、白头翁汤 ··················202
　三、白头翁加甘草阿胶汤 ··········203
　四、风引汤 ····················205
第二节　肝寒证用方 ················206
　一、吴茱萸汤（茱萸汤） ··········206
　二、蜘蛛散 ····················208
第三节　肝气郁滞证用方 ············209
　一、四逆散 ····················209
　二、枳实芍药散 ················210
第四节　肝血瘀证用方 ··············212
　一、大黄䗪虫丸 ················212
　二、旋覆花汤 ··················213
第五节　肝寒血虚证用方 ············215
　一、当归四逆汤 ················215
　二、当归四逆加吴茱萸生姜汤 ······216
　三、当归生姜羊肉汤 ············218
第六节　肝气逆证用方 ··············219
　奔豚汤 ························219
第七节　肝胆湿热证用方 ············221
　一、茵陈蒿汤 ··················221
　二、栀子柏皮汤 ················222
　三、栀子大黄汤 ················223
　四、大黄硝石汤 ················225

　　五、茵陈五苓散 ……………………………226

　　六、硝石矾石散 ……………………………227

　第八节　肝阴血虚证用方 …………………229

　　一、酸枣仁汤 ………………………………229

　　二、芍药甘草汤 ……………………………230

　　三、芍药甘草附子汤 ………………………231

　　四、鸡屎白散 ………………………………233

　第九节　肝脾兼证用方 ……………………234

　　一、当归芍药散 ……………………………234

　　二、麻黄升麻汤 ……………………………236

第七章　肾病证用方 ………………………238

　第一节　肾阳虚证用方 ……………………238

　　一、天雄散 …………………………………238

　　二、干姜附子汤 ……………………………240

　　三、桃花汤 …………………………………241

　第二节　肾阳虚水气证用方 ………………242

　　一、真武汤 …………………………………242

　　二、栝楼瞿麦丸 ……………………………244

　　三、茯苓桂枝甘草大枣汤 …………………245

　第三节　肾虚寒湿证用方 …………………246

　　一、附子汤 …………………………………246

　　二、甘草干姜茯苓白术汤（甘姜苓术汤） …248

　第四节　肾寒气逆证用方 …………………249

　　一、桂枝加桂汤 ……………………………249

　　二、头风摩散 ………………………………250

　第五节　肾阴虚热证用方 …………………252

　　一、猪苓汤 …………………………………252

　　二、猪肤汤 …………………………………253

　第六节　肾阴阳俱虚证用方 ………………254

　　一、肾气丸（崔氏八味丸、八味肾气丸） …254

　　二、茯苓四逆汤 ……………………………256

第七节　肾中浊邪阴阳易证用方 ················257
　　烧裈散 ····································257
第八节　肾虚胃热证用方 ····················259
　　附子泻心汤 ································259

第八章　胆病证用方 ·······················261
第一节　胆热证用方 ·························261
　　一、小柴胡汤 ·····························261
　　二、黄芩汤 ································263
　　三、黄芩加半夏生姜汤 ·····················264
第二节　少阳阳明兼证用方 ····················266
　　一、大柴胡汤 ·····························266
　　二、柴胡加芒硝汤 ·························268
第三节　胆心热证用方 ·······················269
　　柴胡加龙骨牡蛎汤 ·························269
第四节　胆热水气证用方 ·····················271
　　柴胡桂枝干姜汤 ····························271

第九章　大肠病证用方 ·····················273
第一节　大肠热结证用方 ·····················273
　　一、大承气汤 ·····························273
　　二、小承气汤 ·····························275
　　三、调胃承气汤 ····························276
　　四、厚朴三物汤 ····························277
　　五、厚朴大黄汤 ····························279
第二节　大肠寒结证用方 ·····················280
　　一、大黄附子汤 ····························280
　　二、三物备急丸 ····························281
第三节　大肠热结津亏证用方 ··················283
　　一、猪膏发煎 ·····························283
　　二、蜜煎导 ································284
　　三、猪胆汁方（大猪胆汁方）···············286
　　四、土瓜根汁方 ····························287

第四节 大肠热利证用方 ·················288
一、葛根黄芩黄连汤 ·············288
二、紫参汤 ·····················290
第五节 大肠滑脱证用方 ·············291
赤石脂禹余粮汤 ·················291
第六节 大肠痰饮证用方 ·············292
一、己椒苈黄丸 ·················292
二、甘遂半夏汤 ·················294
第七节 肠痈证用方 ·················295
一、大黄牡丹汤 ·················295
二、薏苡附子败酱散 ·············297
第十章 膀胱病证用方 ·················299
第一节 膀胱瘀血证用方 ·············299
一、桃核承气汤 ·················299
二、蒲灰散 ·····················301
三、滑石白鱼散 ·················302
第二节 膀胱湿热证用方 ·············303
一、牡蛎泽泻散 ·················303
二、当归贝母苦参丸 ·············305
三、茯苓戎盐汤 ·················306
第三节 膀胱水气证用方 ·············307
葵子茯苓丸 ·····················307
第十一章 血证及妇科病证用方 ·········309
第一节 血瘀证用方 ·················309
一、抵当汤 ·····················309
二、抵当丸 ·····················311
三、下瘀血汤 ···················312
四、土瓜根散 ···················313
五、红蓝花酒 ···················314
六、鳖甲煎丸 ···················316
七、王不留行散 ·················318

八、桂枝茯苓丸 ··· 319

九、温经汤 ··· 321

十、大黄甘遂汤 ··· 322

十一、矾石丸 ·· 324

第二节　血虚证用方 ·· 325

一、胶艾汤（芎归胶艾汤） ································· 325

二、黄芪桂枝五物汤 ··· 326

三、当归散 ··· 328

第三节　出血证用方 ·· 329

一、泻心汤 ··· 329

二、赤小豆当归散 ··· 330

三、黄土汤 ··· 332

四、柏叶汤 ··· 333

五、胶姜汤 ··· 334

第四节　热毒血证用方 ··· 336

一、升麻鳖甲汤 ··· 336

二、升麻鳖甲去雄黄蜀椒汤 ································ 337

第十二章　痹证用方 ··· 339

第一节　阳虚痹证用方 ··· 339

一、桂枝附子汤 ··· 339

二、桂枝附子去桂加白术汤（白术附子汤） ········· 341

三、甘草附子汤 ··· 342

第二节　气虚痹证用方 ··· 344

乌头汤 ··· 344

第三节　阳虚热郁痹证用方 ···································· 345

桂枝芍药知母汤 ··· 345

第十三章　痰病证用方 ·· 347

第一节　痰郁咽喉证用方 ·· 347

半夏厚朴汤 ··· 347

第二节　痰阻胸膈证用方 ·· 349

瓜蒂散 ··· 349

第三节　痰饮牡疟证用方 ……………………………………350
　　蜀漆散 …………………………………………………350
第四节　饮结胸胁脘腹证用方 …………………………………352
　　一、十枣汤 …………………………………………………352
　　二、大陷胸汤 ………………………………………………353
　　三、大陷胸丸 ………………………………………………354
　　四、三物白散 ………………………………………………356
第五节　膈间水饮证用方 ………………………………………357
　　一、木防己汤 ………………………………………………357
　　二、木防己去石膏加茯苓芒硝汤 …………………………359
　　三、猪苓散 …………………………………………………360
第六节　风痰证用方 ……………………………………………362
　　藜芦甘草汤 ……………………………………………362

第十四章　咽痛证用方 …………………………………………364
　　一、甘草汤 …………………………………………………364
　　二、苦酒汤 …………………………………………………365
　　三、半夏散及汤 ……………………………………………367

第十五章　虫证用方 ……………………………………………369
　　甘草粉蜜汤 …………………………………………………369

第十六章　外治用方 ……………………………………………371
　　一、苦参汤 …………………………………………………371
　　二、狼牙汤 …………………………………………………372
　　三、蛇床子散 ………………………………………………374
　　四、矾石汤 …………………………………………………375
　　五、小儿疳虫蚀齿方 ………………………………………376
　　六、雄黄熏方 ………………………………………………377

经方索引 …………………………………………………………379

第／一／章　表／证／用／方

表证用方既可治疗表证，又可治疗非表证。临床应用表证用方，以表证为基本适应证，而治疗非表证则为临床应用范围的扩大。表证用方除了治疗表证以外，还可广泛用于治疗消化系统、呼吸系统，以及内分泌系统、神经系统疾病。深入学习与研究表证用方，不仅有助于合理运用表证用方，而且对指导中医辨证与西医辨病具有重要作用。

第一节 太阳中风证用方

一、桂枝汤

【导读】 ①学用桂枝汤应重视桂枝和芍药的用量调配关系。②桂枝汤虽是辨治太阳中风证的重要代表方，但在临床中对脾胃虚弱证、卫气不固证等也具有显著治疗效果。

【方歌】 太阳中风桂枝汤，芍药甘草姜枣同，解肌发表调营卫，表虚有汗此为功。

【方药】 桂枝三两（9 g）　芍药三两（9 g）　甘草炙，二两（6 g）

生姜切，三两（9 g）　大枣十二枚，擘

【用法】　上五味，㕮咀三味，以水七升，微火煮取三升，去滓。适寒温，服一升。服已须臾，啜热稀粥一升余，以助药力。温服令一时许，遍身染染微似有汗者益佳，不可令如水流漓，病必不除。若一服汗出病瘥，停后服，不必尽剂；若不汗，更服依前法；又不汗，后服小促其间，半日许令三服尽。若病重者，一日一夜服，周时观之。服一剂尽，病证犹在者，更作服。若汗不出者，乃服至二三剂。禁生冷、黏滑、肉面、五辛、酒酪、臭恶等。

【功用】　解肌发汗，调和营卫，调理脾胃。

【适应证】

1.中医病证：①风寒表虚证（太阳中风证）。发热恶寒，汗出，头痛，鼻鸣，干呕，口不渴，舌淡，苔白，脉浮缓或浮弱。②妊娠恶阻证（脾胃虚弱证）。恶心，呕吐，不思饮食，脘腹不舒，舌淡，苔薄白，脉弱。

2.西医疾病：普通感冒、流行性感冒、鼻炎、支气管炎、原因不明低热，以及慢性胃炎、慢性肝炎、慢性胰腺炎等临床表现符合风寒表虚证或脾胃虚弱证者。

【用药分析】　方中桂枝辛温解肌发汗；芍药酸寒益营敛阴止汗；生姜辛温发汗解表，调理脾胃；大枣、甘草益气和中。

【用方思路】

1.桂枝汤既是辨治太阳中风证的重要代表方，又是辨治妊娠恶阻证的基础用方，还可用于辨治诸多杂病如心脏病、肺病、脾胃病等。

2.方中桂枝、生姜既是辛温解表药，又是温里散寒药；桂枝、生姜既是辨治表证的重要用药，又是辨治里证的重要用药；芍药、大枣、甘草既是调补营卫的首选用药，又是补益诸脏腑气血虚的基本用药。桂枝汤可根据病机的不同而发挥不同治疗作用。从方中用药、用量及调配分析得知，桂枝汤的应用并不局限于表证，还可用于辨治诸多杂病，如循环、消化、呼吸等系统疾病。

3.运用桂枝汤辨治的基本病证（无论病变部位在表还是在里）是寒夹气血虚；根据方中用药分析，运用本方辨治的病证以虚为主，治疗以补为主、以散寒为次；再根据大枣、炙甘草的药物属性判断，运用本方辨治的病证是寒与虚俱有。

【随证加减】 若夹热，可与白虎汤合方用之；若夹郁，可与四逆散合方用之；若夹瘀热，可与桃核承气汤合方用之。运用桂枝汤辨治复杂多变的病证必须结合病变证机主次而酌情调整方药用量，这样才能取得预期治疗效果。

【注意事项】 运用桂枝汤既要辨清西医之病，又要辨清西医之病属于中医寒夹气血虚。辨西医之病可进一步了解疾病的发展演变规律及转归，辨中医之证可更好地针对西医之病选用桂枝汤。

二、桂枝二麻黄一汤

【导读】 ①学用桂枝二麻黄一汤应重视桂枝和麻黄的用量调配关系、桂枝和芍药的用量调配关系。②桂枝二麻黄一汤虽是辨治太阳中风轻证的重要代表方，但在临床中对皮肤病、呼吸系统疾病等也具有良好治疗作用。

【方歌】 桂枝二麻黄一汤，太阳中风轻证方，形似如疟日再发，用方巧在剂量上。

【方药】 桂枝去皮，一两十七铢（5.4 g）　芍药一两六铢（3.7 g）麻黄去节，十六铢（2.1 g）　生姜切，一两六铢（3.7 g）　杏仁去皮尖，十六个（2.5 g）　甘草炙，一两二铢（3.2 g）　大枣擘，五枚

【用法】 上七味，以水五升，先煮麻黄一二沸，去上沫，内诸药，煮取二升，去滓。温服一升，日再服。本云：桂枝汤二分，麻黄汤一分，合为二升，分再服。今合为一方，将息如前法。

【功用】 解肌散邪，小和营卫。

【适应证】

1.中医病证：太阳中风轻证。发热，恶风寒，形似疟状，一日再发，头痛，汗出，舌淡、苔薄，脉浮。

2.西医疾病：普通感冒、流行性感冒、支气管炎、支气管肺炎、过敏性疾病、皮肤病等临床表现符合太阳中风轻证者。

【用药分析】 方中桂枝辛温解肌发汗；麻黄辛温解表发汗，宣肺平喘；杏仁肃降肺气；芍药益营敛阴止汗；生姜解表发汗，调理脾胃；大枣、甘草益气和中。

【用方思路】

1.桂枝二麻黄一汤既是辨治太阳中风轻证的重要代表方，又是辨治心脏病、肺病、内分泌疾病的重要基础方。

2.方中桂枝、生姜、麻黄既是辛温解表药，又是温里散寒药；芍药、大枣、甘草既是调补营卫的首选用药，又是补益诸脏腑气血虚的基本用药；杏仁既是化痰药，又是润燥药。桂枝二麻黄一汤可根据病机的不同而发挥不同的治疗作用。从方中用药、用量及调配分析得知，桂枝二麻黄一汤的应用并不局限于表证，更可用于辨治诸多杂病，如循环、消化、呼吸等系统疾病。

3.运用桂枝二麻黄一汤辨治的基本病证（无论病变部位在表还是在里）是虚实夹寒；根据方中用药也可看出，运用本方辨治的病证主要是虚实夹寒，治疗重在补泻兼顾。

【随证加减】 若夹热，可与白虎加人参汤合方用之；若夹痰热，可与小陷胸汤合方用之。运用桂枝二麻黄一汤辨治复杂多变的病证必须结合病变证机主次而酌情调整方药用量，这样才能取得预期治疗效果。

【注意事项】 运用桂枝二麻黄一汤既要辨清西医之病，还要辨清西医之病属于中医虚实夹寒。辨西医之病可进一步了解疾病的发展演变规律及转归，辨中医之证可更好地针对西医之病选用桂枝二麻黄一汤。

三、桂枝加黄芪汤

【导读】 ①学用桂枝加黄芪汤应重视甘草和黄芪的用量调配关系。②桂枝加黄芪汤虽是辨治寒湿黄汗证的重要代表方，但在临床中对杂病营卫气虚证等也具有良好治疗作用。

【方歌】 黄汗桂枝加黄芪，生姜大枣与芍草，表虚重证亦可治，通阳益气效果好。

【方药】 桂枝三两（9 g） 芍药三两（9 g） 甘草二两（6 g） 生姜三两（9 g） 大枣十二枚 黄芪二两（6 g）

【用法】 上六味，以水八升，煮取三升，温服一升，须臾，饮热稀粥一升余，以助药力，温服，取微汗；若不汗，更服。

【功用】 通阳益气，温化寒湿。

【适应证】

1.中医病证：①寒湿黄汗证。汗出色黄，两胫自冷，身重，汗出已辄轻，久久必身𤸷；髋及胸中痛，腰以上必汗出，以下无汗，腰髋弛痛，如有物在皮中状，病甚者不能食，身疼痛，烦躁，小便不利，舌淡、苔白腻，脉濡或缓。②营卫气虚证。多汗，怕风，倦怠乏力，时时发热，舌质淡、苔薄白，脉虚弱。

2.西医疾病：普通感冒、流行性感冒、神经性头痛、过敏性皮肤病、过敏性鼻炎、皮肤疮疡、慢性肠胃炎或溃疡、慢性肝炎、慢性胆囊炎、慢性胰腺炎、慢性支气管炎、慢性气管炎、肺气肿、肺间质纤维化、末梢神经炎、面神经炎、神经性疼痛、神经衰弱、慢性鼻炎、慢性鼻窦炎、慢性额窦炎等临床表现符合杂病营卫气虚证者。

【用药分析】 方中桂枝温阳解肌；黄芪益气固表；芍药益营敛汗；生姜辛温通阳；大枣补益中气；甘草益气和中。

【用方思路】

1.桂枝加黄芪汤既是辨治寒湿黄汗证及营卫气虚证的重要代表方，又是辨治脾胃病、肺病、肝病、肾病的重要基础方。

2.方中桂枝、生姜既是辛温解表药，又是温里散寒药；芍药、黄芪、大枣、甘草既是调补营卫的首选用药，又是补益诸脏腑气血虚的基本用药。运用桂枝加黄芪汤辨治的病证以气虚为主；从方中用药、用量及调配分析得知，桂枝加黄芪汤的应用并不局限于寒湿发黄证及营卫气虚证，还可用于辨治诸多杂病，如消化、呼吸、泌尿、内分泌等系统疾病。

3.运用桂枝加黄芪汤辨治的基本病证（无论病变部位在表还是在里）是寒夹气血虚；根据方中用药分析，运用本方辨治的病证是虚实夹寒以气虚为主，治疗重在补虚，次在散寒。

【随证加减】 若夹热，可与栀子柏皮汤合方用之；若夹寒痰，可与赤丸合方用之；若夹瘀，可与桂枝茯苓丸合方用之。运用桂枝加黄芪汤辨治复杂多变的病证必须结合病变证机主次而酌情调整方药用量，这样才能取得预期治疗效果。

【注意事项】 运用桂枝加黄芪汤既要辨清西医之病，又要辨清西医之病属于中医气血虚夹寒。辨西医之病可了解疾病的发展演变及转归，辨清中医之证可更好地针对西医之病选用桂枝加黄芪汤。

第二节　太阳伤寒证用方

一、麻黄汤

【导读】 ①学用麻黄汤应重视麻黄和桂枝的用量调配关系、麻黄和杏仁的用量调配关系。②麻黄汤虽是辨治太阳伤寒证的重要代表方，但在临床中对肺寒证及关节肌肉寒证等也具有良好治疗作用。

【方歌】 麻黄汤中用桂枝，杏仁甘草四般施，发热恶寒头项痛，喘而无汗服之宜。

【方药】 麻黄去节，三两（9 g） 桂枝去皮，二两（6 g） 甘草炙，一两（3 g） 杏仁去皮尖，七十个（12 g）

【用法】 上四味，以水九升，先煮麻黄减二升，去上沫，内诸药，煮取二升半，去滓。温服八合，覆取微似汗，不需啜粥，余如桂枝法将息。

【功用】 发汗解表，宣肺平喘。

【适应证】

1.中医病证：①风寒表实证（太阳伤寒证）。发热恶寒，头身疼痛，腰痛，骨节疼痛，无汗而喘，口不渴，舌淡、苔白，脉浮紧。②风寒犯肺证。咳嗽，气喘，痰白，舌淡、苔白，脉浮。

2.西医疾病：普通感冒、流行性感冒、支气管炎、支气管肺炎、支气管哮喘、慢性阻塞性肺疾病、慢性鼻炎、神经性头痛、风湿性关节炎等临床表现符合风寒表实证或风寒犯肺证者。

【用药分析】 方中麻黄辛温宣肺散寒；桂枝辛温通阳发汗；杏仁肃降肺气；甘草益气和中。

【用方思路】

1.麻黄汤既是辨治太阳伤寒证、肺寒证的重要代表方，又是辨治心病、肺病、肌肉关节等疾病的重要基础方。

2.方中麻黄、桂枝既是辛温解表药，又是温里散寒药；杏仁、甘草虽是治里药，但杏仁以肃降为主，甘草以补益为主。运用麻黄汤辨治的表证以实为主；从方中用药用量及调配分析得知，麻黄汤的应用并不局限于太阳伤寒证及肺寒证，还可用于辨治诸多杂病，如运动、神经、循环、呼吸等系统疾病。

3.运用麻黄汤辨治的基本病证（无论病变部位在表还是在里）是寒；根据方中用药分析，运用本方辨治的病证以实为主，治疗重在泻实。

【随证加减】 若夹热，可与白虎汤合方用之；若虚实夹杂，可酌情调整方中甘草用量，亦可与理中丸合方用之。

【注意事项】 运用麻黄汤既要辨清西医之病，又要辨清西医之病属于中医太阳伤寒证或肺寒证。辨西医之病可了解疾病的发展演变及转归，辨中医之证可更好地针对西医之病选用麻黄汤。

二、桂枝麻黄各半汤

【导读】 ①学用桂枝麻黄各半汤应重视桂枝和麻黄的用量调配关系、芍药和麻黄的用量调配关系。②桂枝麻黄各半汤虽是辨治太阳伤寒轻证的重要代表方，但在临床中对肺寒夹虚证及关节肌肉寒夹虚证等也具有良好治疗作用。

【方歌】 桂枝麻黄各半汤，太阳伤寒轻证方，热多寒少二三发，合方贵在用量上。

【方药】 桂枝去皮，一两十六铢（5.2 g） 芍药 生姜切 甘草炙 麻黄去节，各一两（3 g） 大枣擘，四枚 杏仁汤渍，去皮尖及两仁者，二十四枚（4 g）

【用法】 上七味，以水五升，先煮麻黄一二沸，去上沫，内诸药，煮取一升八合，去滓。温服六合。本云：桂枝汤三合，麻黄汤三合，并为六合。顿服，将息如上法。

【功用】 解表散邪，小发其汗。

【适应证】

1.中医病证：太阳伤寒轻证。发热，恶风寒，热多寒少，如疟状，一日二三度发，面色赤，身痒，舌淡、苔薄白，脉浮或紧。

2.西医疾病：普通感冒，流行性感冒，皮肤病如荨麻疹、风疹、皮肤干燥综合征，神经性头痛，支气管肺炎等临床表现符合太阳伤寒轻证者。

【用药分析】 方中桂枝辛温解肌发汗；麻黄辛温发汗解表，宣肺平喘；杏仁肃降肺气；芍药益营敛阴止汗；生姜发汗解表，调理脾胃；大枣、甘草益气和中。

【用方思路】

1.桂枝麻黄各半汤既是辨治太阳伤寒轻证、肺寒轻证的重要代表方，又是辨治诸多杂病如脾胃病、肺病的重要基础方。

2.方中麻黄、桂枝、生姜既是辛温解表药，又是温里散寒药；杏仁既是化痰药，又是润燥药；芍药既是补血药，又是收敛药；大枣、甘草又补脏腑及营卫之气。从方中用药得知，桂枝麻黄各半汤的应用并不局限于太阳伤寒轻证及肺寒轻证，还可用于辨治诸多杂病，如运动、神经、循环等系统疾病。

3.运用桂枝麻黄各半汤辨治的基本病证（无论病变部位在表还是在里）是寒夹气血虚；根据方中用药分析，运用本方辨治的病证以实为主，治疗兼益气血。

【随证加减】若夹热，可与白虎汤合方应用，并可酌情调整方药用量；若虚实夹杂，可酌情调整方药用量。

【注意事项】运用桂枝麻黄各半汤既要辨清西医之病，又要辨清西医之病属于中医寒夹虚实。辨西医之病可了解疾病的发展演变及转归，辨中医之证可更好地针对西医之病选用桂枝麻黄各半汤。

第三节 太阳温病证用方

桂枝二越婢一汤

【导读】①学用桂枝二越婢一汤应重视桂枝和麻黄的用量调配关系、芍药和石膏的用量调配关系。②桂枝二越婢一汤虽是辨治太阳温病证的重要代表方，但在临床中对表里寒热夹虚证等也具有良好治疗作用。

【方歌】桂枝二越婢一汤，主治太阳温病证，辨证要点是口渴，桂枝越婢合成方。

【方药】桂枝去皮，十八铢（2.3 g）　芍药十八铢（2.3 g）　麻黄十八铢（2.3 g）　甘草炙，十八铢（2.3 g）　大枣擘，四枚　生姜切，

一两二铢（3.3 g）　石膏碎，绵裹，一两（3 g）

【用法】上七味，以水五升，煮麻黄一二沸，去上沫，内诸药，煮取二升，去滓。温服一升。本云：当裁为越婢汤、桂枝汤合之，饮一升。今合为一方，桂枝汤二分，越婢汤一分。

【功用】解表散邪，燮理营卫。

【适应证】

1.中医病证：太阳温病证（风热表证，亦即表寒里热证）。发热，恶风寒，头痛，或咽干，或咽痛，口渴，舌质偏红、苔薄黄，脉浮数。

2.西医疾病：普通感冒、流行性感冒、肌肉及关节疼痛、神经性疼痛、支气管炎、过敏性鼻炎、荨麻疹、过敏性皮炎等临床表现符合太阳温病证者。

【用药分析】方中桂枝辛温解肌发汗；麻黄辛温发汗解表，宣肺平喘；芍药酸寒益营，敛阴止汗；石膏清热生津；生姜发汗解表，调理脾胃；大枣、甘草益气和中。

【用方思路】

1.桂枝二越婢一汤既是辨治太阳温病证（表寒里热证）的重要代表方，又是辨治诸多杂病如肺病、肾病，以及肌肉、筋脉、关节等病变的重要基础方。

2.方中麻黄、桂枝、生姜既是辛温解表药，又是温里散寒药；石膏、芍药既可清热，又可益阴；大枣、甘草可补益脏腑及营卫之气。从方中用药得知，桂枝二越婢一汤的应用并不局限于太阳温病证，还可用于辨治诸多杂病如呼吸、运动、神经等系统疾病。

3.运用桂枝二越婢一汤辨治的基本病证（无论病变部位在表还是在里）是寒热夹虚；根据方中用药分析，运用本方辨治的病证主要是虚实夹杂，治疗重在补泻兼顾。

【随证加减】若夹热，可与白虎汤合方用之；若夹寒，可与麻黄汤合方用之；若虚实夹杂，可酌情调整泻实药与补虚药之间的用量比例。

【注意事项】 运用桂枝二越婢一汤既要辨清西医之病，又要辨清西医之病属于中医寒热夹虚。辨西医之病可进一步了解疾病的发展演变及转变规律，辨中医之证可更好地针对西医之病选用桂枝二越婢一汤。

第四节 太阳柔痉证用方

桂枝加葛根汤

【导读】 ①学用桂枝加葛根汤应重视桂枝和葛根的用量调配关系、芍药和葛根的用量调配关系；②桂枝加葛根汤虽是辨治太阳柔痉证的重要代表方，但在临床中对脾胃虚弱下利证等也具有良好治疗作用。

【方歌】 桂枝汤中加葛根，解肌散邪能舒筋，汗出恶风项背强，用药用量最相紧。

【方药】 葛根四两（12 g） 桂枝去皮，二两（6 g） 芍药三两（9 g） 生姜切，三两（9 g） 甘草炙，二两（6 g） 大枣十二枚，擘 麻黄去节，三两（9 g）

【用法】 上六味，以水一斗，先煮葛根，减二升，去上沫，内诸药，煮取三升，去滓。温服一升，覆取微似汗，不须啜粥，余如桂枝法将息及禁忌。

按：宋本桂枝加葛根汤中，有麻黄三两，方后注："臣亿等谨按仲景本论，……第三卷有葛根汤证云，无汗恶风，正与方同，是合用麻黄也，此云桂枝加葛根汤，恐是桂枝汤中但加葛根耳。"桂枝加葛根汤当无麻黄为是，之所以加，乃是传写之讹。

【功用】 解肌散邪，舒达筋脉。

【适应证】

1.中医病证：太阳柔痉证、项背强几几，头痛，舌淡、苔薄白，脉浮。

2.西医疾病：普通感冒、流行性感冒、鼻炎、颈椎增生、颈椎椎管狭窄、落枕、神经性头痛、三叉神经痛、单侧神经痛、慢性肠胃炎等临床表现符合太阳柔痉证者。

【用药分析】方中桂枝温阳解肌；葛根辛散柔筋生津；芍药益营敛汗；生姜辛散温通；大枣补益中气；甘草益气和中。

【用方思路】

1.桂枝加葛根汤既是辨治太阳柔痉证的重要代表方，又是辨治颈椎增生、椎管狭窄等病变的重要基础方。

2.方中葛根、桂枝、生姜既是解表药，又是治里药；葛根性凉，又可制约桂枝、生姜之温燥；大枣、甘草可益气和中。太阳柔痉证主要是寒郁筋脉夹虚，病以汗出为辨治要点，桂枝加葛根汤的作用是散寒、清热、益气；从方中用药又可得知，桂枝加葛根汤的应用并不局限于太阳柔痉证，还可用于辨治诸多杂病，如运动、神经、心血管等系统疾病。

3.运用桂枝加葛根汤辨治的基本病证（无论病变部位在表还是在里）以寒为主，或夹虚或夹热；根据方中用药分析，运用本方辨治的病证以寒郁筋脉为主，治疗重在散寒柔筋。

【随证加减】若夹热，可与白虎加桂枝汤合方用之；若夹瘀热，可与桃核承气汤合方用之；若虚实夹杂，可根据病变主次酌情调整方药用量。

【注意事项】运用桂枝加葛根汤既要辨清西医之病，又要辨清西医之病属于中医寒筋脉。辨西医之病可进一步了解疾病的发展演变及转变规律，辨中医之证可更好地针对西医之病选用桂枝加葛根汤。

第五节 太阳刚痉证用方

葛根汤

【导读】①学用葛根汤应重视桂枝和葛根的用量调配关系、葛根和麻黄的用量调配关系、葛根和芍药的用量调配关系。②葛根汤虽是辨治太阳刚痉证的重要代表方，但在临床中对寒热夹杂下利证等病变也具有良好治疗作用。

【方歌】太阳刚痉葛根汤，用桂枝汤加葛黄，主治项强与口噤，审证无汗用之良。

【方药】葛根四两（12 g）　麻黄去节，三两（9 g）　桂枝去皮，二两（6 g）　生姜切，三两（9 g）　甘草炙，二两（6 g）　芍药二两（6 g）　大枣擘，十二枚

【用法】上七味，以水一斗，先煮麻黄、葛根，减二升，去白沫，内诸药，煮取三升，去滓。温服一升，覆取微似汗，余如桂枝法将息及禁忌，诸汤皆仿此。

【功用】解表散邪，生津舒筋。

【适应证】

1.中医病证：太阳刚痉证。发热，恶风寒，头痛，无汗，项背强几几，舌淡，苔薄白，脉浮紧。

2.西医疾病：颈项肌肉疼痛、肩关节炎、颈椎增生、颈椎损伤、骨质增生、普通感冒、流行性感冒、感冒综合征、支气管炎、慢性胃炎、慢性胆囊炎、慢性胰腺炎、慢性肠炎、慢性副鼻窦炎、睑腺炎、梅尼埃病、面神经炎等临床表现符合太阳刚痉证者。

【用药分析】方中桂枝温阳解肌；葛根辛散柔筋生津；芍药益营敛汗；生姜辛散温通；大枣补益中气；甘草益气和中。

【用方思路】

1.葛根汤既是辨治太阳刚痉证的重要代表方，又是辨治诸多杂病如颈椎增生、椎管狭窄等病变的重要基础方。

2.方中葛根、麻黄、桂枝、生姜既是解表药，又是治里药；葛根性凉，又可制约麻黄、桂枝、生姜之温燥；大枣、甘草益气和中；葛根汤走表以疏散通透为主，走里以宣散透达为主。从方中用药得知，葛根汤的应用并不局限于太阳刚痉证，还可用于辨治诸多杂病，如运动、神经、呼吸等系统疾病。

3.运用葛根汤辨治的基本病证（无论病变部位在表还是在里）以寒为主，或夹虚或夹热；根据方中用药分析，本方辨治的病证主要是虚实夹杂，治疗以泻为主。

【随证加减】 若夹热，可与麻杏薏甘汤合方用之；若夹寒瘀，可与温经汤合方用之；若虚实夹杂。应用时可根据病变主次酌情调整泻实与补虚方药用量。

【注意事项】 运用葛根汤既要辨清西医之病，又要辨清西医之病属于中医寒郁筋脉。辨西医之病可进一步了解疾病的发展演变及转变规律，辨中医之证可更好地针对西医之病选用葛根汤。

第六节 太阳寒湿痹证用方

麻黄加术汤

【导读】 ①学用麻黄加术汤应重视麻黄和白术的用量调配关系、杏仁和白术的用量调配关系。②麻黄加术汤虽是辨治太阳寒湿痹证的重要代表方，但在临床中对痰湿蕴肺证等也具有良好治疗作用。

【方歌】 仲景麻黄加术汤，主治湿家身烦痛，太阳寒湿表实证，解表散寒除湿痛。

【方药】 麻黄去节，三两（9 g） 桂枝去皮，二两（6 g） 甘草炙，一两（3 g） 杏仁去皮尖，七十个（12 g） 白术四两（12 g）

【用法】 上五味，以水九升，先煮麻黄，减二升，去上沫，内诸药，煮取二升半，去滓。温服八合，覆取微似汗。

【功用】 解表散寒，除湿止痛。

【适应证】

1.中医病证：太阳寒湿痹证。身体疼痛剧烈，烦扰不宁，无汗，遇寒湿加剧，或关节疼痛，舌淡、苔薄，脉浮或紧。或太阳寒湿夹虚痹证；或痰湿蕴肺证。

2.西医疾病：普通感冒、流行性感冒、支气管炎、慢性阻塞性肺疾病、慢性鼻炎、风湿性关节炎、强直性脊柱炎、坐骨神经痛等临床表现符合太阳寒湿痹证者。

【用药分析】 方中麻黄辛温通络，宣肺散寒；桂枝辛温通经止痛；杏仁肃肺降逆；白术健脾燥湿；甘草益气和中。

【用方思路】

1.麻黄加术汤既是辨治太阳寒湿痹证的重要代表方，又是辨治诸多杂病如支气管炎、慢性阻塞性肺疾病、风湿性关节炎、椎管狭窄等病变的重要基础方。

2.方中麻黄、桂枝既是辨治表证的重要用药，又是辨治里证的重要用药；白术、大枣、甘草可补中益气，白术辨治太阳病重在燥湿和筋，又可健脾益气；麻黄、桂枝、白术走太阳以宣通燥湿为主，走里以温经益气为主。麻黄加术汤的作用是散寒、燥湿、益气，辨治病证是寒夹虚。从方中用药得知，麻黄加术汤的应用并不局限于太阳寒湿痹证，还可用于辨治诸多杂病，如运动、神经、呼吸等系统疾病。

3.运用麻黄加术汤辨治的基本病证（无论病变部位在表还是在里）以寒湿为主，或夹虚；根据方中用药分析，本方辨治的病证主要是实中夹虚，治疗以泻实为主。

【随证加减】 若夹湿热，可与葛根芩连汤合方用之；若夹痰，可与赤丸合方用之；若虚实夹杂且都比较重，可根据病变调整泻实与补虚方药用量。

【注意事项】 运用麻黄加术汤既要辨清西医之病，又要辨清西医之病属于中医寒湿证。辨西医之病可进一步了解疾病的发展演变及转变规律，辨中医之证可更好地针对西医之病选用麻黄加术汤。

第七节 太阳湿热痹证用方

一、麻黄杏仁薏苡甘草汤

【导读】 ①学用麻黄杏仁薏苡甘草汤应重视麻黄和薏苡仁的用量调配关系。②麻黄杏仁薏苡甘草汤虽是辨治太阳湿热痹证的重要代表方，但在临床中对痰浊蕴肺证等也具有良好治疗作用。

【方歌】 湿热麻杏薏甘汤，发热日晡身疼痛，临证权衡用剂型，清热利湿能祛风。

【方药】 麻黄去节，汤泡，半两（1.5 g） 杏仁去皮尖，炒，十个（1.8 g） 薏苡仁半两（1.5 g） 甘草炙，一两（3 g）

【功用】 发表祛风，利湿清热。

【用法】 上锉，如麻豆大，每服四钱匕，水盏半，煮八分，去滓。温服。有微汗，避风。

【适应证】

1.中医病证：风湿热痹证。一身尽疼痛，发热，甚于日晡，四肢沉重，或头昏，或疼痛游走不定，苔薄，脉沉或迟。

2.西医疾病：普通感冒、流行性感冒、支气管炎、慢性阻塞性肺疾病、慢性鼻炎、风湿性关节炎、强直性脊柱炎、坐骨神经痛等临床表现符合风湿热痹证者。

【用药分析】 方中麻黄辛散宣发通络；薏苡仁利湿清热；杏

16

仁通利水道，降泄湿浊；甘草益气和中。

【用方思路】

1.麻杏薏甘汤既是辨治太阳湿热痹证的重要代表方，又是辨治支气管炎、慢性阻塞性肺疾病、风湿性关节炎、椎管狭窄等病变的重要基础方。

2.方中麻黄既是解表药，又是治里药；杏仁、薏苡仁既是辨治肌肉骨节湿浊的重要用药，又是辨治里有痰湿的重要用药；甘草可补脏腑及营卫之气。结合麻杏薏甘汤的作用散寒益气、利湿清热，从方中用药得知，麻杏薏甘汤的应用并不局限于太阳湿热痹证，还可用于辨治诸多杂病，如运动、呼吸、内分泌等系统疾病。

3.运用麻杏薏甘汤辨治的基本病证（无论病变部位在表还是在里）以湿热或夹寒为主；根据方中用药分析，本方辨治的病证主要是湿热或夹寒，治疗以清化温通为主。

【随证加减】 若夹寒，可与桂枝附子汤合方用之；若夹瘀热，可与桃核承气汤合方用之；若湿热比较重，可与附子泻心汤合方用之。

【注意事项】 运用麻杏薏甘汤既要辨清西医之病，又要辨清西医之病属于中医湿热郁结。辨西医之病可进一步了解疾病的发展演变及转变规律，辨中医之证可更好地针对西医之病选用麻杏薏甘汤。

二、白虎加桂枝汤

【导读】 ①学用白虎加桂枝汤应重视石膏和知母的用量调配关系、桂枝和甘草的用量调配关系。②白虎加桂枝汤虽是辨治太阳湿热痹证的重要代表方，但在临床中对温疟证等也具有良好治疗作用。

【方歌】 白虎加桂枝汤方，主治热痹与温疟，但热不寒关节痛，解肌调荣能清热。

【方药】 知母六两（18 g）　石膏碎，一斤（48 g）　甘草炙，二两（6 g）　粳米六合（18 g）　桂枝去皮，三两（9 g）

【功用】 解肌调荣，清热通络。

【用法】 上锉，每五钱，水一盏半，煎至八分，去滓。温服，汗出愈。

【适应证】

1.中医病证：①太阳热痹证。关节疼痛，遇热则甚，或关节红肿，发热，烦躁，口干，口渴，舌红、苔黄，脉数。②温疟证。寒热交替出现，头痛，舌红、苔黄，脉数。

2.西医疾病：风湿热、风湿性关节炎、类风湿关节炎、骨质增生、传染性疾病、感染性疾病、免疫性疾病、甲状腺功能亢进症、糖尿病酮症酸中毒、糖尿病性视网膜病变、糖尿病性周围神经病变等临床表现符合温疟证或热痹证者。

【用药分析】 方中知母清热养阴；石膏清热生津；桂枝辛温透散通经；粳米补益脾胃；甘草补益中气。

【用方思路】

1.白虎加桂枝汤既是辨治太阳热痹证的重要代表方，又是辨治诸多杂病如肌肉筋脉关节病变、风湿热、内分泌失调、感染性疾病等的重要基础方。

2.方中石膏、知母既可清热，又可生津；桂枝既是通经重要用药，又是温化重要用药。太阳热痹证的主要病机是热郁筋脉骨节，运用白虎加桂枝汤走太阳以清通为主，走里以清化为主；从方中用药得知，白虎加桂枝汤的应用并不局限于太阳热痹证，还可用于辨治诸多杂病，如运动、神经、内分泌等系统疾病。

3.运用白虎加桂枝汤辨治的基本病证（无论病变部位在太阳还是在里）以热或夹虚或夹寒为主；根据方中用药分析，运用本方辨治的病证主要是热夹虚，治疗以泻热为主。

【随证加减】 若夹寒，可与麻黄汤合方用之；若夹瘀热，可与桃核承气汤合方用之；若夹痰热，可与小陷胸汤合方用之。

【注意事项】 运用白虎加桂枝汤既要辨清西医之病，又要辨清西医之病属于中医郁热蕴结证。辨西医之病可进一步了解疾病的发展演变及转变规律，辨中医之证可更好地针对西医之病选用白虎加桂枝汤。

第八节　太阳风水夹热证用方

越婢汤

【导读】 ①学用越婢汤应重视麻黄和石膏的用量调配关系、石膏和甘草的用量调配关系。②越婢汤虽是辨治太阳风水夹热证的重要代表方，但在临床中对肺寒热夹杂证等也具有良好治疗作用。

【方歌】 越婢汤六两麻黄，生姜大枣和甘草，石膏半斤不可少，风水夹热早用好。

【方药】 麻黄六两（18 g）　石膏半斤（24 g）　生姜三两（9 g）甘草二两（6 g）　大枣十五枚

【用法】 上五味，以水六升，先煮麻黄，去上沫，内诸药，煮取三升，分温三服。恶风者，加附子一枚，炮；风水加白术四两。

【功用】 发表通阳，清热散水。

【适应证】

1.中医病证：太阳风水夹热证。发热，恶风寒，一身悉肿，口微渴，骨节疼痛，或身体反重而酸，汗自出，或目窠上微肿，即眼睑水肿，如蚕新卧起状，其颈脉动，按手足肿上陷而不起，脉浮或寸口脉沉滑。

2.西医疾病：肾小球肾炎、肾盂肾炎、肾病综合征、脂溢性皮炎、接触性皮炎、湿疹等临床表现符合太阳风水夹热证者。

【用药分析】 方中麻黄发汗解表利水；生姜辛散行水；石膏清泻郁热；大枣、甘草补益中气。

【用方思路】

1.越婢汤既是辨治太阳风水夹热证的重要代表方，又是辨治诸多杂病如肾病、皮肤病、内分泌失调等的重要基础方。

2.方中麻黄、生姜因配伍不同既可辨治寒证，又可辨治热证；石膏既可辨治热证，又可辨治郁热伤阴。运用越婢汤走太阳以清透为主，走里以清宣为主。根据越婢汤的基本作用是清热、宣透、益气，辨治病证是热夹水气，又从方中用药得知，越婢汤的应用并不局限于太阳夹热风水证，还可用于辨治诸多杂病，如泌尿、神经、内分泌等系统疾病。

3.运用越婢汤辨治的基本病证（无论病变部位在太阳还是在里）以热郁或夹水气为主；根据方中用药分析，本方辨治的病证主要是热夹水气或夹寒，治疗以泻热为主，兼以温化。

【随证加减】 若夹痰热，可与小陷胸汤合方用之；若夹寒痰，可与赤丸合方用之；若虚实夹杂，可根据病变轻重调整泻实药与补虚药用量。

【注意事项】 运用越婢汤既要辨清西医之病，又要辨清西医之病属于中医郁热夹水气。辨西医之病可进一步了解疾病的发展演变及转变规律，辨中医之证可更好地针对西医之病选用越婢汤。

第九节　太阳风湿痹证、太阳风水表虚证用方

一、防己黄芪汤

【导读】 ①学用防己黄芪汤应重视防己和黄芪的用量调配关系、白术和黄芪的用量调配关系。②防己黄芪汤虽是辨治太阳风

湿表虚证的重要代表方，但在临床中对太阳风水表虚证等也具有良好治疗作用。

【方歌】 风水防己黄芪汤，甘草白术枣生姜，汗出恶风兼身重，表虚风湿病可康。

【方药】 防己一两（3 g） 甘草炙，半两（1.5 g） 白术七钱半（12 g） 黄芪去芦，一两一分（3.8 g）

【用法】 上锉，如麻豆大，每抄五钱匕，生姜四片，大枣一枚，水盏半，煎八分，去滓。温服，良久再服。喘者，加麻黄半两；胃中不和者，加芍药三分；气上冲者，加桂枝三分；下有陈寒者，加细辛三分。服后当如虫行皮中，从腰下如冰，后坐被上，又以一被绕腰以下，温令微汗，差。

【功用】 发表益气，散水健脾。

【适应证】

1.中医病证：①太阳表虚风湿痹证。肌肉关节疼痛，身重，汗出，恶风寒，舌淡、苔白，脉浮或沉或缓。②太阳表虚风水证。眼睑水肿，身重，汗出，恶风寒，舌淡、苔白，脉浮或沉缓。

2.西医疾病：风湿性关节炎、类风湿关节炎、风湿热、慢性肾小球肾炎、肾积水、慢性肾盂肾炎等临床表现符合太阳表虚风水证或太阳表虚风湿证者。

【用药分析】 方中防己发汗利湿；黄芪益气固表；白术健脾制水；生姜辛温发散通阳；大枣、甘草益气缓急。

【用方思路】

1.防己黄芪汤既是辨治太阳风水表虚证、太阳风湿表虚证的重要代表方，又是辨治诸多杂病如肾病、肌肉关节病变、肺病、脾胃病等的重要基础方。

2.方中防己、生姜既是辛散解表药，又是治里宣降药；黄芪、白术、大枣、甘草既可调补营卫，又可补益诸脏腑。从方中用药用量及调配分析得知，防己黄芪汤的应用并不局限于太阳风水表虚证或太阳风湿表虚证，还可用于辨治诸多杂病，如泌尿、循环、运动等系统疾病。

3.运用防己黄芪汤辨治的基本病证（无论病变部位在表还是在里）是虚寒夹水湿；根据方中用药分析，本方辨治的病证主要是虚实夹杂以气虚为主，治疗重在补虚，次在治湿。

【随证加减】 若夹热，可与猪苓汤合方；若夹瘀，可与蒲灰散合方用之。

【注意事项】 运用防己黄芪汤既要辨清西医之病，又要辨清西医之病属于中医虚寒夹水湿。辨西医之病可进一步了解疾病的发展演变及转变规律，辨中医之证可更好地针对西医之病选用防己黄芪汤。

二、黄芪芍药桂枝苦酒汤

【导读】 ①学用黄芪芍药桂枝苦酒汤应重视黄芪和苦酒的用量调配关系、芍药和苦酒的用量调配关系。②黄芪芍药桂枝苦酒汤虽是辨治湿热黄汗证的重要代表方，但在临床中对气虚不固证等也具有良好治疗作用。

【方歌】 黄芪芍桂苦酒汤，湿热黄汗色正黄，发热汗出身体重，通阳益气清湿热。

【方药】 黄芪五两（15 g） 芍药三两（9 g） 桂枝三两（9 g）

【用法】 上三味，以苦酒一升，水七升，相和，煮取三升，温服一升。当心烦，服至六七日乃解。若心烦不止者，以苦酒阻故也。

【功用】 温阳益气，清化湿邪。

【适应证】

1.中医病证：湿热黄汗证。身体重，四肢头面肿，胸满，发热，汗出而渴，状如风水，汗沾衣，色正黄如柏汁，若汗出已，久久其身必甲错，发热不止者，必生恶疮，或生痈脓，舌红、苔黄腻，脉沉迟。

2.西医疾病：内分泌紊乱引起的多汗症、末梢神经炎、神经性皮炎、神经性头痛、神经性肌肉痉挛、皮肤过敏引起的瘙痒症等临床表现符合湿热黄汗证者。

【用药分析】 方中黄芪益气化湿；桂枝辛温通阳化湿；芍药泻热益营缓急；苦酒（醋）清泻湿热。

【用方思路】

1.黄芪芍药桂枝苦酒汤既是辨治湿热黄汗证的重要代表方，又是辨治诸多杂病如心病、肺病、肾病的重要基础方。

2.方中黄芪既可固表，又可益里；芍药、苦酒（醋）既可固表敛阴，又可泻热。从方中用药用量及调配分析得知，黄芪芍药桂枝苦酒汤的应用并不局限于湿热黄汗证，还可用于辨治诸多杂病，如内分泌、泌尿、循环等系统疾病。

3.运用黄芪芍药桂枝苦酒汤辨治的基本病证（无论病变部位在表还是在里）是湿热夹虚；根据方中用药分析，本方辨治的病证主要是虚实夹杂，治疗重在补虚泻实。

【随证加减】 若夹热，可与栀子柏皮汤合方用之；若夹寒湿，可与甘姜苓术汤合方用之。

【注意事项】 运用黄芪芍药桂枝苦酒汤既要辨清西医之病，又要辨清西医之病属于中医湿热夹虚。辨西医之病可进一步了解疾病的发展演变及转变规律，辨中医之证可更好地针对西医之病选用黄芪芍药桂枝苦酒汤。

三、文蛤散

【导读】 ①文蛤散组成药物仅有一味，单用比较少，最好能合方应用，这样治疗效果会更好。②文蛤散虽是辨治营卫湿热证的重要代表方，但在临床中对脾胃湿热证等也具有良好治疗作用。

【方歌】 文蛤散中用五两，主治营卫湿热证，脾胃湿热亦可用，临证加味功效增。

【方药】 文蛤五两（15 g）

【用法】 上一味，为散，以沸汤和方寸匕服。汤用五合。

【功用】 清热利湿，调和营卫。

【适应证】

1.中医病证：营卫湿热证。皮肤、肌肉上粟起（鸡皮疙瘩症），或皮肤瘙痒。

2.西医疾病：皮肤过敏症，淋浴后肌肤凸起症，过敏性风团疹，以及皮肤结核、结疖，慢性胃炎，慢性胰腺炎，甲状腺功能亢进症，糖尿病等临床表现符合营卫湿热证者。

【用药分析】 方中文蛤味苦性寒而燥，寒则清热，苦则燥湿，苦寒相用，以愈湿郁营卫证。

【用方思路】

1.文蛤散既是辨治营卫湿热证的重要代表方，又是辨治诸多杂病如肺病、心病的重要基础方。

2.方中文蛤既可治表，又可治里；从方中用药用量及调配分析得知，文蛤散的应用并不局限于营卫湿热证，还可用于辨治诸多杂病，如内分泌疾病、代谢障碍疾病等。

3.运用文蛤散辨治的基本病证（无论病变部位在表还是在里）是湿热；根据方中用药分析，本方重在清热化湿。

【随证加减】 若夹寒，可与桂枝麻黄各半汤合方用之；若夹湿热，可与牡蛎泽泻散合方用之。

【注意事项】 运用文蛤散既要辨清西医之病，又要辨清西医之病属于中医湿热郁结。辨西医之病可进一步了解疾病的发展演变及转变规律，辨中医之证可更好地针对西医之病选用文蛤散。

四、一物瓜蒂散

【导读】 ①一物瓜蒂散组成药物仅有一味，单用比较少，最好能合方应用，这样治疗效果会更好。②一物瓜蒂散虽是辨治营卫暑湿证的重要代表方，但在临床中对脾胃湿热证等也具有良好治疗作用。

【方歌】 营卫暑湿不和证，身热身痛又身重，清热祛湿利水气，一物瓜蒂最有功。

【方药】 瓜蒂二十个（6 g）

【用法】 上锉，以水一升，煮取五合，去滓。顿服。

【功用】 清热祛湿，散水和卫。

【适应证】

1.中医病证：营卫暑湿证。身热，身疼且重，脉略弱。

2.西医疾病：中暑、风湿热、慢性肝炎、慢性胆囊炎、慢性咽炎、口腔溃疡等临床表现符合营卫暑湿证者。

【用药分析】 方中瓜蒂苦寒燥湿，清热解暑。《金匮要略心典》云，瓜蒂"治是暑兼湿者"。

【用方思路】

1.一物瓜蒂散既是辨治营卫暑湿证的重要代表方，又是辨治诸多杂病如皮肤病、肺病的重要基础方。

2.方中瓜蒂既治表祛湿，又治里化湿。从方中用药用量及调配分析得知，一物瓜蒂散的应用并不局限于营卫暑湿证，还可用于辨治诸多杂病，如暑热、代谢障碍疾病，以及内分泌、泌尿等系统疾病。

3.运用一物瓜蒂散辨治的基本病证（无论病变部位在表还是在里）是营卫暑湿；根据方中用药分析，本方重在清热化湿。

【随证加减】 若夹寒，可与桂枝二麻黄一汤合方用之；若夹热，可与桂枝二越婢一汤合方用之。

【注意事项】 运用一物瓜蒂散既要辨清西医之病，又要辨清西医之病属于中医营卫暑湿。辨西医之病可进一步了解疾病的发展演变及转变规律，辨中医之证可更好地针对西医之病选用一物瓜蒂散。

第/二/章　表/里/兼/证/用/方

表里兼证是临床中比较常见的病证，表现比较复杂，难以选用最佳治疗方药。如风湿性心脏病、支气管炎、肾小球肾炎等疾病最易感受外邪而引起表证，从而形成风湿性心脏病、支气管炎、肾小球肾炎等疾病与表证相兼。另外，表证又极易加重或诱发里证，所以应加强表里兼证用方的研究与应用。

第一节　表寒里热证用方

一、柴胡桂枝汤

【导读】①学用柴胡桂枝汤应重视柴胡和桂枝的用量调配关系、柴胡和芍药的用量调配关系、柴胡和黄芩的用量调配关系。②柴胡桂枝汤虽是辨治太阳少阳兼证的重要代表方，但在临床中对脾胃肝胆不和证等也具有良好治疗作用。

【方歌】柴胡桂枝主表里，方方合用减剂量，解肌散邪兼清里，胆胃不和功效良。

【方药】桂枝去皮，一两半（4.5 g）　黄芩一两半（4.5 g）　芍药一两半（4.5 g）　人参一两半（4.5 g）　甘草炙，一两（3 g）　半夏洗，二合半（6 g）　大枣擘，六枚　生姜切，一两半（4.5 g）　柴胡四两（12 g）

【用法】上九味，以水七升，煮取三升，去滓。温服一升。本云：人参汤，作如桂枝法，加半夏、柴胡、黄芩，复如柴胡法，今用人参作半剂（编者注："本云……"至末29字，与方意不符，恐为叔和批注混入正文，宜删）。

【功用】解肌散邪，清热调气。

【适应证】

1.中医病证：太阳中风证与少阳胆热证相兼。发热，恶寒，汗出，肢节疼痛，微呕，胸胁胀满或疼痛，心下拘急，口苦，舌红、苔薄黄，脉浮或兼紧或弦。

2.西医疾病：普通感冒、流行性感冒、慢性肠胃炎、消化性溃疡、慢性活动性肝炎、脂肪肝、慢性胰腺炎、精神分裂症、神经症、癫痫、心律失常、冠心病、高血压、心房纤颤、月经不调、更年期综合征、经前紧张征、过敏性皮炎、神经性皮炎等临床表现符合太阳少阳兼证或脾胃肝胆不和者。

【用药分析】方中柴胡清胆热，疏胆气；黄芩清泻郁热，降泄浊热；桂枝解肌温通；芍药益营缓急；生姜、大枣调理脾胃，益卫和营；半夏降泄浊逆；人参、甘草、大枣补中益气，顾护胃气。

【用方思路】

1.柴胡桂枝汤既是辨治太阳少阳兼证即太阳中风证与胆胃不和证相兼的重要代表方，又是辨治诸多杂病如心病、脾胃病、肝病、感染性疾病等的重要基础方。

2.方中柴胡、桂枝、生姜既是治表药，又是治里药；桂枝、芍药既是治营卫药，又是治脏腑药；柴胡、黄芩既是疏散外热药，又是宣泻里热药；人参、大枣、甘草既是补益营卫药又是补益中气药。从方中用药用量及调配分析得知，柴胡桂枝汤的应用并不局限于太阳少阳兼证，还可用于辨治诸多杂病，如消化、循环、呼吸、泌尿等系统疾病。

3.运用柴胡桂枝汤辨治的基本病证（无论病变部位在表还是在里）是寒热郁结夹虚；根据方中用药分析，本方辨治的病证主要是寒热夹虚。

【随证加减】 若夹寒瘀，可与当归四逆汤合方用之；若夹热，可与白虎汤合方用之；若夹瘀热，可与桃核承气汤合方用之。

【注意事项】 运用柴胡桂枝汤既要辨清西医之病，又要辨清西医之病属于中医寒热郁结夹虚。辨西医之病可进一步了解疾病的发展演变及转变规律，辨中医之证可更好地针对西医之病选用柴胡桂枝汤。

二、厚朴七物汤

【导读】 ①学用厚朴七物汤应重视厚朴和大黄的用量调配关系、桂枝和生姜的用量调配关系、大黄和枳实的用量调配关系。②厚朴七物汤虽是辨治太阳阳明兼证的重要代表方，但在临床中对脾胃肝胆不和证等也具有良好治疗作用。

【方歌】 厚朴七物表里方，桂枳姜枣草大黄，解表散邪和肠胃，临证加减在变通。

【方药】 厚朴半斤（24 g）　甘草三两（9 g）　大黄三两（9 g）大枣十枚　枳实五枚（5 g）　桂枝二两（6 g）　生姜五两（15 g）

【用法】 上七味，以水一斗，煮取四升，温服八合，日三服。呕者加半夏五合，下利去大黄，寒多者加生姜至半斤。

【功用】 解肌散邪，清调肠胃。

【适应证】

1.中医病证：太阳中风证与阳明热证相兼。腹满，腹痛，大便硬，或不大便，饮食尚可，发热，恶风寒，汗出，脉浮数。

2.西医疾病：习惯性便秘、老年性便秘、产后便秘、肠梗阻、肠扭转、过敏性皮炎、药物性皮炎、神经性皮炎、日光性皮炎、湿疹、风疹等临床表现符合太阳中风证与阳明热证相兼者。

【用药分析】 方中厚朴苦温下气；生姜醒脾和胃；大黄泻热涤浊；枳实行气降逆；桂枝辛温解肌；大枣、甘草益气和中。

【用方思路】

1.厚朴七物汤既是辨治太阳阳明兼证（太阳中风证与阳明热结证相兼）的重要代表方，又是辨治诸多杂病如大肠病、脾胃病、心病、皮肤病等的重要基础方。

2.方中桂枝、生姜既是治表药，又是治里药；枳实、厚朴既可辨治上焦病变，又可辨治中焦、下焦病变；大黄既可泻太阳热又可泻脏腑热；大枣、甘草既是补益营卫药，又是补益脏腑药。从方中用药用量及调配分析得知，厚朴七物汤的应用并不局限于太阳阳明兼证，还可用于辨治诸多杂病，如消化、循环、呼吸、泌尿等系统疾病。

3.运用厚朴七物汤辨治的基本病证（无论病变部位在表还是在里，或是表里兼证）是表里寒热夹虚，根据方中用药分析，运用本方辨治的病证主要是表里寒热夹杂。

【随证加减】 若夹寒比较重，可与大黄附子汤合方用之；若夹痰热，可与小陷胸汤合方用之。应用时还必须结合病变轻重、主次而调整方药用量。

【注意事项】 运用厚朴七物汤既要辨清西医之病，又要辨清西医之病属于中医表里寒热夹虚。辨西医之病可进一步了解疾病的发展演变及转变规律，辨中医之证可更好地针对西医之病选用厚朴七物汤。

三、大青龙汤

【导读】 ①学用大青龙汤应重视麻黄和石膏的用量调配关系、麻黄和桂枝的用量调配关系。②大青龙汤虽是辨治表寒里热兼证的重要代表方，但在临床中对肺寒热夹杂证等也具有良好治疗作用。

【方歌】 大青龙汤桂麻黄，杏草石膏姜枣藏，表实无汗里烦躁，解表清热用此方。

【方药】 麻黄去节，六两（18 g） 桂枝去皮，二两（6 g） 甘草炙，二两（6 g） 杏仁去皮尖，四十枚（7 g） 生姜切，三两（9 g） 大枣擘，十枚 石膏碎，如鸡子大（45 g）

【用法】 上七味，以水九升，先煮麻黄，减二升，去上沫，内诸药，煮取三升，去滓。温服一升。覆取微似汗，汗出多者，温粉粉之。一服汗者，停后服。若复服，汗多亡阳，遂虚，恶风，烦躁，不得眠也。

【功用】 解表散邪，清泻里热。

【适应证】

1.中医病证：外寒里热证。发热，恶风寒，身疼痛，无汗，烦躁，咳嗽，或气喘，或渴，舌质淡或淡红、苔白或薄黄，脉浮紧；或溢饮热证。

2.西医疾病：普通感冒、流行性感冒、感染性疾病、支气管炎、大叶性肺炎、支气管扩张、风湿性关节炎等临床表现符合表寒里热证者。

【用药分析】 方中麻黄解表散寒；石膏清泻蕴热；桂枝温散通经，助卫守营；杏仁肃降肺气，止咳平喘；生姜解表散寒，和胃宣肺；甘草、大枣补益中气。

【用方思路】

1.大青龙汤既是辨治太阳伤寒证与肺胃蕴热证相兼的重要代表方，又是辨治诸多杂病如肺病、皮肤病、关节病、肾病等的重要基础方。

2.方中麻黄、桂枝、生姜既是治表药，又是治里药；石膏既可治营卫热，又可治脏腑热；大枣、甘草既是补益营卫药，又是补益中气药，从方中用药用量及调配分析得知，大青龙汤的应用并不局限于太阳伤寒证与肺胃蕴热证相兼，还可用于辨治诸多杂病，如呼吸、泌尿、循环、运动等系统疾病。

3.运用大青龙汤辨治的基本病证（无论病变部位在表还是在里，或是表里兼证）是寒热夹杂；根据方中用药分析，本方辨治的病证以寒为主，治疗以散寒为主，兼以清热。

【随证加减】若夹郁热，可与小柴胡汤合方用之；若夹气郁，可与四逆散合方用之。

【注意事项】运用大青龙汤既要辨清西医之病，又要辨清西医之病属于中医寒热夹杂。辨西医之病可进一步了解疾病的发展演变及转变规律，辨中医之证可更好地针对西医之病选用大青龙汤。

四、文蛤汤

【导读】 ①学用文蛤汤应重视文蛤和麻黄的用量调配关系、麻黄和杏仁的用量调配关系、甘草和麻黄的用量调配关系。②文蛤汤虽是辨治表寒里热兼证的重要代表方，但在临床中对脾胃寒热夹杂证等也具有良好治疗作用。

【方歌】 文蛤汤中麻黄草，生姜石膏杏仁枣，解表散邪兼清胃，胃热烦渴此方藏。

【方药】 文蛤五两（15 g）　麻黄三两（9 g）　甘草三两（9 g）生姜三两（9 g）　石膏五两（15 g）　杏仁五十个（8.5 g）　大枣十二枚

【用法】 上七味，以水六升，煮取二升。温服一升，汗出即愈。

【功用】 解表散邪，清胃止渴。

【适应证】

1.中医病证：太阳伤寒证与胃热证相兼。渴欲饮水而贪饮，发热，恶风寒，无汗，头痛，苔薄，脉紧或数。

2.西医疾病：肠胃型感冒，急、慢性肠胃炎，流行性感冒，支气管肺炎，支气管哮喘，荨麻疹，风疹，皮肤丘疹，风湿性肌肉疼痛，风湿性关节炎，慢性输尿管炎，急、慢性肾小球肾炎，渗出性胸膜炎，胸腔积液，不明原因水肿等临床表现符合表寒里热证者。

【用药分析】 方中文蛤清热益阴；麻黄解表散寒，温阳化饮；石膏清热生津；生姜辛温宣散，醒脾和胃；杏仁降泄浊逆；大枣、甘草益气和中。

【用方思路】

1.文蛤汤既是辨治太阳伤寒证与肺胃蕴热证相兼的重要代表方，又是辨治诸多杂病如胃病、肺病、皮肤病等的重要基础方。

2.方中麻黄、生姜既是治表药，又是治里药；文蛤、石膏既可辨治营卫热，又可辨治脏腑热；杏仁既是化痰药又是润肺药；大枣、甘草既是补益营卫药，又是补益中气药。从方中用药用量及调配分析得知，文蛤汤的应用并不局限于太阳伤寒证与肺胃蕴热证相兼，还可用于辨治诸多杂病，如呼吸、泌尿、循环、内分泌等系统疾病。

3.运用文蛤汤辨治的基本病证是表里寒热夹杂，治疗以清热散寒并举。

【随证加减】 若夹痰热，可与小陷胸汤合方用之；若夹寒痰，可与赤丸合方用之；若夹气郁，可与四逆散合方用之。

【注意事项】 运用文蛤汤既要辨清西医之病，又要辨清西医之病属于中医寒热夹杂。辨西医之病可进一步了解疾病的发展演变及转变规律，辨中医之证可更好地针对西医之病选用文蛤汤。

五、麻黄连翘赤小豆汤

【导读】 ①学用麻黄连翘赤小豆汤应重视麻黄和连翘的用量调配关系、麻黄和赤小豆的用量调配关系、连翘和生梓白皮的用量调配关系。②麻黄连翘赤小豆汤虽是辨治表寒里热兼证的重要代表方，但在临床中对湿热蕴结证等也具有良好治疗作用。

【方歌】 麻黄连翘小豆汤，杏仁大枣生梓姜，甘草潦水同煎服，风水夹寒及发黄。

【方药】 麻黄去节，二两（6 g）　连翘二两（6 g）　杏仁去皮尖，四十个（7 g）　赤小豆一升（24 g）　大枣擘，十二枚　生梓白皮切，一升（24 g）　生姜切，二两（6 g）　甘草炙，二两（6 g）

【用法】 上八味，以潦水一斗，先煮麻黄，再沸，去上沫，内诸药，煮取三升，去滓。分温三服，半日服尽。

【功用】 解表散邪，清热利湿。

【适应证】

1. 中医病证：太阳伤寒证与湿热发黄证相兼。发热，恶风寒，无汗，身黄，身痒，目黄，小便黄或不利，腹微满，饮食不佳，舌红、苔黄或腻，脉滑或浮。

2. 西医疾病：病毒性肝炎、肝实质弥漫性损伤、急性胆囊炎、急性肾盂肾炎、急性肾小球肾炎、慢性肾炎、肾病综合征、过敏性皮炎、神经性皮炎、结膜炎、过敏性鼻炎等临床表现符合表寒里热证者。

【用药分析】 方中麻黄辛散温通，发汗祛湿；连翘清热解毒；杏仁降泄浊逆；赤小豆渗利湿浊；生梓白皮清热利湿；生姜宣散湿浊；大枣、甘草益气和中。

【用方思路】

1. 麻黄连翘赤小豆汤既是辨治太阳伤寒证与肝胆湿热证相兼的重要代表方，又是辨治诸多杂病如肝病、肾病、皮肤病、呼吸病等的重要基础方。

2. 方中麻黄、生姜既是治表药，又是治里药；连翘、生梓白皮、赤小豆既可辨治营卫热，又可辨治脏腑热；杏仁既是化湿药又是润燥药；大枣、甘草既是补益营卫药，又是补益中气药。从方中用药用量及调配分析得知，麻黄连翘赤小豆汤的应用并不局限于太阳伤寒证与肝胆湿热证相兼，还可用于辨治诸多杂病，如消化、呼吸、泌尿、循环等系统疾病及皮肤病。

3. 运用麻黄连翘赤小豆汤辨治的基本病证是表里寒热夹杂，治疗以清热散寒并举。

【随证加减】 若夹寒比较重，可与理中丸合方用之；若夹湿热，可与茵陈蒿汤合方用之；若夹郁热比较重，可与栀子豉汤合方用之。

【注意事项】 运用麻黄连翘赤小豆汤既要辨清西医之病，又要辨清西医之病属于中医寒热夹杂。辨西医之病可进一步了解疾病的发展演变及转变规律，辨中医之证可更好地针对西医之病选用麻黄连翘赤小豆汤。

第二节 表里俱寒证用方

一、乌头桂枝汤

【导读】 ①学用乌头桂枝汤应重视乌头和桂枝的用量调配关系、乌头和大枣的用量调配关系。②乌头桂枝汤虽是辨治表里俱寒兼证的重要代表方，但在临床中对脾胃虚寒证及关节肌肉寒证等也具有良好治疗作用。

【方歌】 温中乌头桂枝汤，寒积腹痛此方良，表虚里寒均能治，方药组成记心上。

【方药】 乌头五枚 (10 g)　桂枝去皮，三两 (9 g)　芍药三两 (9 g)　甘草炙，二两 (6 g)　生姜切，三两 (9 g)　大枣十二枚

【用法】 上一味 (乌头)，以蜜二升，煎减半，去滓。以桂枝汤五合解之，得一升后，初服二合，不知，即服三合；又不知，复加至五合。其知者，如醉状，得吐者，为中病。

上五味 (桂枝汤)，锉，以水七升，微火煮取三升，去滓。

【功用】 温中逐寒，解肌散邪。

【适应证】

1.中医病证：太阳中风证与脾胃寒积证相兼。发热，恶寒，汗出，或头痛，寒疝腹痛，手足逆冷或不仁，身疼痛，或呕吐，

或不能食，舌淡、苔薄白，脉弦紧。

2.西医疾病：普通感冒、流行性感冒、肠胃型感冒、支气管炎、慢性肠胃炎、胃及十二指肠溃疡、慢性胆囊炎、肠胃痉挛、慢性非特异性溃疡性结肠炎、慢性盆腔炎、慢性附件炎、风湿性关节炎、类风湿关节炎、强直性脊柱炎等临床表现符合表里俱寒证者。

【用药分析】 方中乌头逐寒止痛；桂枝辛温通阳；芍药缓急止痛；生姜辛温调理脾胃；大枣、甘草益气补中。

【用方思路】

1.乌头桂枝汤既是辨治太阳中风证与脏腑寒结证相兼的重要代表方，又是辨治诸多杂病如胃病、肝病、肾病、皮肤病、关节病等的重要基础方。

2.方中乌头、桂枝、生姜既是治表药，又是治里药；芍药既可益营卫，又可补脏腑；大枣、甘草既是补益营卫药，又是补益中气药，从方中用药用量及调配分析得知，乌头桂枝汤的应用并不局限于太阳中风证与脏腑寒结证相兼，还可用于辨治诸多杂病，如消化、呼吸、循环等系统疾病及皮肤、关节病等。

3.运用乌头桂枝汤辨治的基本病证（无论病变部位在表还是在里，或是表里兼证）是寒夹虚，治疗以寒虚兼顾。

【随证加减】 若夹热，可与附子泻心汤合方用之；若夹气郁，可与四逆散合方用之；若夹瘀，可与当归四逆汤合方用之。

【注意事项】 运用乌头桂枝汤既要辨清西医之病，又要辨清西医之病属于中医虚寒夹杂。辨西医之病可进一步了解疾病的发展演变及转变规律，辨中医之证可更好地针对西医之病选用乌头桂枝汤。

二、桂枝人参汤

【导读】 ①学用桂枝人参汤应重视桂枝和人参的用量调配关系、桂枝和甘草的用量调配关系。②桂枝人参汤虽是辨治表里俱寒兼证的重要代表方，但在临床中对心、肾、脾胃虚寒证等也具有良好治疗作用。

【方歌】桂枝人参汤干姜，白术甘草合成方，表里兼证能双解，脾胃虚寒最相当。

【方药】桂枝别切，四两（12 g）　甘草炙，四两（12 g）　白术三两（9 g）　人参三两（9 g）　干姜三两（9 g）

【用法】上五味，以水九升，先煮四味，取五升，内桂，更煮取三升，去滓。温服一升，日再夜一服。

【功用】温补中气，解肌散邪。

【适应证】

1.中医病证：太阳中风证与脾胃虚寒证相兼。心下痞硬，或疼痛，或胀满，下利，食欲减退，发热，恶风寒，汗出，舌淡、苔薄白，脉沉弱；或脾胃虚寒证者。

2.西医疾病：普通感冒、流行性感冒、心律不齐、房室传导阻滞、心肌缺血、风湿性心脏病、慢性胃炎、慢性肝炎、慢性胰腺炎等临床表现符合脾胃虚寒重证，或太阳中风证与脾胃虚寒证相兼者。

【用药分析】方中桂枝解肌发汗，温暖脾胃；人参补益中气；白术健脾益气；干姜温中散寒；甘草益气和中。

【用方思路】

1.桂枝人参汤既是辨治太阳中风证与脾胃虚寒证相兼的重要代表方，又是辨治诸多杂病如脾胃病、心病、肺病、肝病、肌肉关节病等的重要基础方。

2.方中桂枝、干姜既是治表药，又是治里药；人参、白术、甘草既可辨治营卫虚，又可辨治脏腑气虚。从方中用药用量及调配分析得知，桂枝人参汤的应用并不局限于太阳中风证与脾胃虚寒证相兼，还可用于辨治诸多杂病，如消化、呼吸、循环、运动等系统疾病。

3.运用桂枝人参汤辨治的基本病证是虚与寒俱有，治疗以补虚散寒并举。

【随证加减】若夹热，可与葛根芩连汤合方用之；若夹郁，可与四逆散合方用之；若夹痰，可与赤丸合方用之。

【注意事项】运用桂枝人参汤既要辨清西医之病，又要辨清西医之病属于中医虚寒。辨西医之病可进一步了解疾病的发展演变及转变规律，辨中医之证可更好地针对西医之病选用桂枝人参汤。

三、桂枝加厚朴杏仁汤

【导读】①学用桂枝加厚朴杏仁汤应重视桂枝和厚朴的用量调配关系、厚朴和杏仁的用量调配关系。②桂枝加厚朴杏仁汤虽是辨治表里俱寒的重要代表方，但在临床中对肺气虚寒证等也具有良好治疗作用。

【方歌】桂枝厚朴杏仁汤，寒饮郁肺汗出方，芍药甘草大枣姜，降气定喘如良将。

【方药】桂枝去皮，三两（9g）　甘草炙，二两（6g）　生姜切，三两（9g）　芍药三两（9g）　大枣擘，十二枚　厚朴炙，去皮，二两（6g）　杏仁去皮尖，五十枚（8.5g）

【用法】上七味，以水七升，微火煮取三升，去滓。温服一升。覆取微似汗。

【功用】解肌散邪，降气定喘。

【适应证】

1.中医病证：太阳中风证与寒饮郁肺证相兼。发热，恶风寒，汗出，头痛，咳嗽，气喘，舌淡、苔薄白，脉浮。

2.西医疾病：慢性支气管炎、慢性阻塞性肺疾病、间质性肺疾病、过敏性紫癜、神经性皮炎、药物性皮炎、过敏性皮炎等临床表现符合太阳中风证与寒饮郁肺证相兼，或寒饮郁肺夹虚证者。

【用药分析】方中桂枝温阳解肌；厚朴下气止逆；杏仁降肺

平喘；芍药益营敛汗；生姜辛温通阳散寒；大枣、甘草益气和中。

【用方思路】

1.桂枝加厚朴杏仁汤既是辨治太阳中风证与肺寒证相兼的重要代表方，又是辨治诸多杂病如肺病、心病、皮肤病等的重要基础方。

2.方中桂枝、生姜既是治表药，又是治里药；厚朴、杏仁既可理肺，又可调脾胃；芍药既可益营，又可敛阴补血；大枣、甘草既是补益营卫药，又是补益中气药；从方中用药用量及调配分析得知，桂枝加厚朴杏仁汤的应用并不局限于太阳中风证与肺寒证相兼，还可用于辨治诸多杂病，如呼吸、循环、内分泌系统疾病和皮肤病等。

3.运用桂枝加厚朴杏仁汤辨治的基本病证是表里俱寒夹虚，治疗以温肺散寒并举。

【随证加减】 若夹热，可与麻杏石甘汤合方用之；若夹痰热，可与小陷胸汤合方用之；若夹气郁，可与枳实薤白桂枝汤合方用之。

【注意事项】 运用桂枝加厚朴杏仁汤既要辨清西医之病，又要辨清西医之病属于中医表里虚寒夹杂。辨西医之病可进一步了解病的发展演变及转变规律，辨中医之证可更好地针对西医之病选用桂枝加厚朴杏仁汤。

四、麻黄附子细辛汤

【导读】 ①学用麻黄附子细辛汤应重视麻黄和附子的用量调配关系、附子和细辛的用量调配关系。②麻黄附子细辛汤虽是辨治表里俱寒的重要代表方，但在临床中对心肾寒证及关节肌肉寒证等病变也具有良好治疗作用。

【方歌】 麻黄附子细辛汤，太少兼证常用方。发热恶寒脉反沉，温阳解表效非常。

【方药】 麻黄去节，二两（6 g） 细辛二两（6 g） 附子炮，去皮，破八片，一枚（5 g）

【用法】 上三味，以水一斗，先煮麻黄，减二升，去上沫，内诸药，煮取三升，去滓。温服一升，日三服。

【功用】 温壮阳气，解表散寒。

【适应证】

1.中医病证：外寒阳虚证。发热，恶风寒，无汗，手足不温，倦怠乏力，或腰酸腿软，小便清长，或脚跟痛，舌淡、苔薄白，脉沉弱或沉迟。

2.西医疾病：病态窦房结综合征、心动过缓、冠心病右束支传导阻滞、窦性心动过速等临床表现符合外寒阳虚证者。

【用药分析】 方中麻黄辛散温通；附子温壮阳气；细辛辛散温阳。

【用方思路】

1.麻黄附子细辛汤既是辨治太阳伤寒证与里寒证相兼的重要代表方，又是辨治诸多杂病如心病、肾病、肺病、肌肉关节病等的重要基础方。

2.方中麻黄、细辛既是治表药，又是治里药；附子既可温卫壮阳，又可温壮脏腑。从方中用药用量及调配分析得知，麻黄附子细辛汤的应用并不局限于太阳伤寒证与里寒证相兼，还可用于辨治诸多杂病，如循环、泌尿、呼吸、运动等系统疾病。

3.运用麻黄附子细辛汤辨治的基本病证是表里俱寒，治疗以温阳散寒并举。

【随证加减】 若夹热，可与白虎加桂枝汤合方用之；若夹瘀，可与当归四逆汤合方用之。

【注意事项】 运用麻黄附子细辛汤既要辨清西医之病，又要辨清西医之病属于中医阳虚寒结证。辨西医之病可进一步了解疾病的发展演变及转变规律，辨中医之证可更好地针对西医之病选用麻黄附子细辛汤。

五、麻黄附子甘草汤（麻黄附子汤）

【导读】 ①学用麻黄附子甘草汤应重视麻黄和附子的用量调配关系、麻黄和甘草的用量调配关系。②麻黄附子甘草汤虽是辨治表里俱寒兼证的重要代表方，但在临床中对心肾虚寒证及关节肌肉虚寒证等也具有良好治疗作用。

【方歌】 麻黄附子甘草汤，温补阳气能解表，太阳伤寒阳虚证，心肾水气亦能调。

【方药】 麻黄去节，二两（6 g） 甘草炙，二两（6 g） 附子炮，去皮，破八片，一枚（5 g）

【用法】 上三味，以水七升，先煮麻黄一两沸，去上沫，内诸药，煮取三升，去滓。温服一升，日三服。

【功用】 温补阳气，解表散邪。

【适应证】

1.中医病证：太阳伤寒证与阳气不足证相兼。发热、恶风寒，无汗，或心悸，或胸满，或腰酸腿软，或小便清长，舌淡、苔薄白，脉沉。

2.西医疾病：病态窦房结综合征、心动过缓、冠心病右束支传导阻滞、窦性心动过速等临床表现符合太阳伤寒证与阳气不足证相兼者。

【用药分析】 方中麻黄辛散温通，利水消肿；附子温壮阳气，温化水气；甘草益气和中。

【用方思路】

1.麻黄附子甘草汤既是辨治太阳伤寒证与阳虚证相兼的重要代表方，又是辨治诸多杂病如心病、肾病、肺病、过敏性疾病等的重要基础方。

2.方中麻黄既是治表药，又是治里药；附子既可温卫壮阳，又可温壮脏腑；甘草既可补营卫，又可补脏腑。从方中用药用量及调配分析得知，麻黄附子甘草汤的应用并不局限于太阳伤寒证与阳虚证相兼，还可用于辨治诸多杂病，如循环、呼吸系统疾病及皮肤病。

3.运用麻黄附子甘草汤辨治的基本病证是表里俱寒夹虚，治疗以温阳散寒益气并举。

【随证加减】 若夹热，可与白虎加桂枝汤合方用之；若夹郁，可与四逆散合方用之；若夹痰，可与赤丸合方用之。

【注意事项】 运用麻黄附子甘草汤既要辨清西医之病，又要辨清西医之病属于中医寒夹虚证。辨西医之病可进一步了解疾病的发展演变及转变规律，辨中医之证可更好地针对西医之病选用麻黄附子甘草汤。

六、葛根加半夏汤

【导读】 ①学用葛根加半夏汤应重视葛根和桂枝的用量调配关系、葛根和半夏的用量调配关系。②葛根加半夏汤虽是辨治表里俱寒兼证的重要代表方，但在临床中对脾胃虚寒证及肺脾虚寒证等也具有良好治疗作用。

【方歌】 葛根半夏生姜汤，麻桂芍草大枣依，解表温里降胃逆，恶寒呕吐最相宜。

【方药】 葛根四两（12 g） 麻黄去节，三两（9 g） 甘草炙，二两（6 g） 芍药二两（6 g） 桂枝去皮，二两（6 g） 生姜切，二两（6 g） 半夏洗，半升（12 g） 大枣擘，十二枚

【用法】 上八味，以水一斗，先煮葛根、麻黄，减二升，去白沫。内诸药，煮取三升，去滓。温服一升。覆取微似汗。

【功用】 解表散邪，和胃降逆。

【适应证】

1.中医病证：太阳伤寒证与脾胃寒证相兼。发热，恶风寒，无汗，头痛，胃脘疼痛，绵绵不止，或拘急疼痛，呕吐，或吐清水，舌淡、苔薄白，脉紧或浮。

2.西医疾病：慢性支气管炎、肺气肿、慢性鼻炎、慢性鼻窦

炎、慢性胃炎、慢性肠胃炎等临床表现符合表里俱寒证者。

【用药分析】 方中葛根辛散透达，升清降浊；麻黄发散温通；桂枝温阳通经；生姜辛散温阳；芍药和营缓急；半夏降逆和胃；大枣、甘草补益中气。

【用方思路】

1.葛根加半夏汤既是辨治太阳伤寒证与脾胃寒证相兼的重要代表方，又是辨治诸多杂病如肺病、脾胃病、过敏性疾病等的重要基础方。

2.方中麻黄、桂枝、生姜既是治表药，又是治里药；半夏既是降逆和胃药，又是醒脾燥湿药；芍药既可治营卫病变，又可治脏腑病变；甘草、大枣既可补营卫，又可补脏腑。从方中用药用量及调配分析得知，葛根加半夏汤的应用并不局限于太阳伤寒证与脾胃寒证相兼，还可用于辨治诸多杂病，如消化、呼吸、内分泌系统疾病及皮肤病等。

3.运用葛根加半夏汤辨治的基本病证是表里俱寒。根据方中用药分析，本方辨治的病证表里俱寒夹虚证都比较明显，治疗以温阳散寒益气并举。

【随证加减】 若夹热，可与附子泻心汤合方用之；若夹郁，可与橘枳姜汤合方用之。

【注意事项】 运用葛根加半夏汤既要辨清西医之病，又要辨清西医之病属于中医表里俱寒夹虚证。辨西医之病可进一步了解疾病的发展演变及转变规律，辨中医之证可更好地针对西医之病选用葛根加半夏汤。

第三节 表寒兼里有水气证用方

桂枝去桂加茯苓白术汤

【导读】 ①学用桂枝去桂加茯苓白术汤应重视生姜和甘草的用量调配关系、白术和茯苓的用量调配关系。②桂枝去桂加茯苓白术汤虽是辨治表里俱虚证的重要代表方，但在临床中对脾胃水气证及脾胃气虚证等病变也具有良好治疗作用。

【方歌】 桂枝去桂加苓术，芍药甘草枣生姜，方药配伍非一般，主治病证在表里。

【方药】 芍药三两（9 g）　甘草炙，二两（6 g）　生姜切，三两（9 g）　白术　茯苓各三两（9 g）　大枣擘，十二枚

【用法】 上六味，以水八升，煮取三升，去滓。温服一升，小便利则愈。本云：桂枝汤，今去桂枝，加茯苓、白术。

【功用】 运脾利水，调和营卫。

【适应证】

1.中医病证：太阳病证与脾虚水气证相兼。发热，恶风寒，无汗，头痛项强，心下满微痛，或腹满，小便不利，或大便溏泄，舌淡、苔薄，脉弱。

2.西医疾病：慢性胃肠炎、胃及十二指肠溃疡、幽门水肿、膀胱炎、慢性肾炎、内分泌紊乱引起的水肿或低热等临床表现符合表里俱虚证或脾胃气虚证者。

【用药分析】 方中生姜辛温通阳；芍药益营缓急；茯苓健脾益气渗湿；白术健脾益气燥湿；大枣补益中气；甘草益气和中。

【用方思路】

1.桂枝去桂加茯苓白术汤既是辨治太阳伤寒证或太阳中风证与脾胃水气证相兼的重要代表方，又是辨治诸多杂病如脾胃病、

肝胆病、心病、肾病、皮肤病等的重要基础方。

2.方中生姜既是治表药，又是治里药；茯苓、白术既是健脾药，又是治湿药；芍药既可辨治营卫病变，又可辨治脏腑病变；甘草、大枣既可补营卫又可补脏腑。从方中用药用量及调配分析得知，桂枝去桂加茯苓白术汤的应用并不局限于太阳伤寒证或太阳中风证与脾胃水气证相兼，还可用于辨治诸多杂病如消化、泌尿、内分泌、循环系统疾病及肌肉、皮肤等病变。

3.运用桂枝去桂加茯苓白术汤辨治的基本病证（无论病变部位在表还是在里，或表里兼证）是虚寒夹水气。

【随证加减】 若夹热，可与半夏泻心汤合方用之；若夹瘀，可与桂枝茯苓丸合方用之；若夹郁，可与四逆散合方用之。

【注意事项】 运用桂枝去桂加茯苓白术汤既要辨清西医之病，又要辨清西医之病属于中医虚寒夹水气证。辨西医之病可进一步了解疾病的发展演变及转变规律，辨中医之证可更好地针对西医之病选用桂枝去桂加茯苓白术汤。

第四节　表寒兼阳虚证用方

一、桂枝去芍药加附子汤

【导读】 ①学用桂枝去芍药加附子汤应重视桂枝和附子的用量调配关系。②桂枝去芍药加附子汤虽是辨治表里俱虚证的重要代表方，但在临床中对心肾阳虚证及肌肉关节疼痛等也具有良好治疗作用。

【方歌】 桂枝去芍加附汤，温补阳气能解表，胸阳虚弱亦能治，临证应用在变通。

【方药】 桂枝去皮，三两（9g）　生姜切，三两（9g）　甘草炙，二两（6g）　大枣擘，十二枚　附子炮，去皮，破八片，一枚（5g）

【用法】 上五味，以水七升，煮取三升，去滓。温服一升。本云：桂枝汤，今去芍药，加附子，将息如前法。

【功用】 温补阳气，解肌散邪。

【适应证】

1.中医病证：太阳中风证与胸阳虚弱证相兼。发热，恶风寒，汗出，头痛，胸闷，胸满，气短，心悸，舌淡、苔薄白，脉弱。

2.西医疾病：肺源性心脏病之心悸，冠心病之胸闷、胸痛，风湿性心脏病之心悸、气短，体虚型感冒，妇人产后贫血，慢性胃炎，慢性肝炎，慢性胆囊炎，过敏性皮炎，神经性皮炎等临床表现符合表里俱虚证或心肾阳虚证者。

【用药分析】 方中桂枝温阳解肌；附子温阳散寒；生姜辛开温通；大枣补益中气；甘草益气和中。

【用方思路】

1.桂枝去芍药加附子汤既是辨治太阳中风证与阳虚证相兼的重要代表方，又是辨治诸多杂病如心病、肾病、肝病、皮肤病等的重要基础方。

2.方中桂枝、生姜既是治表药，又是治里药；附子既是温营卫药，又是温脏腑药；甘草、大枣既可补营卫，又可补脏腑之气。从方中用药用量及调配分析得知，桂枝去芍药加附子汤的应用并不局限于太阳中风证与阳虚证相兼，还可用于辨治诸多杂病如循环、泌尿、内分泌系统及皮肤病等。

3.运用桂枝去芍药加附子汤辨治的基本病证是表里俱寒。

【随证加减】 若夹热，可与木防己汤合方用之；若夹寒痰，可与赤丸合方用之；若夹痰热，可与小陷胸汤合方用之。

【注意事项】 运用桂枝去芍药加附子汤既要辨清西医之病，又要辨清西医之病属于中医阳气虚弱证。辨西医之病可进一步了解疾病的发展演变及转变规律，辨中医之证可更好地针对西医之病选用桂枝去芍药加附子汤。

二、桂枝去芍药汤

【导读】 ①学用桂枝去芍药汤应重视桂枝和甘草的用量调配关系。②桂枝去芍药汤虽是辨治表里俱虚证的重要代表方，但在临床中对心胸阳虚证等也具有良好治疗作用。

【方歌】 桂枝汤中去芍药，解肌散邪又温阳，胸阳不足证宜用，胸闷胸满气短挡。

【方药】 桂枝去皮，三两（9g） 生姜切，三两（9g） 甘草炙，二两（6g） 大枣擘，十二枚

【用法】 上四味，以水七升，煮取三升，去滓。温服一升。本云：桂枝汤，今去芍药，将息如前法。

【功用】 解肌散邪，温通阳气。

【适应证】

1.中医病证：太阳中风证与胸阳不足证相兼。发热，恶风寒，汗出，胸满，胸闷，气短，苔薄白，脉促。

2.西医疾病：窦性心律不齐、室性心动过速、心房纤颤、心动过缓、冠状动脉硬化性心脏病、心肌炎后遗症、慢性胃炎、慢性食管炎、慢性过敏性鼻炎、过敏性皮炎等临床表现符合表里俱虚证或心胸阳虚证者。

【用药分析】 方中桂枝温阳解肌；生姜辛温通阳；大枣补益中气；甘草益气和中。

【用方思路】

1.桂枝去芍药汤既是辨治太阳中风证与胸阳不足证相兼的重要代表方，又是辨治诸多杂病如心病、肾病、皮肤病等的重要基础方。

2.方中桂枝、生姜既是治表药，又是治里药；甘草、大枣既可补营卫，又可补脏腑之气。从方中用药用量及调配分析得知，桂枝去芍药汤的应用并不局限于太阳伤寒证与阳气不足证相兼，还可用于辨治诸多杂病，如循环、泌尿、内分泌系统疾病及皮肤

病等。

3.运用桂枝去芍药汤辨治的基本病证是表里俱虚。

【随证加减】若夹热，可与白虎加人参汤合方用之；若夹瘀，可与当归四逆汤合方用之。

【注意事项】运用桂枝去芍药汤既要辨清西医之病，又要辨清西医之病属于中医阳气不足证。辨西医之病可进一步了解疾病的发展演变及转变规律，辨中医之证可更好地针对西医之病选用桂枝去芍药汤。

三、竹叶汤

【导读】 ①学用竹叶汤应重视竹叶和附子的用量调配关系、人参和附子的用量调配关系。②竹叶汤虽是辨治表寒里热夹虚证的重要代表方，但在临床中对心肺寒热夹杂证等也具有良好治疗作用。

【方歌】 竹叶汤中防葛根，桂枝人参桔梗草，附子大枣与生姜，解表清热扶阳好。

【方药】 竹叶一把（10 g）　葛根三两（9 g）　防风　桔梗　桂枝　人参　甘草各一两（3 g）　附子炮，一枚（5 g）　大枣十五枚　生姜五两（15 g）

【用法】 上十味，以水一斗，煮取二升半，分温三服，温覆使汗出。颈项强，用大附子一枚，破之如豆大，煎药扬去沫；呕者，加半夏半斤，洗。

【功用】 解肌散邪，扶阳清热。

【适应证】

1.中医病证：太阳中风证与阳虚夹热证相兼。发热，恶风寒，汗出，头痛，面色赤，气喘，乏力，舌淡或红、苔薄或黄白相兼，脉弱或浮。

2.西医疾病：普通感冒、流行性感冒、食管炎、慢性胃炎、慢性胆囊炎、慢性支气管炎、肺气肿、产后发热、妊娠发热、产后缺乳、慢性附件炎、慢性盆腔炎等临床表现符合表寒里热夹虚证者。

【用药分析】 方中桂枝解肌散寒，调和营卫；防风祛风散寒，顾护肌表；附子温阳通经；人参益气和中；竹叶清泻郁热；葛根疏散风邪；生姜解表散寒，温胃和中；桔梗宣利气机；大枣、甘草益气助卫，益营和阳。

【用方思路】

1.竹叶汤既是辨治太阳中风证与阳虚夹热证相兼的重要代表方，又是辨治诸多杂病如心病、肺病、肾病、皮肤病等的重要基础方。

2.方中竹叶清解郁热；葛根、桂枝、防风、生姜既是治表药，又是治里药；附子既可温营卫，又可温脏腑；桔梗既可宣发营卫，又可宣发脏腑；人参、甘草、大枣既可补营卫，又可补脏腑之气。从方中用药用量及调配分析得知，竹叶汤的应用并不局限于太阳中风证与阳虚夹热证相兼，还可用于辨治诸多杂病，如循环、呼吸、内分泌系统疾病及皮肤病等。

3.运用竹叶汤辨治的基本病证（无论病变部位在表还是在里，或是表里兼证）是寒热夹虚。

【随证加减】 若夹寒比较重，可与麻黄汤合方用之；若夹热，可与白虎汤合方用之；若夹痰热，可与小陷胸汤合方用之。

【注意事项】 运用竹叶汤既要辨清西医之病，又要辨清西医之病属于中医寒热夹虚。辨西医之病可进一步了解疾病的发展演变及转变规律，辨中医之证可更好地针对西医之病选用竹叶汤。

第五节 表寒兼阴血津亏证用方

一、桂枝加芍药生姜各一两人参三两新加汤（桂枝新加汤）

【导读】 ①学用桂枝新加汤应重视桂枝和芍药的用量调配关系、人参和芍药的用量调配关系。②桂枝新加汤虽是辨治太阳中风营血虚证的重要代表方，但在临床中对气血虚寒证等也具有良好治疗作用。

【方歌】 桂枝新加汤人参，芍药甘草枣生姜，表虚若兼营血虚，方药功用如良将。

【方药】 桂枝去皮，三两（9 g） 芍药四两（12 g） 生姜切，四两（12 g） 甘草炙，二两（6 g） 人参三两（9 g） 大枣擘，十二枚

【用法】 上六味，以水一斗二升，煮取三升，去滓。温服一升。本云：桂枝汤，今加芍药、生姜、人参。

【功用】 益气生血，调和营卫。

【适应证】

1. 中医病证：太阳中风证与营血不足证相兼。发热，恶风寒，汗出，头身疼痛，或肌肉疼痛，或关节活动不利，舌淡、苔薄，脉沉迟。

2. 西医疾病：普通感冒、流行性感冒、风湿热、风湿性关节炎、慢性胃炎、胃及十二指肠溃疡、末梢神经炎、面神经炎、神经性头痛、梅尼埃病、甲状腺功能减退症、围绝经期综合征等临床表现符合表寒里热证者。

【用药分析】 方中桂枝温阳解肌；芍药补血益营；人参补益中气；生姜辛温通阳；大枣补益中气；甘草益气和中。

【用方思路】

1.桂枝新加汤既是辨治太阳中风证与营血虚证相兼的重要代表方，又是辨治诸多杂病如心病、肝病、肾病、皮肤病等的重要基础方。

2.方中桂枝、生姜既是治表药，又是治里药；人参既可益营卫，又可补脏腑；芍药既可敛营卫，又可补脏腑；甘草、大枣既可补营卫，又可补脏腑之气。从方中用药用量及调配分析得知，桂枝新加汤的应用并不局限于太阳中风证与营血虚证相兼，还可用于辨治诸多杂病如循环、内分泌及代谢系统疾病和皮肤病等。

3.运用桂枝新加汤辨治的基本病证（无论病变部位在表还是在里，或是表里兼证）是寒夹气血虚。

【随证加减】 若夹血虚，可与胶艾汤合方用之；若夹阴虚，可与百合地黄汤合方用之；若夹阳虚，可与四逆汤合方用之。

【注意事项】 运用桂枝新加汤既要辨清西医之病，又要辨清西医之病属于中医寒夹气血虚。辨西医之病可进一步了解疾病的发展演变及转变规律，辨中医之证可更好地针对西医之病选用桂枝新加汤。

二、栝楼桂枝汤

【导读】 ①学用栝楼桂枝汤应重视桂枝和栝楼根的用量调配关系、栝楼根和芍药的用量调配关系。②栝楼桂枝汤虽是辨治太阳中风津亏证的重要代表方，但在临床中对营血津亏寒热夹杂证等也具有良好治疗作用。

【方歌】 桂枝汤中加楼根，解肌散邪能生津，太阳柔痉津不足，功愈体强能柔筋。

【方药】 栝楼根二两（6 g）　桂枝三两（9 g）　芍药三两（9 g）甘草二两（6 g）　生姜三两（9 g）　大枣十二枚

【用法】 上六味，以水九升，煮取三升，分温三服，取微汗。汗不出，食顷，啜热粥发之。

【功用】 解肌散邪，育阴生津。

【适应证】

1.中医病证：太阳中风证与阴津不足证相兼（太阳柔痉体强证）。发热，恶风寒，汗出，身体强，拘急不舒，肌肤不荣，舌淡少津、苔薄而干，脉沉迟。

2.西医疾病：流行性感冒、落枕、颈椎骨质增生、腰肌劳损、慢性肾炎、肾病综合征、干燥综合征、神经性头痛、神经性耳鸣等临床表现符合太阳中风津亏证者。

【用药分析】 方中栝楼根养阴生津；桂枝解肌通经；芍药柔筋缓急；生姜调理脾胃，升阳透达；大枣、甘草益气和中。

【用方思路】

1.栝楼桂枝汤既是辨治太阳柔痉夹热证的重要代表方，又是辨治诸多杂病如肌肉关节病、心病、肾病等的重要基础方。

2.方中桂枝、生姜既是治表药，又是治里药；天花粉既是清热药，又是益阴柔筋药；甘草、大枣既可补营卫，又可补脏腑。从方中用药用量及调配分析得知，栝楼桂枝汤的应用并不局限于太阳柔痉夹热证相兼，还可用于辨治诸多杂病，如运动、循环、泌尿、内分泌等系统疾病。

3.运用栝楼桂枝汤辨治的基本病证（无论病变部位在表还是在里，或是表里兼证）是寒热郁结夹虚。根据方中用药分析，治疗既清又温还补。

【随证加减】 若夹寒痰，可与赤丸合方用之；若夹痰热，可与小陷胸汤合方用之；若夹阳虚，可与四逆汤合方用之。

【注意事项】 运用栝楼桂枝汤既要辨清西医之病，又要辨清西医之病属于中医寒热郁结夹虚。辨西医之病可进一步了解疾病的发展演变及转变规律，辨中医之证可更好地针对西医之病选用栝楼桂枝汤。

第六节 表证兼阴阳气血俱虚证用方

薯蓣丸

【导读】 ①学用薯蓣丸应重视补血药和益气药的用量调配关系、解表药和治里药的用量调配关系。②薯蓣丸虽是辨治表里兼证的重要代表方，但在临床中对气血阴阳俱虚证等病变也具有良好治疗作用。

【方歌】 薯蓣丸归桂曲地，草参芎芍术麦仁，柴桔苓胶姜蔹防，大枣百枚豆黄卷。

【方药】 薯蓣三十分（90 g） 当归 桂枝 曲 干地黄 豆黄卷各十分（30 g） 甘草二十八分（84 g） 人参七分（21 g） 川芎 芍药 白术 麦门冬 杏仁各六分（18 g） 柴胡 桔梗 茯苓各五分（15 g） 阿胶七分（21 g） 干姜三分（9 g） 白蔹二分（6 g） 防风六分（18 g） 大枣百枚为膏

【用法】 上二十一味，末之，炼蜜为丸，如弹子大，空腹酒服一丸，一百丸为剂。

【功用】 扶正祛邪，平补三焦，和解内外。

【适应证】

1.中医病证：太阳病（或太阳中风证，或太阳伤寒证，或太阳温病证等）与阴阳气血不足证相兼。咳嗽痰少，心悸，气短，食欲减退，大便不畅，腰膝酸软，精神欠佳，四肢无力，身体困重，体重减轻，手足烦热，急躁，面色不荣，肌肤失泽，胸闷，头晕目眩，或自汗，或盗汗；发热，恶风寒，或汗出，或无汗，或口渴，舌淡或红、苔薄，脉弱或迟或细或沉。

2.西医疾病：肺结核、肺炎恢复期，慢性胃炎，胃及十二指肠溃疡，冠心病，心功能减退，血液病，慢性肾炎，尿道炎，膀胱炎，神经性皮炎，内分泌紊乱，免疫功能低下等临床表现符合气血阴阳俱虚证或兼表证者。

【用药分析】 方中薯蓣（山药）平补三焦；当归补血活血；桂枝温阳通经；曲消食和胃；干地黄滋补阴津；豆黄卷开胃醒脾；人参补益中气；川芎理血行气；芍药补血敛阴；白术健脾益气；麦冬滋阴润燥；杏仁降肺利气；柴胡疏利气机；桔梗宣畅气机；茯苓益气渗湿；阿胶滋补阴血；干姜温中散寒；白蔹散结气，除烦热；防风疏散透达；大枣、甘草、蜂蜜益气和中。

【用方思路】

1.薯蓣丸既是辨治阴阳俱虚或夹太阳证的重要代表方，又是辨治诸多杂病如心病、肝病、肾病、肺病、脾胃病、肌肉筋脉病等的重要基础方。

2.方中当归、阿胶等以补血为主；人参、白术等以益气为主；麦冬、生地黄等以滋阴为主；干姜、桂枝等温壮阳气；柴胡、防风、川芎通调气机及营卫。从方中用药用量及调配分析得知，薯蓣丸的应用并不局限于阴阳俱虚或夹太阳证，还可用于辨治诸多杂病，如循环、消化、呼吸、内分泌及代谢系统疾病和皮肤病等。

3.运用薯蓣丸辨治的基本病证（无论病变部位在表还是在里，或是表里兼证）是虚实夹杂以虚为主。根据方中用药分析，本方以补虚为主，兼以治实。

【随证加减】 若夹热，可与白虎汤合方用之；若夹寒，可与四逆汤合方用之。应用时可根据病变证机主次而酌情调整方药用量。

【注意事项】 运用薯蓣丸既要辨清西医之病，又要辨清西医之病属于中医阴阳气血虚或夹营卫病变。辨西医之病可进一步了解疾病的发展演变及转变规律，辨中医之证可更好地针对西医之病选用薯蓣丸。

第/三/章 肺/病/证/用/方

　　学用肺病证用方，既要知道肺病证用方是主治肺病证的基本方，又要知道其主治并不局限于肺病证，还包括其他病证。用方选方的基本思路与方法是根据病变证机而选用方药，无论是肺病证还是其他病证，只要病变证机符合方药主治，即可选用此方药治疗。

第一节　肺热证用方

一、麻黄杏仁石膏甘草汤

　　【导读】　①学用麻黄杏仁石膏甘草汤应重视麻黄和石膏的用量调配关系、麻黄和杏仁的用量调配关系。②麻黄杏仁石膏甘草汤虽是辨治肺热证的重要代表方，但在临床中对营卫郁热证等也具有良好治疗作用。

　　【方歌】　肺热麻杏石甘汤，汗出而喘法度良，宣发肃降能清肺，定喘除热效力彰。

　　【方药】　麻黄去节，四两（12 g）　　杏仁去皮尖，五十个（8.5 g）

甘草炙，二两（6g）　石膏碎，绵裹，半斤（24g）

【用法】 上四味，以水七升，煮麻黄，减二升，去上沫，内诸药，煮取二升，去滓。温服一升。本云：黄耳杯。

【功用】 清宣肺热，止咳平喘。

【适应证】

1.中医病证：肺热证。咳嗽，气喘，身热，或汗出，或无汗，口渴，舌红、苔黄，脉浮数。

2.西医疾病：急性支气管炎、大叶性肺炎、病毒性肺炎、支气管哮喘、麻疹肺炎、麻疹、百日咳、嗜酸性粒细胞增多性肺炎等临床表现符合肺热证者。

【用药分析】 方中麻黄宣肺平喘；石膏清泻肺热；杏仁肃降肺气；甘草益气和中。

【用方思路】

1.麻杏石甘汤既是辨治肺热证的重要代表方，又是辨治诸多杂病如肺病、心病、肾病、皮肤病等的重要基础方。

2.方中麻黄既是治表药，又是治里药；石膏既可治表热，又可泻里热；杏仁既是降逆药，又是柔润药，炙甘草既可生津，又可温补。从方中用药用量及调配分析得知，麻杏石甘汤的应用并不局限于肺热证相兼，还可用于辨治诸多杂病，如呼吸、循环、泌尿、内分泌系统疾病及皮肤病等。

3.运用麻杏石甘汤辨治的基本病证（无论病变部位在表还是在里，或是表里兼证）是热或热夹寒。根据方中用药分析，本方以泻热为主，或兼以治寒。

【随证加减】 若夹痰热，可与小陷胸汤合方用之；若夹寒痰，可与赤丸合方用之；若夹瘀热，可与桃核承气汤合方用之。

【注意事项】 运用麻杏石甘汤既要辨清西医之病，又要辨清西医之病属于中医郁热或夹寒。辨西医之病可进一步了解疾病的发展演变及转变规律，辨中医之证可更好地针对西医之病选用麻杏石甘汤。

二、葶苈大枣泻肺汤

【导读】 ①学用葶苈大枣泻肺汤应重视葶苈子和大枣的用量调配关系。②葶苈大枣泻肺汤虽是辨治肺痈热证的重要代表方，但在临床中对肺热郁闭证等也具有良好治疗作用。

【方歌】 葶苈大枣泻肺汤，支饮喘息不得卧，面目浮肿胸满胀，肺痈支饮证把握。

【方药】 葶苈子熬令黄色，捣丸如弹子大，二十枚（10 g） 大枣十二枚（仲景方中大枣无剂量，本书引用剂量源于《备急千金要方》《外台秘要》）。

【功用】 清肺泻热，益肺平喘。

【用法】 上先以水三升，煮枣取二升，去枣，内葶苈，煮取一升，顿服。

【适应证】

1.中医病证：肺痈虚热证。咳嗽，气喘或喘不得卧，胸满，胸痛，或壮热不寒，汗出烦躁，咳吐浊痰，痰有腥味，甚则咯吐脓血，咽燥，倦怠乏力，或渴或不渴，舌红、苔黄腻，脉滑数或弱。

2.西医疾病：化脓性肺炎，间质性肺炎，急、慢性支气管肺炎，病毒性肺炎，细菌性肺炎等临床表现符合肺痈虚热证者。

【用药分析】 方中葶苈子泻肺降逆；大枣益气和中。

【用方思路】

1.葶苈大枣泻肺汤既是辨治肺痈热证的重要代表方，又是辨治诸多杂病如肺病、心病、肾病等的重要基础方。

2.方中葶苈子清热泻肺，大枣补益脏腑之气。从方中用药用量及调配分析得知，葶苈大枣泻肺汤的应用并不局限于肺痈热证，还可用于辨治诸多杂病，如呼吸、循环、泌尿等系统疾病及皮肤病。

3.运用葶苈大枣泻肺汤辨治的基本病证是热夹虚。根据方中用药分析，本方既清又补。

【随证加减】若夹寒，可与麻黄汤合方用之；若郁热比较重，可与麻杏石甘汤合方用之。

【注意事项】运用葶苈大枣泻肺汤既要辨清西医之病，又要辨清西医之病属于中医肺热夹虚。辨西医之病可进一步了解疾病的发展演变及转变规律，辨中医之证可更好地针对西医之病选用葶苈大枣泻肺汤。

三、桔梗汤

【导读】 ①学用桔梗汤应重视桔梗和甘草的用量调配关系。②桔梗汤虽是辨治肺痈脓血证的重要代表方，但在临床中对咽痛热证等也具有良好治疗作用。

【方歌】 肺痈咽痛桔梗汤，甘草生用倍桔梗，咳吐腥臭与胸满，清宣肺热更利咽。

【方药】 桔梗一两（3 g） 甘草二两（6 g）

【用法】 上二味，以水三升，煮取一升，去滓。温分再服。（又，《金匮要略》云：上二味，以水三升，煮取一升，分温再服，则吐脓血也。）

【功用】 清宣肺气，排脓解毒。

【适应证】

1.中医病证：肺痈脓热证。咳嗽，气喘，咳出大量脓血，或如米粥，腥臭异常，胸中烦满，或疼痛，或气喘不得平卧，舌干，口渴，舌红或绛，苔黄腻，脉数或滑。

2.西医疾病：化脓性肺脓肿、急性大叶性肺炎、支气管肺炎、病毒性肺炎等临床表现符合肺痈脓热证者。

【用药分析】 方中桔梗清热利咽，宣肺排脓；甘草清热解毒，利咽消肿。

【用方思路】

1.桔梗汤既是辨治肺痈脓热证的重要代表方，又是辨治诸多杂病如肺病、脾胃病、咽喉病等的重要基础方。

2.方中桔梗既是治肺药，又是宣利气机药；甘草既是清热药，又是补益药。从方中用药用量及调配分析得知，桔梗汤的应用并不局限于肺痈脓热证，还可用于辨治诸多杂病，如呼吸、消化系统疾病和咽喉、皮肤等疾病。

3.运用桔梗汤辨治的基本病证是热夹虚；根据方中用药分析，本方辨治的病证以热为主，其治既要清又要补。

【随证加减】 若夹寒，可与麻黄汤合方用之；若郁热比较重，可与泽漆汤合方用之。

【注意事项】 运用桔梗肺汤既要辨清西医之病，又要辨清西医之病属于中医郁热蕴结。辨西医之病可进一步了解疾病的发展演变及转变规律，辨中医之证可更好地针对西医之病选用桔梗汤。

第二节 肺寒证用方

一、小青龙汤

【导读】 ①学用小青龙汤应重视麻黄和半夏的用量调配关系、五味子和芍药的用量调配关系、细辛和半夏的用量调配关系。②小青龙汤虽是辨治肺寒证的重要代表方，但在临床中对心肺寒证、肺胃寒证等也具有良好治疗作用。

【方歌】 小青龙汤治寒饮，风寒咳嗽皆可医，桂姜麻黄芍药甘，细辛半夏兼五味。

【方药】 麻黄去节，三两（9 g）　芍药三两（9 g）　细辛三两（9 g）　干姜三两（9 g）　甘草炙，三两（9 g）　桂枝去皮，三两（9 g）五味子半升（12 g）　半夏洗，半升（12 g）

【用法】 上八味，以水一斗，先煮麻黄，减二升，去上沫，内诸药，煮取三升，去滓。温服一升。若渴，去半夏，加栝楼根三两；若微利，去麻黄，加荛花，如一鸡子，熬令赤色；若噎者，去麻黄，加附子一枚，炮；若小便不利，少腹满者，去麻黄，加茯苓四两；若喘，去麻黄，加杏仁半升，去皮尖。且荛花不治利，麻黄主喘，今此语反之，疑非仲景意（编者注：后20字恐是叔和按语混入正文，当删）。

【功用】宣肺降逆，散寒化饮。

【适应证】

1.中医病证：①外寒里饮证。发热恶寒，头身疼痛，无汗，咳嗽，气喘，痰稀色白量多或呈泡沫状，或胸中痞闷，或干呕，或倚息不得平卧，或头面四肢水肿，或身体疼重，舌淡、苔薄白，脉浮紧。②寒饮郁肺证（肺寒证）。咳嗽，气喘，痰稀色白量多或呈泡沫状，或胸中痞闷，或倚息不得平卧，或头面四肢水肿，舌淡、苔薄白，脉浮紧。③溢饮寒证。头面四肢水肿，或身体疼痛，舌淡、苔薄白，脉浮紧。

2.西医疾病：急、慢性支气管炎，支气管哮喘，慢性阻塞性肺疾病，肺源性心脏病，百日咳，结核性渗出性胸膜炎，间质性肺炎等临床表现符合外寒里饮证或寒饮郁肺证或溢饮寒证者。

【用药分析】方中麻黄解表散寒，宣肺平喘；桂枝解表化饮，温肺化饮；半夏降肺温肺，化饮止咳，燥湿醒脾；干姜温肺散寒，温阳化饮；细辛温阳化饮；五味子收敛肺气；芍药补血敛阴；甘草补益中气。

【用方思路】

1.小青龙汤既是辨治肺寒证或溢饮寒证或表里兼证的重要代表方，又是辨治诸多杂病如心病、肾病、肺病等的重要基础方。

2.方中麻黄、桂枝、细辛既是治表药，又是治里药；干姜既可温太阳，又可温脏腑；半夏既可治肺，又可治心肝脾胃等；五味子治诸脏腑阴津不足；芍药、甘草既可益营卫，又可补脏腑。从方中用药用量及调配分析得知，小青龙汤的应用并不局限于肺寒证、溢饮寒证或表里兼证，还可用于辨治诸多杂病，如循环、泌尿、呼吸系统疾病及皮肤病。

3.运用小青龙汤辨治的病证（无论病变部位在表还是在里，或是表里兼证）以寒为主，其治既要散寒又要兼补。

【随证加减】 运用小青龙汤；若夹气虚，可与理中丸合方用之；若夹热，可与白虎汤合方用之；若夹瘀，可与桂枝茯苓丸合方用之。

【注意事项】 运用小青龙汤既要辨清西医之病，又要辨清西医之病属于中医寒饮郁结。辨西医之病可进一步了解疾病的发展演变及转变规律，辨中医之证可更好地针对西医之病选用小青龙汤。

二、小青龙加石膏汤

【导读】 ①学用小青龙加石膏汤应重视石膏和麻黄的用量调配关系、麻黄和半夏的用量调配关系、五味子和芍药的用量调配关系、细辛和半夏的用量调配关系。②小青龙加石膏汤虽是辨治肺寒夹热证的重要代表方，但在临床中对心肺寒热夹杂证、肺胃寒热夹杂证等也具有良好治疗作用。

【方歌】 小青龙加石膏汤，寒饮郁肺夹热方。肺胀咳而烦躁喘，温肺化饮兼清凉。

【方药】 麻黄去节，三两（9g）　芍药三两（9g）　细辛三两（9g）干姜三两（9g）　甘草炙，三两（9g）　桂枝去皮，三两（9g）　五味子半升（12g）　半夏洗，半升（12g）　石膏二两（6g）

【用法】 上九味，以水一斗，先煮麻黄，去上沫，内诸药，煮取三升。强人服一升，羸者减之，日三服，小儿服四合。

【功用】 温肺兼清，化饮平喘。

【适应证】

1.中医病证：太阳伤寒证与寒饮郁肺夹热证相兼。咳嗽，气喘，胸胀闷塞，烦躁，或夹稠黄痰，咳痰不利，口干，或不欲饮水，舌淡、苔白滑或薄黄而燥，脉浮或沉紧。或寒饮郁肺夹热证。

2.西医疾病：慢性支气管炎、支气管哮喘、支气管扩张、慢性阻塞性肺疾病、肾病综合征水肿、急性肾小球肾炎、输尿管炎、过敏性鼻炎、鼻窦炎、额窦炎、过敏性皮炎、神经性皮炎、脂溢性皮炎等临床表现符合太阳伤寒证与寒饮郁肺夹热证相兼或寒饮郁肺夹热证者。

【用药分析】 方中麻黄解表散寒，宣肺平喘；桂枝解表化饮，温肺化饮；半夏降肺温肺，化饮止咳，燥湿醒脾；干姜温肺散寒，温阳化饮；细辛温阳化饮；五味子收敛肺气；芍药补血敛阴；石膏清泻肺热；甘草补益中气。

【用方思路】

1.小青龙加石膏汤既是辨治肺寒夹热证或溢饮寒夹热证或表里寒郁夹热证的重要代表方，又是辨治诸多杂病如心病、肾病、肺病、皮肤病等的重要基础方。

2.方中麻黄、桂枝、细辛既是治表药，又是治里药；干姜既可温太阳，又可温脏腑；半夏既可治肺，又可治心肝脾胃等；五味子可辨治诸脏腑阴津不足；芍药、甘草既可益营卫，又可补脏腑；石膏既可治表热，又可泻里热。从方中用药用量及调配分析得知，小青龙加石膏汤的应用并不局限于肺寒夹热证、溢饮寒夹热证或表里夹热证，还可用于辨治诸多杂病，如呼吸、循环、泌尿等系统疾病及皮肤病。

3.运用小青龙加石膏汤辨治的病证（无论病变部位在表还是在里，或是表里兼证）以寒为主又夹热，其治既要散寒又要兼补兼清。

【随证加减】 若夹虚，可与理中丸合方用之；若夹郁，可与橘枳姜汤合方用之；若夹瘀，可与桂枝茯苓丸合方用之。

【注意事项】 运用小青龙加石膏汤既要辨清西医之病，又要辨清西医之病属于中医寒饮夹热。辨西医之病可进一步了解疾病的发展演变及转变规律，辨中医之证可更好地针对西医之病选用小青龙加石膏汤。

三、厚朴麻黄汤

【导读】①学用厚朴麻黄汤应重视厚朴和麻黄的用量调配关系、麻黄和石膏的用量调配关系、五味子和石膏的用量调配关系、细辛和半夏的用量调配关系。②厚朴麻黄汤虽是辨治肺寒夹热证的重要代表方，但在临床中对心肺寒热夹杂证、肺胃寒热夹杂证等也具有良好治疗作用。

【方歌】厚朴麻黄汤石膏，杏仁半夏与干姜，细辛小麦五味子，主治寒饮夹热证。

【方药】厚朴五两（15 g） 麻黄四两（12 g） 石膏如鸡子大（48 g） 杏仁半升（12 g） 半夏半升（12 g） 干姜二两（6 g） 细辛二两（6 g） 小麦一升（24 g） 五味子半升（12 g）

【用法】上九味，以水一斗二升，先煮小麦熟，去滓。内诸药，煮取三升，温服一升，日三服。

【功用】温肺化饮，降逆宽胸。

【适应证】

1.中医病证：寒饮郁肺夹热胸满证。咳嗽，气喘，胸满，胸闷，烦躁，口干欲饮水，咽喉不利，痰多，气逆不得平卧，舌淡红、苔白滑或黄白相兼，脉浮或紧。

2.西医疾病：支气管炎、支气管肺炎、支气管哮喘、肺气肿、肺源性心脏病、肾病综合征水肿、急性肾小球肾炎、输尿管炎、过敏性鼻炎、慢性鼻窦炎、湿疹、荨麻疹、神经性皮炎等临床表现符合寒饮郁肺夹热证者。

【用药分析】方中厚朴下气平喘；麻黄宣肺平喘；石膏清泻肺热；杏仁降肺平喘；半夏降肺燥湿；干姜温肺化饮；细辛宣肺化饮；五味子收敛肺气；小麦补益肺气。

【用方思路】

1.厚朴麻黄汤既是辨治肺寒夹热证的重要代表方，又是辨治诸多杂病如心病、肾病、肺病、皮肤病等的重要基础方。

2.方中麻黄、细辛、干姜既是治表药，又是治里药；厚朴既是理上焦气机药，又是理中下焦药；半夏既可治肺，又可治心肝脾胃等；五味子可辨治诸脏腑阴津不足；杏仁既可化痰，又可润燥；石膏既可泻表热，又可泻里热；小麦既可益营卫，又可补脏腑。从方中用药用量及调配分析得知，厚朴麻黄汤的应用并不局限于肺寒夹热证，还可用于辨治诸多杂病，如呼吸、循环、泌尿系统疾病及皮肤病等。

3.运用厚朴麻黄汤辨治的病证（无论病变部位在表还是在里）以寒为主又有夹热，其治既要散寒又要兼以清补。

【随证加减】 若夹痰热，可与小陷胸汤合方用之；若夹虚，可与理中丸合方用之；若夹气郁，可与四逆散合方用之。

【注意事项】 运用厚朴麻黄汤既要辨清西医之病，又要辨清西医之病属于中医寒郁夹热。辨西医之病可进一步了解疾病的发展演变及转变规律，辨中医之证可更好地针对西医之病选用厚朴麻黄汤。

四、甘草干姜汤

【导读】 ①学用甘草干姜汤应重视甘草和干姜的用量调配关系。②甘草干姜汤虽是辨治虚寒肺痿证的重要代表方，但在临床中对脾胃虚寒轻证及心脾虚寒轻证等也具有良好治疗作用。

【方歌】 温里甘草干姜汤，虚寒肺痿多涎唾，脾胃虚寒有吐逆，调理肺胃功效多。

【方药】 甘草炙，四两（12 g）　干姜炮，二两（6 g）

【用法】 上㕮咀二味，以水三升，煮取一升五合，去滓。分温再服。

【功用】 温补阳气，调理肺胃。

【适应证】

1.中医病证：虚寒肺痿证。咳吐涎沫，清稀量多，或不咳，口淡不渴，头眩，畏寒，小便数，或遗尿，神疲乏力，短气不足以息，舌淡、苔薄白，脉虚弱。

2.西医疾病：支气管炎、支气管肺炎、肺实质纤维化、肺气肿、肺不张、慢性胃炎、慢性胆囊炎、慢性肝炎、心律不齐、心肌缺血、心动过缓等临床表现符合虚寒痿证或脾胃虚寒证者。

【用药分析】 方中甘草益气和中；干姜温中散寒，温肺暖胃。

【用方思路】

1.甘草干姜汤既是辨治肺寒证的重要代表方，又是辨治诸多杂病如肺病、脾胃病、心病等的重要基础方。

2.方中干姜既是治上焦药，又是治中焦、下焦药；甘草既可益气，又可生津。从方中用药用量及调配分析得知，甘草干姜汤的应用并不局限于肺寒证，还可用于辨治诸多杂病，如消化、呼吸、循环、内分泌等系统疾病。

3.运用甘草干姜汤辨治的病证（无论病变部位在上在下）以虚寒为主，其治既要散寒又要补益。

【随证加减】若夹热，可与干姜黄连黄芩人参汤合方用之；若夹瘀，可与桂枝茯苓丸合方用之；若夹郁，可与四逆散合方用之。

【注意事项】运用甘草干姜汤既要辨清西医之病，又要辨清西医之病属于中医虚寒证。辨西医之病可进一步了解疾病的发展演变及转变规律，辨中医之证可更好地针对西医之病选用甘草干姜汤。

第三节 肺痰饮证用方

一、射干麻黄汤

【导读】①学用射干麻黄汤应重视射干和麻黄的用量调配关系、半夏和五味子的用量调配关系、紫菀和款冬花的用量调配关系。②射干麻黄汤虽是辨治寒饮郁肺结喉证的重要代表方，但在临床中对痰阻咽喉证等也具有良好治疗作用。

【方歌】 射干麻黄治寒饮，咽喉不利在宣肺，细辛紫菀款冬花，姜枣半夏与五味。

【方药】 射干十三枚（9g）　麻黄四两（12g）　生姜四两（12g）　细辛　紫菀　款冬花各三两（9g）　五味子半升（12g）　大枣七枚　半夏大者，洗，八枚（12g）

【用法】 上九味，以水一斗二升，先煮麻黄两沸，去上沫，内诸药，煮取三升，分温三服。

【功用】 温肺化饮，下气祛痰。

【适应证】

1. 中医病证：寒饮郁肺结喉证。咳嗽，气喘，喉间痰鸣，似水鸡叫声，或喘息时胸部间作水鸡之声，或胸膈满闷，或吐痰涎，苔白或腻，脉弦紧或沉紧。

2. 西医疾病：支气管炎、支气管肺炎、肺实质纤维化、肺气肿、肺不张、慢性胃炎、慢性胆囊炎、慢性肝炎、心律不齐、心肌缺血、心动过缓等临床表现符合寒饮郁肺结喉证或痰阻咽喉证者。

【用药分析】 方中射干降肺平喘；麻黄宣肺平喘；生姜宣肺化饮；细辛温肺化饮；紫菀降肺止咳；款冬花宣肺止咳；五味子收敛肺气；半夏降逆燥湿化痰；大枣补益中气。

【用方思路】

1.射干麻黄汤既是辨治寒饮郁肺结喉证的重要代表方，又是辨治诸多杂病如肺病、咽喉病、心病等的重要基础方。

2.方中麻黄、生姜、细辛既是治表药，又是治里药；射干、款冬花既是宣降药，又是化痰药；半夏既是燥湿化痰药，又是醒脾降逆药；五味子既是收敛药，又是补益药；大枣既可益气，又可生津。从方中用药用量及调配分析得知，射干麻黄汤的应用并不局限于寒饮郁肺结喉证，还可用于辨治诸多杂病，如呼吸、循环、内分泌系统疾病及咽喉等疾病。

3.运用射干麻黄汤辨治的病证（无论病变部位在肺在心）以寒夹饮为主，其治既要散寒又要化饮。

【随证加减】 若夹虚，可与理中丸合方用之；若夹郁，可与橘皮汤合方用之。

【注意事项】 运用射干麻黄汤既要辨清西医之病，又要辨清西医之病属于中医寒痰郁结证。辨西医之病可进一步了解疾病的发展演变及转变规律，辨中医之证可更好地针对西医之病选用射干麻黄汤。

二、越婢加半夏汤

【导读】 ①学用越婢加半夏汤应重视麻黄和石膏的用量调配关系、半夏和麻黄的用量调配关系。②越婢加半夏汤虽是辨治寒饮郁肺夹热水气证的重要代表方，但在临床中对营卫郁热水气证等也具有良好治疗作用。

【方歌】 越婢汤中加半夏，清热散水温肺佳，咳而上气其人喘，目如脱状脉浮大。

【方药】 麻黄六两（18 g）　　石膏半斤（24 g）　　生姜三两（9 g）大枣十五枚　　甘草二两（6 g）　　半夏半升（12 g）

【用法】 上六味，以水六升，先煮麻黄，去上沫，内诸药，煮取三升，分温三服。

【功用】 温肺化饮，散水清热。

【适应证】

1.中医病证：寒饮郁肺夹热水气证。咳嗽，气喘，两目胀突，犹如脱出状，烦躁，口渴，欲饮水且量少，或面目浮肿，痰多或黄或白、苔白或黄，脉滑或迟弦。

2.西医疾病：肾小球肾炎、肾盂肾炎、肾病综合征、脂溢性皮炎、接触性皮炎、荨麻疹、湿疹、慢性支气管炎、支气管肺炎、流行性感冒等临床表现符合寒饮郁肺夹热水气证者。

【用药分析】 方中麻黄发汗解表化痰；生姜辛散宣肺行水；石膏清泻郁热；半夏醒脾燥湿化痰；大枣、甘草补益中气。

【用方思路】

1.越婢加半夏汤既是辨治寒饮郁肺夹热水气证的重要代表方，又是辨治诸多杂病如肺病、心病、肾病等的重要基础方。

2.方中麻黄、生姜既是治表药，又是治里药；石膏清泻表里之郁热；半夏既是燥湿化痰药，又是醒脾降逆药；甘草、大枣既可益气，又可生津。从方中用药用量及调配分析得知，越婢加半夏汤的应用并不局限于寒饮郁肺夹热水气证，还可用于辨治诸多杂病，如呼吸、循环、泌尿、内分泌等系统疾病。

3.运用越婢加半夏汤辨治的病证（无论病变部位在表在里，或是表里兼证）以寒热夹水气为主，其治既要散寒又要散水。

【随证加减】 若夹虚，可与白虎加人参汤合方用之；若夹郁，可与四逆散合方用之；若夹痰热，可与小陷胸汤合方用之。

【注意事项】 运用越婢加半夏汤既要辨清西医之病，又要辨清西医之病属于中医寒热夹水气。辨西医之病可进一步了解疾病的发展演变及转变规律，辨中医之证可更好地针对西医之病选用越婢加半夏汤。

三、桂苓五味甘草汤

【导读】 ①学用桂苓五味甘草汤应重视桂枝和五味子的用量

调配关系、茯苓和五味子的用量调配关系。②桂苓五味甘草汤虽是辨治寒饮郁肺气冲证的重要代表方，但在临床中对心肺阴阳两虚证等也具有良好治疗作用。

【方歌】 桂苓五味甘草汤，主治寒饮气冲证，气从小腹冲胸咽，手足厥逆小便难。

【方药】 桂枝去皮，四两（12 g）　茯苓四两（12 g）　甘草炙，三两（9 g）　五味子半升（12 g）

【用法】 上四味，以水八升，煮取三升，去滓。分三温服。

【功用】 温肺化饮，平冲下气。

【适应证】

1.中医病证：寒饮郁肺气冲证。多唾口燥，手足逆冷，气从少腹上冲胸咽，手足麻木或不仁，小便不利，头目眩晕，面翕热如酒醉，寸脉沉，尺脉微。

2.西医疾病：肺不张、肺气肿、肺源性心脏病、过敏性哮喘、慢性肝炎、慢性胃炎、慢性胰腺炎、神经性皮炎、过敏性皮炎等临床表现符合寒饮郁肺气冲证者。

【用药分析】 方中桂枝平冲降逆；茯苓渗利降浊；五味子酸涩收敛；甘草益气和中。

【用方思路】

1.桂苓五味甘草汤既是辨治寒饮郁肺气冲证的重要代表方，又是辨治诸多杂病如肺病、脾胃病、心病、皮肤病等的重要基础方。

2.方中桂枝既温阳，又化饮；茯苓既可健脾，又可渗利；五味子既可收敛，又可益气；甘草既可益气，又可生津。从方中用药用量及调配分析得知，桂苓五味甘草汤的应用并不局限于寒饮郁肺气冲证，还可用于辨治诸多杂病，如呼吸、消化、循环、内分泌等系统疾病。

3.运用桂苓五味甘草汤辨治的基本病证（无论病变部位在肺、在心或在肾）为寒饮上冲，其治既要散寒，又要敛降。

【随证加减】若夹热，可与麻杏石甘汤合方用之；若夹水气，可与五苓散合方用之；若夹郁，可与枳实薤白桂枝汤合方用之。

【注意事项】运用桂苓五味甘草汤既要辨清西医之病，又要辨清西医之病属于中医寒饮上冲证。辨西医之病可进一步了解疾病的发展演变及转变规律，辨中医之证可更好地针对西医之病选用桂苓五味甘草汤。

四、苓甘五味姜辛汤

【导读】①学用苓甘五味姜辛汤应重视茯苓和五味子的用量调配关系、茯苓和甘草的用量调配关系。②苓甘五味姜辛汤虽是辨治寒饮郁肺气逆证的重要代表方，但在临床中对寒饮郁心证等也具有良好治疗作用。

【方歌】苓甘五味姜辛汤，寒饮郁肺有气逆，冲气即低咳胸满，温肺化饮降气逆。

【方药】茯苓四两（12 g）　甘草三两（9 g）　干姜三两（9 g）　细辛三两（9 g）　五味子半升（12 g）

【用法】上五味，以水八升，煮取三升，去滓。温服半升，日三服。

【功用】温肺化饮，宣气制逆。

【适应证】

1.中医病证：寒饮郁肺气逆证。咳嗽，痰多清稀色白，胸满，或吐涎沫，舌淡、苔白，脉沉迟。

2.西医疾病：慢性支气管炎、慢性阻塞性肺疾病、支气管哮喘、间质性肺疾病等临床表现符合寒饮郁肺证者。

【用药分析】方中茯苓健脾益气，通调水道；五味子益肺敛肺；细辛温肺化饮；干姜温中化饮；甘草益气和中。

【用方思路】

1.苓甘五味姜辛汤既是辨治寒饮郁肺气逆证的重要代表方，又是辨治诸多杂病如肺病、心病等的重要基础方。

2.方中茯苓既可健脾，又可渗利；五味子既可收敛，又可益气；干姜、细辛既可温营卫，又可温脏腑；甘草既可益气，又可生津。从方中用药用量及调配分析得知，苓甘五味姜辛汤的应用并不局限于寒饮郁肺气逆证，还可用于辨治诸多杂病，如呼吸、循环、内分泌等系统疾病。

3.运用苓甘五味姜辛汤辨治的基本病证（无论病变部位在肺、在心或在肾）为寒饮气逆，其治既要散寒，又要敛降，还要化饮。

【随证加减】若夹热，可与桔梗汤合方用之；若夹痰热，可与小陷胸汤合方用之。

【注意事项】运用苓甘五味姜辛汤既要辨清西医之病，又要辨清西医之病属于中医寒饮气逆证。辨西医之病可进一步了解疾病的发展演变及转变规律，辨中医之证可更好地针对西医之病选用苓甘五味姜辛汤。

五、桂苓五味甘草去桂加姜辛夏汤

【导读】①学用桂苓五味甘草去桂加姜辛夏汤应重视半夏和五味子的用量调配关系、细辛和干姜的用量调配关系。②桂苓五味甘草去桂加姜辛夏汤虽是辨治寒饮郁肺支饮证的重要代表方，但在临床中对寒饮郁心肺证等也具有良好治疗作用。

【方歌】桂苓五草去桂枝，细辛干姜半夏同，寒饮郁肺气攻证，温肺降逆平冲功。

【方药】茯苓四两（12 g） 甘草二两（6 g） 细辛二两（6 g）干姜二两（6 g） 五味子半升（12 g） 半夏半升（12 g）

【用法】上六味，以水八升，煮取三升，去滓。温服半升，日三服。

【功用】温肺化饮，降逆平冲。

【适应证】

1.中医病证：寒饮郁肺支饮证。咳嗽，痰清稀色白，胸满，气上冲胸，头昏目眩，呕吐，口渴不欲饮，舌淡、苔白，脉迟或紧。

2.西医疾病：慢性支气管炎、过敏性支气管炎、肺气肿、肺源性心脏病、慢性肝炎、慢性胃炎、慢性胰腺炎、神经性皮炎、过敏性皮炎等临床表现符合寒饮郁肺支饮证者。

【用药分析】　方中茯苓渗利降浊；五味子酸涩收敛；干姜温肺化饮；细辛温通化饮；半夏燥湿化痰；甘草益气和中。

【用方思路】

1.桂苓五味甘草去桂加姜辛夏汤既是辨治寒饮郁肺支饮证的重要代表方，又是辨治诸多杂病如肺病、心病等的重要基础方。

2.方中茯苓既可健脾，又可渗利；五味子既可收敛，又可益气；半夏既可醒脾，又可降逆；干姜、细辛既可温营卫，又可温脏腑；甘草既可益气，又可生津。从方中用药用量及调配分析得知，桂苓五味甘草去桂加姜辛夏汤的应用并不局限于寒饮郁肺支饮证，还可用于辨治诸多杂病，如呼吸、循环、内分泌等系统疾病。

3.运用桂苓五味甘草去桂加姜辛夏汤辨治的病证（无论病变部位在肺或在心）以寒饮气逆为主，其治既要散寒，又要敛降，还要化饮。

【随证加减】　若夹热，可与白虎汤合方用之；若夹阴虚，可与麦门冬汤合方用之；若夹气郁，可与橘枳姜汤合方用之。

【注意事项】　运用桂苓五味甘草去桂加姜辛夏汤既要辨清西医之病，又要辨清西医之病属于中医寒饮气逆证。辨西医之病可进一步了解疾病的发展演变及转变规律，辨中医之证可更好地针对西医之病选用桂苓五味甘草去桂加姜辛夏汤。

六、苓甘五味加姜辛半夏杏仁汤

【导读】　①学用苓甘五味加姜辛半夏杏仁汤应重视半夏和五味子的用量调配关系、茯苓和杏仁的用量调配关系。②苓甘五味加姜辛半夏杏仁汤虽是辨治寒饮郁肺水溢证的重要代表方,但在临床中对寒饮郁心肺水溢证等也具有良好治疗作用。

【方歌】 苓甘五味加姜辛,再加半夏杏仁姣,温肺化饮能消肿,咳嗽气喘痰饮消。

【方药】 茯苓四两(12 g) 甘草三两(9 g) 细辛三两(9 g) 干姜三两(9 g) 五味子半升(12 g) 半夏半升(12 g) 杏仁去皮尖,半升(12 g)

【用法】 上七味,以水一斗,煮取三升,去滓。温服半升,日三服。

【功用】 温肺化饮,降气消肿。

【适应证】

1.中医病证:寒饮郁肺水溢证。形体肿胀、咳嗽、痰色白、气喘、胸满、头目眩晕,或饮食不佳,或呕吐,舌淡、苔薄白、脉迟或紧。

2.西医疾病:慢性支气管肺炎、支气管炎、支气管哮喘、肺源性心脏病、百日咳、慢性肝炎、慢性胃炎、慢性胰腺炎、风湿性心脏病、心肌缺血、慢性鼻炎、慢性鼻窦炎、神经性皮炎、过敏性皮炎等临床表现符合寒饮郁肺水溢证者。

【用药分析】 方中茯苓健脾益气,通调水道;五味子益肺敛肺;细辛温肺化饮;干姜温中化饮;半夏燥湿化痰;杏仁降肺化痰;甘草益气和中。

【用方思路】

1.苓甘五味加姜辛半夏杏仁汤既是辨治寒饮郁肺水溢证的重要代表方,又是辨治诸多杂病如肺病、心病、肾病等的重要基础方。

2.方中茯苓既可健脾,又可渗利;五味子既可收敛,又可益气;半夏既可醒脾,又可降逆;杏仁既可化痰,又可润燥;干姜、细辛既可温营卫,又可温脏腑;甘草既可益气,又可生津。从方中用药用量及调配分析得知,苓甘五味加姜辛半夏杏仁汤的应用并不局限于寒饮郁肺水溢证，还可用于辨治诸多杂病，如呼吸、循环、内分泌、泌尿等系统疾病。

3.运用苓甘五味加姜辛半夏杏仁汤辨治的病证（无论病变部位在肺、在心或在肾）以寒饮水溢为主，其治既要散寒，又要敛降，还要化饮。

【随证加减】若夹热，可与附子泻心汤合方用之；若夹阴虚，可与百合地黄汤合方用之。

【注意事项】运用苓甘五味加姜辛半夏杏仁汤既要辨清西医之病，又要辨清西医之病属于中医寒饮水溢证。辨西医之病可进一步了解疾病的发展演变及转变规律，辨中医之证可更好地针对西医之病选用苓甘五味加姜辛半夏杏仁汤。

七、苓甘五味加姜辛半杏大黄汤

【导读】①学用苓甘五味加姜辛半杏大黄汤应重视大黄和干姜的用量调配关系、半夏和五味子的用量调配关系、茯苓和大黄的用量调配关系。②苓甘五味加姜辛半杏大黄汤虽是辨治寒饮郁肺夹胃热证的重要代表方，但在临床中对寒饮郁肺夹肠热证等也具有良好治疗作用。

【方歌】苓甘五味加姜辛，半杏大黄合成汤，寒饮郁肺夹胃热，寒饮热邪皆能荡。

【方药】茯苓四两（12 g）　甘草三两（9 g）　细辛三两（9 g）干姜三两（9 g）　五味子半升（12 g）　半夏半升（12 g）　杏仁去皮尖，半升（12 g）　大黄三两（9 g）

【用法】上八味，以水一斗，煮取三升，去滓。温服半升，日三服。

【功用】温肺化饮，兼清胃热。

【适应证】

1.中医病证：寒饮郁肺夹胃热证。咳嗽、咳痰清稀，或咳痰不爽，胸满，头晕目眩，面部通红如醉状，大便干，苔白或夹黄，脉浮或数。

2.西医疾病：急、慢性支气管炎，过敏性支气管炎，支气管炎，哮喘，肺源性心脏病，肺气肿，肺结核，慢性肝炎，慢性胆囊炎，慢性胃炎，慢性胰腺炎，风湿性心脏病，心肌缺血，慢性鼻炎，慢性鼻窦炎，神经性皮炎，过敏性皮炎等临床表现符合寒饮郁肺夹胃热证者。

【用药分析】 方中茯苓健脾益气，通调水道；五味子益气敛肺；细辛温肺化饮；干姜温中化饮；半夏燥湿化痰；杏仁降肺化痰；大黄通泻郁热；甘草益气和中。

【用方思路】

1.苓甘五味加姜辛夏杏大黄汤既是辨治寒饮郁肺夹胃热证的重要代表方，又是辨治诸多杂病如肺病、脾胃病、心病等的重要基础方。

2.方中茯苓既可健脾，又可渗利；五味子既可收敛，又可益气；半夏既可醒脾，又可降逆；杏仁既可化痰，又可润燥；干姜、细辛既可温营卫，又可温脏腑；大黄可清泻内外之热；甘草既可益气，又可生津。从方中用药用量及调配分析得知，苓甘五味加姜辛夏杏大黄汤的应用并不局限于寒饮郁肺夹胃热证，还可用于辨治诸多杂病，如呼吸、循环、消化、泌尿等系统疾病。

3.运用苓甘五味加姜辛夏杏大黄汤辨治的基本病证（无论病变部位在肺、在心或在肾）为寒饮夹热，其治既要散寒，又要敛降，还要清泻。

【随证加减】 若夹瘀热，可与桃核承气汤合方用之；若夹虚，可与理中丸合方用之。

【注意事项】 运用苓甘五味加姜辛夏杏大黄汤既要辨清西医之病，又要辨清西医之病属于中医寒饮夹热证。辨西医之病可进一步了解疾病的发展演变及转变规律，辨中医之证可更好地针对西医之病选用苓甘五味加姜辛夏杏大黄汤。

八、皂荚丸

【导读】 ①学用皂荚丸应重视皂荚以蜜为丸。②皂荚丸虽是辨治肺痰浊证的重要代表方，但在临床中对心痰浊证或咽喉痰浊证等也具有良好治疗作用。

【方歌】 痰浊壅肺皂荚丸，咳逆上气不得眠，时时吐浊又但坐，祛痰利肺止咳喘。

【方药】 皂荚刮去皮，用酥炙，八两（24 g）

【用法】 上一味，末之，蜜丸如梧子大，以枣膏和汤，服三丸，日三夜一服。

【功用】 祛痰利肺，止咳平喘。

【适应证】

1.中医病证：肺痰浊证。咳嗽，气喘，时时吐浊唾，痰多稠浊，咳痰不爽，胸闷，胸满，气逆，但坐不得眠，苔腻，脉滑。

2.西医疾病：肺结核、慢性支气管炎、肺炎、慢性支气管哮喘、肺脓肿、肺纤维化、慢性鼻炎、慢性鼻窦炎、慢性咽炎、过敏性皮炎、神经性皮炎等临床表现符合肺痰浊证者。

【用药分析】 方中皂荚气轻宣散，通利气道，荡涤顽痰；蜜、大枣补益肺气。

【用方思路】

1.皂荚丸既是辨治肺痰浊证的重要代表方，又是辨治诸多杂病如肺病、心病、咽喉病等重要基础方。

2.方中皂荚攻逐顽痰；蜜、大枣既补气，又润燥。从方中用药用量及调配分析得知，皂荚丸的应用并不局限于肺痰浊证，还可用于辨治诸多杂病，如呼吸、循环、内分泌系统疾病和咽喉病等。

3.运用皂荚丸辨治的基本病证（无论病变部位在肺、在心或在咽喉）为痰浊，其治既要温化，又要润燥。

【随证加减】 若夹热，可与桔梗汤合方用之；若夹虚，可与甘草干姜汤合方用之。

【注意事项】 运用皂荚丸既要辨清西医之病，又要辨清西医之病属于中医痰浊证。辨西医之病可进一步了解疾病的发展演变及转变规律，辨中医之证可更好地针对西医之病选用皂荚丸。

九、泽漆汤

【导读】 ①学用泽漆汤应重视泽漆的用量调配关系、人参和桂枝的用量调配关系、紫参和黄芩的用量调配关系、半夏和人参的用量调配关系。②泽漆汤虽是辨治肺饮热证的重要代表方，但在临床中对心肺郁热夹饮证等也具有良好治疗作用。

【方歌】 泽漆汤中夏紫参，生姜白前草人参，黄芩清热桂化饮，热饮哮喘更相宜。

【方药】 半夏半升（12 g） 紫参（一作紫菀）五两（15 g） 泽漆以东流水五斗，煮取一斗五升，三斤（150 g） 生姜五两（15 g） 白前五两（15 g） 甘草 黄芩 人参 桂枝各三两（9 g）

【用法】 上九味，㕮咀，内泽漆汁中，煮取五升，温服五合，至夜尽。

【功用】 清热益肺，化饮宽胸。

【适应证】

1.中医病证：肺热饮证。咳嗽，哮喘，胸满，胸闷，气短，气少，痰黄，痰鸣有声，喘息不得卧，气短不足以息，心烦，或身躁，或大便干，或小便黄赤，舌尖红、苔黄或腻，脉浮或沉滑。

2.西医疾病：急性支气管炎、病毒性肺炎、大叶性肺炎、百日咳、肾病综合征水肿、急性肾小球肾炎、膀胱炎、输尿管炎、过敏性鼻炎、慢性鼻窦炎、湿疹、荨麻疹、神经性皮炎等临床表现符合肺热饮证者。

【用药分析】 方中泽漆清泻肺热，荡涤痰饮；黄芩清热降泄；紫参清热解毒；半夏醒脾，燥湿化痰；白前宣降肺气；生姜宣肺降逆；桂枝通阳化饮；人参补益肺气；甘草益气和中。

【用方思路】

1.泽漆汤既是辨治肺热饮证的重要代表方，又是辨治诸多杂病如肺病、心病、咽喉病、皮肤病等的重要基础方。

2.方中泽漆、黄芩、紫参既清热，又燥湿化饮；半夏既醒脾，又降逆燥湿；白前既宣发，又肃降；生姜、桂枝既治表，又治里；人参、甘草既益气，又生津。从方中用药用量及调配分析得知，泽漆汤的应用并不局限于肺热饮证，还可用于辨治诸多杂病，如呼吸、循环系统疾病和咽喉疾病、皮肤病等。

3.运用泽漆汤辨治的病证（无论病变部位在肺、在心或在咽喉），以热饮为主，或夹寒夹虚，其治既要清又要温还要补。

【随证加减】 若夹寒明显，可与四逆汤合方用之；若夹瘀热，可与桃核承气汤合方用之。

【注意事项】 运用泽漆汤既要辨清西医之病，又要辨清西医之病属于中医热饮证。辨西医之病可进一步了解疾病的发展演变及转变规律，辨中医之证可更好地针对西医之病选用泽漆汤。

十、杏子汤

【导读】 ①杏子汤的组成药物仅有一味，在临床中单用比较少，为了取得最佳疗效，最好合方应用。②杏子汤虽是辨治肺痰饮水气证的重要代表方，但在临床中对肺气上逆证等也具有良好治疗作用。

【方歌】 杏子汤利水消痰，水肿痰饮病可安，咳嗽气喘痰色白，降泄浊逆功效全。

【方药】 杏仁五两（15 g）（编者注：仲景原书无用量，此处为编者所加）

【用法】 上一味，以水八升，煮取三升，温分三服。

【功用】 温肺降逆，通利水道。

【适应证】

1.中医病证：肺痰饮水气证。咳嗽，胸满，胸闷，气喘，四肢水肿，舌质淡、苔白或腻，脉浮或沉或滑。

2.西医疾病：慢性阻塞性肺疾病、肺源性心脏病、习惯性便秘、产后便秘等临床表现符合肺痰饮水气证者。

【用药分析】 方中杏仁肃降肺气，通调水道，化痰消肿。

【用方思路】

1.杏子汤既是辨治肺痰饮水气证的重要代表方，又是辨治诸多杂病如肺病、脾病、心病、肾病等的重要基础方。

2.方中杏仁肃降泻饮。杏子汤的应用并不局限于肺痰浊证，还可用于辨治诸多杂病，如呼吸、泌尿、循环、内分泌等系统疾病。

3.运用杏子汤辨治的病证（无论病变部位在肺、在心或在肾）以水气内逆为主，其治既要温化，又要降逆泻水。

【随证加减】 若夹热，可与葶苈大枣泻肺汤合方用之；若夹虚，可与附子粳米汤合方用之。

【注意事项】 运用杏子汤既要辨清西医之病，又要辨清西医之病属于中医水气证。辨西医之病可进一步了解疾病的发展演变及转变规律，辨中医之证可更好地针对西医之病选用杏子汤。

十一、葶苈丸

【导读】 ①葶苈丸的组成药物仅有一味，在临床中单用比较少，为了取得最佳疗效，最好合方应用。②葶苈丸虽是辨治肺脾水肿证的重要代表方，但在临床中对心肺水肿证等也具有良好治疗作用。

【方歌】 葶苈丸泻肺消肿，咳喘痰逆皆可消。

【方药】 葶苈子二斤（100 g）（编者注：仲景原书无用量，此处为编者所加）

【用法】 上一味，捣碎，以蜜为丸，共为二十丸，温服一丸，日三服。

【功用】 泻肺消肿。

【适应证】

1. 中医病证：肺脾水肿证。咳嗽，胸满，胸闷，腹胀，心悸，舌质淡、苔白或腻，脉浮或沉。

2. 西医疾病：肺源性心脏病水肿、高血压心脏病水肿、肾病水肿、慢性支气管炎、支气管哮喘等病的临床表现符合肺脾水肿证者。

【用药分析】 方中葶苈子泻肺降逆，利水消肿。

【用方思路】

1. 葶苈丸既是辨治肺脾水肿证的重要代表方，又是辨治诸多杂病如肺病、心病、肾病、内分泌等的重要基础方。

2. 方中葶苈子降肺利水。葶苈丸的应用并不局限于肺脾水肿证，还可用于辨治诸多杂病，如呼吸、循环、内分泌、泌尿等系统疾病。

3. 运用葶苈丸辨治的病证（无论病变部位在肺、在心或在脾肾），以水气内停为主，其治既要泻肺利水，又要利水消肿。

【随证加减】 若夹虚热，可与猪苓汤合方用之；若夹湿热，可与牡蛎泽泻散合方用之；若夹瘀水，可与蒲灰散合方用之。

【注意事项】 运用葶苈丸既要辨清西医之病，又要辨清西医之病属于中医水气内停证。辨西医之病可进一步了解疾病的发展演变及转变规律，辨中医之证可更好地针对西医之病选用葶苈丸。

第四节 肺（胃）阴虚证用方

麦门冬汤

【导读】①学用麦门冬汤应重视麦冬和半夏的用量调配关系、人参和半夏的用量调配关系、人参和麦冬的用量调配关系。②麦门冬汤虽是辨治虚热肺痿证的重要代表方，但在临床中对胃阴虚证或咽喉阴虚证等病变也具有良好治疗作用。

【方歌】麦门冬汤用人参，枣草粳米半夏存，虚热肺痿咳逆火，益胃生津此方珍。

【方药】麦门冬七升（168 g）　半夏一升（24 g）　人参三两（9 g）甘草二两（6 g）　粳米三合（9 g）　大枣十二枚

【用法】上六味，以水一斗二升，煮取六升，温服一升，日三夜一服。

【功用】滋养肺胃，调和气机。

【适应证】

1.中医病证：①虚热肺痿证。咳唾涎沫，或气喘，或咳痰不爽，口干咽燥，或咽喉不利，手足心热，舌红少苔，脉细数。②胃阴虚证。呕吐食少，胃脘隐隐疼痛，饥不欲食等。

2.西医疾病：非特异性肺炎、支气管炎、支气管哮喘、支气管扩张、慢性阻塞性肺疾病、肺结核、矽肺、慢性萎缩性或伴浅表性胃炎、胃及十二指肠溃疡、慢性肝炎、慢性胆囊炎、慢性咽炎等临床表现符合虚热肺痿证或胃阴虚证者。

【用药分析】方中麦冬滋补阴津；半夏醒脾燥湿，降逆利咽；人参补益中气；粳米、大枣、甘草，益气和中。

【用方思路】

1.麦门冬汤既是辨治虚热肺痿证的重要代表方，又是辨治诸多杂病如肺病、脾胃病、咽喉病、皮肤病等的重要基础方。

2.方中麦冬既滋补五脏六腑之阴，又清诸虚热；半夏既醒脾，又燥湿，还降逆；人参、大枣、粳米、甘草补益诸脏腑营卫之气。从方中用药用量及调配分析得知，麦门冬汤的应用并不局限于虚热肺痿证，还可用于辨治诸多杂病，如呼吸、消化、内分泌系统疾病及咽喉疾病等。

3.运用麦门冬汤辨治的病证（无论病变部位在肺、在脾胃或在咽喉）以气阴两虚内热为主，其治既要滋阴，又要清热，更要益气。

【随证加减】 若夹瘀，可与桃核承气汤合方用之；若夹寒，可与理中丸合方用之；若夹痰热，可与小陷胸汤合方用之。

【注意事项】 运用麦门冬汤既要辨清西医之病，又要辨清西医之病属于中医气阴两虚或夹气逆证。辨西医之病可进一步了解疾病的发展演变及转变规律，辨中医之证可更好地针对西医之病选用麦门冬汤。

第/四/章 心/病/证/用/方

学用心病证用方，既要知道心病证用方是主治心病证的基本方，又要知道其主治并不局限于心病证，还包括其他病证。用方选方的基本思路与方法是根据病变证机而选用方药，无论是心病证还是其他病证，只要病变证机符合方药主治，即可选用方药治疗。

第一节 心阳虚证用方

一、桂枝加附子汤

【导读】 ①学用桂枝加附子汤应重视桂枝和附子的用量调配关系、芍药和附子的用量调配关系、附子和大枣的用量调配关系。②桂枝加附子汤虽是辨治心阳虚证的重要代表方，但在临床中对太阳中风夹阳虚等也具有良好治疗作用。

【方歌】 桂枝汤中加附子，主治心阳虚弱证，心悸胸闷或胸满，若有表虚亦奏功。

【方药】 桂枝去皮，三两（9 g）　芍药三两（9 g）　甘草炙，二

两（6 g）　生姜切，三两（9 g）　大枣擘，十二枚　附子炮，去皮，破八片，一枚（5 g）

【用法】　上六味，以水七升，煮取三升，去滓。温服一升。本云：桂枝汤，今加附子，将息如前法。

【功用】　温补心阳。

【适应证】

1.中医病证：心阳虚证。心悸，或怔忡，或烦躁，手足不温，汗出，胸闷，或胸满，气短，口淡不渴，舌质淡、苔薄白，脉弱。

2.西医疾病：感冒、风湿性心脏病、冠心病、心律不齐、心绞痛、心肌梗死、室性期前收缩等临床表现符合心阳虚证者。

【用药分析】　方中桂枝温阳解肌；附子温壮阳气；芍药益营敛汗；生姜辛温通阳；大枣补益中气；甘草益气和中。

【用方思路】

1.桂枝加附子汤既是辨治心阳虚证或太阳中风证与阳虚证相兼的重要代表方，又是辨治诸多杂病如心病、肾病等的重要基础方。

2.方中桂枝、附子、生姜既可温煦营卫，又可温壮诸脏腑之阳；芍药既可益营，又可敛阴；大枣、甘草既可补营卫之气，又可补益诸脏腑之气。从方中用药用量及调配分析得知，桂枝加附子汤的应用并不局限于心阳虚证或太阳中风证与阳虚证相兼，还可用于辨治诸多杂病，如循环、泌尿、内分泌等系统疾病。

3.运用桂枝加附子汤辨治的病证（无论病变部位在心、在肾或在营卫）以阳虚为主，其治既要温阳，又要益气，还要敛阴。

【随证加减】　若夹热，可与白虎汤合方用之；若夹瘀，可与当归四逆汤合方用之。

【注意事项】　运用桂枝加附子汤既要辨清西医之病，又要辨清西医之病属于中医阳虚证。辨西医之病可进一步了解疾病的发展演变及转变规律，辨中医之证可更好地针对西医之病选用桂枝加附子汤。

二、桂枝甘草汤

【导读】 ①学用桂枝甘草汤应重视桂枝和甘草的用量调配关系。②桂枝甘草汤虽是辨治心阳虚悸证的重要代表方，但在临床中对脾胃阳虚等也具有良好治疗作用。

【方歌】 温阳桂枝甘草汤，心下悸动欲得按，胃脘悸动亦能治，心胃阳虚皆除安。

【方药】 桂枝去皮，四两（12 g）　甘草炙，二两（6 g）

【用法】 上二味，以水三升，温服一升，去滓。顿服。

【功用】 补心阳，益心气。

【适应证】

1.中医病证：心阳虚证。心悸，或怔忡，或烦躁，手足不温，汗出，胸闷，或胸满，气短，口淡不渴，舌质淡、苔薄白，脉弱。

2.西医疾病：感冒、风湿性心脏病、冠心病、心律不齐、心绞痛、心肌梗死、室性期前收缩等临床表现符合心阳虚证者。

【用药分析】 方中桂枝辛温通阳；甘草益气缓急。

【用方思路】

1.桂枝甘草汤既是辨治心阳虚悸证的重要代表方，又是辨治诸多杂病如心病、脾胃病、肾病、皮肤病等的重要基础方。

2.方中桂枝既可温煦营卫，又可温壮诸脏腑之阳；甘草既可补营卫之气，又可补益诸脏腑之气。从方中用药用量及调配分析得知，桂枝甘草汤的应用并不局限于心阳虚悸证，还可用于辨治诸多杂病，如循环、消化、泌尿、内分泌等系统疾病。

3.运用桂枝甘草汤辨治的病证（无论病变部位在心、在脾胃或在营卫）以阳虚为主，其治既要温阳，又要益气。

【随证加减】 若夹热，可与栀子豉汤合方用之；若夹阴伤，可与百合地黄汤合方用之；若夹痰热，可与小陷胸汤合方用之。

【注意事项】运用桂枝甘草汤既要辨清西医之病，又要辨清西医之病属于中医阳虚证。辨西医之病可进一步了解疾病的发展演变及转变规律，辨中医之证可更好地针对西医之病选用桂枝甘草汤。

三、桂枝甘草龙骨牡蛎汤

【导读】①学用桂枝甘草龙骨牡蛎汤应重视桂枝和甘草的用量调配关系、龙骨和牡蛎的用量调配关系。②桂枝甘草龙骨牡蛎汤虽是辨治心阳虚烦躁证的重要代表方，但在临床中对心肾阳虚烦躁等也具有良好治疗作用。

【方歌】桂枝甘草龙牡汤，温补心阳能安神，心悸心烦与汗出，阳虚烦躁用之斟。

【方药】桂枝去皮，一两（3 g）　甘草炙，二两（6 g）　牡蛎熬，二两（6 g）　龙骨二两（6 g）

【用法】上四味，以水五升，煮取二升半，去滓。温服八合，日三服。

【功用】补益心阳，潜镇安神。

【适应证】

1.中医病证：心阳虚烦躁证。心悸，心烦，身躁，胸闷，汗出，乏力，或失眠，或精神萎靡，舌淡、苔薄，脉虚弱。

2.西医疾病：神经衰弱、内分泌失调、抑郁症、围绝经期综合征等临床表现符合心阳虚烦躁证者。

【用药分析】方中桂枝辛温通阳；龙骨重镇安神；牡蛎敛阴潜阳；甘草益气缓急。

【用方思路】

1.桂枝甘草龙骨牡蛎汤既是辨治心阳虚烦躁证的重要代表方，又是辨治诸多杂病如心病、心肝病、肝肾病等的重要基础方。

2.方中桂枝既可温煦营卫，又可温壮诸脏腑之阳；甘草既可补营卫之气，又可补益诸脏腑之气；龙骨、牡蛎既可清热潜阳，又可敛阴安神。从方中用药用量及调配分析得知，桂枝甘草龙骨牡蛎汤的应用并不局限于心阳虚烦躁证，还可用于辨治诸多杂病，如循环、消化、精神神经、内分泌等系统疾病。

3.运用桂枝甘草龙骨牡蛎汤辨治的病证（无论病变部位在心或在营卫）以阳虚不固为主，其治既要温阳，又要益气，还要潜阳。

【随证加减】 若夹郁热，可与栀子厚朴汤合方用之；若夹寒痰，可与赤丸合方用之；若夹心肝阴血虚，可与酸枣仁汤合方用之。

【注意事项】 运用桂枝甘草龙骨牡蛎汤既要辨清西医之病，又要辨清西医之病属于中医阳虚烦躁证。辨西医之病可进一步了解疾病的发展演变及转变规律，辨中医之证可更好地针对西医之病选用桂枝甘草龙骨牡蛎汤。

四、桂枝去芍药加蜀漆牡蛎龙骨救逆汤

【导读】 ①学用桂枝去芍药加蜀漆牡蛎龙骨救逆汤应重视桂枝和甘草的用量调配关系，龙骨和牡蛎、蜀漆的用量调配关系。②桂枝去芍药加蜀漆牡蛎龙骨救逆汤虽是辨治心阳虚惊狂证的重要代表方，但在临床中对心肝阳虚惊狂等也具有良好治疗作用。

【方歌】 桂枝去芍加蜀漆，龙骨牡蛎救逆汤，心悸心烦与汗出，阳虚惊狂效果良。

【方药】 桂枝去皮，三两（9 g） 甘草炙，二两（6 g） 生姜切，三两（9 g） 大枣擘，十二枚 牡蛎熬，五两（15 g） 龙骨四两（12 g） 蜀漆洗去腥，三两（9 g）

【用法】 上七味，以水一斗二升，先煮蜀漆减二升，内诸药，煮取三升，去滓。温服一升。本云：桂枝汤，去芍药，加蜀漆、牡蛎、龙骨。

【功用】 补益心阳，镇惊安神。

【适应证】

1.中医病证：心阳虚惊狂证。心悸，心烦，胸闷，多梦，梦多险恶，身体燥热，易惊如狂，卧起不安，汗出，短气，舌淡、苔薄，脉虚弱。

2.西医疾病：冠心病、风湿性心脏病、心神经症、室性心动过速、心律不齐、心肌缺血、室性期前收缩、精神分裂症、精神抑郁症、神经性头痛、皮脂炎、慢性鼻炎等临床表现符合心阳虚惊狂证者。

【用药分析】 方中桂枝辛温通阳解肌；生姜辛散温通；大枣补益中气；龙骨重镇安神；牡蛎潜阳敛阴；蜀漆化痰安神；甘草益气和中。

【用方思路】

1.桂枝去芍药加蜀漆牡蛎龙骨汤既是辨治心阳虚惊狂证的重要代表方，又是辨治诸多杂病如心病、心肝病、肝肾病、心肾病等的重要基础方。

2.方中桂枝、生姜既可温煦营卫，又可温壮诸脏腑之阳；甘草既可补营卫之气，又可补益诸脏腑之气；蜀漆、龙骨、牡蛎既可清热潜阳，又可敛阴安神。从方中用药用量及调配分析得知，桂枝去芍药加蜀漆牡蛎龙骨汤的应用并不局限于心阳虚惊狂证，还可用于辨治诸多杂病，如循环、精神神经、内分泌等系统疾病。

3.运用桂枝去芍药加蜀漆牡蛎龙骨汤辨治的病证（无论病变部位在心或在营卫）以阳虚痰蕴为主，其治既要温阳，又要益气，还要化痰潜阳。

【随证加减】 若夹寒痰，可与赤丸合方用之；若夹痰热，可与小陷胸汤合方用之；若夹虚热，可与黄连阿胶汤合方用之。

【注意事项】 运用桂枝去芍药加蜀漆牡蛎龙骨汤既要辨清西医之病，又要辨清西医之病属于中医阳虚痰蕴证。辨西医之病可进一步了解疾病的发展演变及转变规律，辨中医之证可更好地针对西医之病选用桂枝去芍药加蜀漆牡蛎龙骨汤。

第二节　心（肾）阳虚欲脱证用方

一、四逆汤

【导读】①学用四逆汤应重视附子和甘草的用量调配关系、附子和干姜的用量调配关系。②四逆汤虽是辨治心阳虚欲脱证的重要代表方，但在临床中对心肾阳虚欲脱等也具有良好治疗作用。

【方歌】四逆汤中附草姜，四肢厥逆急煎尝，腹痛吐泻脉微细，急投此方可回阳。

【方药】甘草炙，二两（6 g）　干姜一两半（4.5 g）　附子生用，去皮，破八片，一枚（5 g）

【用法】上三味，以水三升，煮取一升二合，去滓。分温再服，强人可加大附子一枚，干姜三两。

【功用】温里壮阳，回阳救逆。

【适应证】

1.中医病证：①少阴阳虚阴寒证。手足厥逆，恶寒蜷卧，腹痛，下利清谷，呕吐而渴，精神萎靡，或心悸怔忡，面色苍白，舌淡、苔薄白，脉微欲绝。②亡阳证。手足厥逆，面色苍白，大汗淋漓，神志昏厥，脉微欲绝。

2.西医疾病：风湿性心脏病，肺心病之心力衰竭，休克，病态窦房结综合征，急、慢性肠胃炎，慢性阻塞性肺疾病，支气管哮喘，甲状腺功能减退症，风湿性关节炎，类风湿关节炎等临床表现符合少阴阳虚阴寒证者。

【用药分析】方中生附子温壮阳气；干姜温暖脾胃；甘草益气和中。

【用方思路】

1.四逆汤既是辨治阳虚阴寒证或亡阳证的重要代表方，又是辨治诸多杂病如心病、脾胃病、肺病、肾病、关节病等的重要基础方。

2.方中附子、干姜既可温壮营卫，又可温壮诸脏腑；甘草既可补营卫之气，又可补益诸脏腑之气。从方中用药用量及调配分析得知，四逆汤的应用并不局限于心阳虚欲脱证，还可用于辨治诸多杂病，如循环、消化、呼吸、泌尿、内分泌等系统疾病。

3.运用四逆汤辨治的病证（无论病变部位在心或在脾胃）以阳虚阴寒为主，其治既要温阳，又要益气固脱。

【随证加减】 若夹热，可与白虎汤合方用之；若夹郁，可与枳实薤白桂枝汤合方用之；若夹瘀，可与桂枝茯苓丸合方用之。

【注意事项】 运用四逆汤既要辨清西医之病，又要辨清西医之病属于中医阳虚阴寒证。辨西医之病可进一步了解疾病的发展演变及转变规律，辨中医之证可更好地针对西医之病选用四逆汤。

二、四逆加人参汤

【导读】 ①学用四逆加人参汤应重视附子和甘草的用量调配关系、附子和人参的用量调配关系。②四逆加人参汤虽是辨治心阳虚阴损证的重要代表方，但在临床中对心肾阳虚阴损证等也具有良好治疗作用。

【方歌】 四逆汤中加人参，回阳救逆能益阴，恶寒脉微而复利，利止亡血皆能医。

【方药】 甘草炙，二两（6 g）　干姜一两半（4.5 g）附子生用，去皮，破八片，一枚（5 g）　人参一两（3 g）

【用法】 上四味，以水三升，煮取一升二合，去滓。分温再服。

【功用】 温阳散寒，益气救阴。

【适应证】

1.中医病证：阳虚阴损证。心悸怔忡，头大汗出，或大汗淋漓，心烦虚躁，手足逆冷，神志昏沉，或面部红赤，唇紫，舌淡暗，脉微欲绝。

2.西医疾病：风湿性心脏病，肺心病之心力衰竭，休克，病态窦房结综合征，急、慢性肠胃炎，慢性阻塞性肺疾病，支气管哮喘，甲状腺功能减退症，风湿性关节炎，类风湿关节炎等临床表现符合阳虚阴损证者。

【用药分析】方中生附子温壮阳气；干姜温暖脾胃；人参补益元气；甘草益气和中。

【用方思路】

1.四逆加人参汤既是辨治阳虚伤气证的重要代表方，又是辨治诸多杂病如心病、脾胃病、肺病、肾病等的重要基础方。

2.方中附子、干姜既可温壮营卫，又可温壮诸脏腑；人参、甘草既可补营卫之气，又可补益诸脏腑之气。从方中用药用量及调配分析得知，四逆加人参汤的应用并不局限于阳虚伤气证，还可用于辨治诸多杂病，如循环、呼吸、消化、泌尿、内分泌等系统疾病。

3.运用四逆加人参汤辨治的病证（无论病变部位在心或在脾胃）以阳虚伤气为主，其治既要温阳，又要益气。

【随证加减】若夹阴虚，可与百合知母汤合方用之；若夹血虚，可与胶艾汤合方用之；若夹虚热，可与黄连阿胶汤合方用之。

【注意事项】运用四逆加人参汤既要辨清西医之病，又要辨清西医之病属于中医阳虚伤气证。辨西医之病可进一步了解疾病的发展演变及转变规律，辨中医之证可更好地针对西医之病选用四逆加人参汤。

三、白通汤

【导读】 ①学用白通汤应重视附子和葱白的用量调配关系、附子和干姜的用量调配关系。②白通汤虽是辨治心肾阳虚戴阳证的重要代表方,但在临床中对心肾阳虚阳郁等也具有良好治疗作用。

【方歌】 阳虚戴阳白通汤,葱白附子与干姜,手足逆冷与面赤,破阴回阳宣上下。

【方药】 葱白四茎　干姜一两(3 g)　附子生,去皮,破八片,一枚(5 g)

【用法】 上三味,以水三升,煮取一升,去滓。分温再服。

【功用】 破阴回阳,宣通上下。

【适应证】

1.中医病证:心肾阳虚戴阳证或阳虚郁结证。心悸,心烦,怔忡,汗出,面赤,手足逆冷,下利清谷,精神不振,少腹冷痛,小便清白,舌淡、苔白,脉微。

2.西医疾病:心力衰竭、休克、心律不齐、心动过缓、慢性肠胃炎、肝性脑病、霍乱、肠伤寒、尿毒症、眼科之前房积液、雷诺病等临床表现符合心肾阳虚戴阳证者。

【用药分析】 方中生附子温壮阳气;干姜温暖中阳;葱白味辛而润,宣通上下阴阳。

【用方思路】

1.白通汤既是辨治阳虚郁结证的重要代表方,又是辨治诸多杂病如心病、肾病、肺病、皮肤病等的重要基础方。

2.方中附子、干姜既可温壮营卫,又可温壮诸脏腑;葱白温通阳气散结。从方中用药用量及调配分析得知,白通汤的应用并不局限于阳虚郁结证,还可用于辨治诸多杂病,如循环、呼吸、泌尿、内分泌等系统疾病。

3.运用白通汤辨治的病证(无论病变部位在心、在肺或在肾）以阳虚郁结为主，其治既要温阳，又要通阳。

【随证加减】 若夹热，可与栀子厚朴汤合方用之；若夹阴虚，可与百合地黄汤合方用之；若夹痰湿，可与茯苓杏仁甘草汤合方用之。

【注意事项】 运用白通汤既要辨清西医之病，又要辨清西医之病属于中医阳虚郁结证。辨西医之病可进一步了解疾病的发展演变及转变规律，辨中医之证可更好地针对西医之病选用白通汤。

四、白通加猪胆汁汤

【导读】 ①学用白通加猪胆汁汤应重视附子和猪胆汁的用量调配关系、附子和干姜的用量调配关系。②白通加猪胆汁汤虽是辨治心肾阳虚戴阳格拒证的重要代表方，但在临床中对心肾阳虚伤阴证等也具有良好治疗作用。

【方歌】 白通加猪胆汁汤，干姜附子尿葱白，心烦厥逆无脉证，主治阳虚格拒方。

【方药】 葱白四茎 干姜一两（3 g） 附子生，去皮，破八片，一枚（5 g） 人尿五合（30 mL） 猪胆汁一合（6 mL）

【用法】 上五味，以水三升，煮取一升，去滓。内胆汁、人尿，和令相得。分温再服，若无猪胆汁，亦可用。

【功用】 破阴回阳，宣通上下，制阳入阴。

【适应证】

1.中医病证：心肾阳虚郁结格拒证。下利清谷，手足逆冷，神志昏沉，干呕，心烦，汗出，面赤如妆，脉微或无。

2.西医疾病：心力衰竭、休克、心律不齐、心动过缓、慢性肠胃炎、肝性脑病、霍乱、肠伤寒、尿毒症、眼科之前房积液、雷诺病等临床表现符合心肾阳虚戴阳证者。

【用药分析】 方中生附子温壮阳气；干姜温暖中阳；葱白味辛而润，通达上下阴阳；人尿寒凉入阴；猪胆汁苦寒益阴潜阳。

【用方思路】

1.白通加猪胆汁汤既是辨治阳虚郁闭或夹郁热证的重要代表方，又是辨治诸多杂病如心病、肺病、肾病等的重要基础方。

2.方中附子、干姜既可温壮营卫，又可温壮诸脏腑；葱白温通阳气散结；人尿、猪胆汁益阴制阳。从方中用药用量及调配分析得知，白通加猪胆汁汤的应用并不局限于阳虚郁结格拒证，还可用于辨治诸多杂病，如循环、呼吸、泌尿、内分泌等。

3.运用白通加猪胆汁汤辨治的病证（无论病变部位在心或在肾）以阳虚郁结或夹郁热为主，其治既要温阳，又要通阳，还要益阴。

【随证加减】 若夹虚热，可与白虎加人参汤合方用之；若夹阴虚，可与百合知母汤合方用之；若夹瘀热，可与桃核承气汤合方用之。

【注意事项】 运用白通加猪胆汁汤既要辨清西医之病，又要辨清西医之病属于中医阳虚郁结格拒或伤阴或郁热证。辨西医之病可进一步了解疾病的发展演变及转变规律，辨中医之证可更好地针对西医之病选用白通加猪胆汁汤。

五、通脉四逆汤

【导读】 ①学用通脉四逆汤应重视附子和甘草的用量调配关系、附子和干姜的用量调配关系。②通脉四逆汤虽是辨治阳虚格阳证的重要代表方，但在临床中对阳虚欲脱等也具有良好治疗作用。

【方歌】 回阳通脉四逆汤，主治阳虚格阳证，用药剂量要辨清，救逆通阳有奇功。

【方药】 甘草炙，二两（6 g）　干姜三两（9 g）[强人可四两（12 g）]　附子生用，去皮，破八片，大者一枚（8 g）

【用法】 上三味，以水三升，煮取一升二合，去滓。分温再服。其脉即出者愈。面色赤者，加葱九茎；腹中痛者，去葱，加芍药二两；呕者，加生姜二两；咽痛者，去芍药，加桔梗一两；利止脉不出者，去桔梗，加人参二两。病皆与方相应者，乃服之。

【功用】 破阴回阳，通达内外。

【适应证】

1.中医病证：心肾阳虚格阳证。下利清谷，手足逆冷，神志昏沉，干呕，心烦，汗出，面赤如妆，脉微或无。

2.西医疾病：心力衰竭、休克、心律不齐、心动过缓、慢性肠胃炎、肝性脑病、霍乱、肠伤寒、尿毒症、眼科之前房积液、雷诺病等临床表现符合心肾阳虚戴阳证者。

【用药分析】 方中生附子温壮阳气；干姜温暖脾胃；甘草益气和中。

【用方思路】

1.通脉四逆汤既是辨治阳虚寒凝证的重要代表方，又是辨治诸多杂病如心病、肺病、肝病、肾病、脾胃病、皮肤病等的重要基础方。

2.方中附子、干姜既可温壮营卫，又可温壮诸脏腑；甘草益脏腑营卫之气。从方中用药用量及调配分析得知，通脉四逆汤的应用并不局限于阳虚寒凝证，还可用于辨治诸多杂病如循环、呼吸、消化、泌尿、内分泌及代谢等系统疾病。

3.运用通脉四逆汤辨治的病证（无论病变部位在心、在脾胃或在肾）以阳虚格阳或寒凝为主，其治既要温阳，又要壮阳。

【随证加减】 若夹气郁，可与橘枳姜汤合方用之；若夹气虚，可与理中丸合方用之；若夹湿热，可与栀子柏皮汤合方用之。

【注意事项】 运用通脉四逆汤既要辨清西医之病，又要辨清西医之病属于中医阳虚格阳或寒凝证。辨西医之病可进一步了解疾病的发展演变及转变规律，辨中医之证可更好地针对西医之病选用通脉四逆汤。

六、通脉四逆加猪胆汁汤

【导读】①学用通脉四逆加猪胆汁汤应重视附子和猪胆汁的用量调配关系、附子和干姜的用量调配关系。②通脉四逆加猪胆汁汤虽是辨治阳虚格阳证的重要代表方，但在临床中对阳虚阴损格阳等也具有良好治疗作用。

【方歌】 通脉四逆加猪胆，益阴回阳能救逆，阳虚格阳有损阴，服药格拒皆能医。

【方药】 甘草炙，二两（6g） 干姜三两（9g）[强人可四两（12g）] 附子生用，去皮，破八片，大者一枚（8g） 猪胆汁半合（3mL）

【用法】 上四味，以水三升，煮取一升二合，去滓。内猪胆汁。分温再服。其脉即来。无猪胆，以羊胆代之。

【功用】 回阳救逆，益阴助阳。

【适应证】

1.中医病证：阳虚格阳阴损霍乱证。下利无度而无物可下，呕吐不止而无物可吐，汗出，手足厥逆，神志昏厥，或言语不清，四肢拘急不解，舌淡、苔薄，脉微欲绝。

2.西医疾病：心力衰竭、休克、心律不齐、心动过缓、慢性肠胃炎、肝性脑病、霍乱、肠伤寒、尿毒症、眼科之前房积液、雷诺病等临床表现符合心肾阳虚戴阳证者。

【用药分析】 方中生附子温壮阳气；干姜温暖脾胃；猪胆汁益阴潜阳；甘草益气和中。

【用方思路】

1.通脉四逆加猪胆汁汤既是辨治阳虚寒凝伤阴或夹热证的重要代表方，又是辨治诸多杂病如心病、肝病、肺病、脾胃病、肾病等的重要基础方。

2.方中附子、干姜既可温壮营卫，又可温壮诸脏腑；猪胆汁既清热，又益阴；甘草益脏腑营卫之气。从方中用药用量及调配分析得知，通脉四逆加猪胆汁汤的应用并不局限于阳虚寒凝伤阴或夹热证，还可用于辨治诸多杂病，如循环、呼吸、消化、内分泌及代谢等系统疾病。

3.运用通脉四逆加猪胆汁汤辨治的病证（无论病变部位在心、在脾胃或在肾）以阳虚格阳阴损为主，其治既要温阳，又要壮阳，还要益阴。

【随证加减】 若夹郁热，可与四逆散合方用之；若夹寒痰，可与赤丸合方用之；若夹瘀热，可与桃核承气汤合方用之。

【注意事项】 运用通脉四逆加猪胆汁汤既要辨清西医之病，又要辨清西医之病属于中医阳虚格阳阴损或夹热证。辨西医之病可进一步了解疾病的发展演变及转变规律，辨中医之证可更好地针对西医之病选用通脉四逆加猪胆汁汤。

第三节 胸痹证用方

一、栝楼薤白白酒汤

【导读】 ①学用栝楼薤白白酒汤应重视栝楼实和薤白的用量调配关系、栝楼实和白酒的用量调配关系。②栝楼薤白白酒汤虽是辨治气痰瘀胸痹证的重要代表方，但在临床中对心肺气郁痰阻证等也具有良好治疗作用。

【方歌】 栝楼薤白白酒汤，胸痹胸闷痛难当，喘息短气时咳唾，随症加减此方良。

【方药】 栝楼实捣，一枚（15 g）　薤白半升（12 g）　白酒七升（编者注：仲景用白酒恐为未酿成的半成品，按剂量折算当为420 mL，若用今之白酒，当以30 mL为宜）

【用法】 上三味，同煮，取二升，分温再服。

【功用】 通阳化痰，行气宽胸。

【适应证】

1.中医病证：气痰瘀胸痹证。胸痛，胸闷，气短，气喘，胸痛引背，舌淡或紫，苔白而腻，寸脉沉迟，关脉紧明显。

2.西医疾病：冠心病心绞痛、肺源性心脏病、风湿性心脏病、心律不齐、肋间神经痛、神经性头痛、支气管炎、支气管哮喘、慢性阻塞性肺疾病等临床表现符合气痰瘀胸痹证者。

【用药分析】 方中栝楼实宽胸化痰；薤白开胸通阳；白酒行气活血。

【用方思路】

1.栝楼薤白白酒汤既是辨治气痰瘀胸痹证的重要代表方，又是辨治诸多杂病如心病、肺病等的重要基础方。

2.方中栝楼实既是化痰药，又是行气药，还是益阴药；薤白既是通阳药，又是行气药；白酒既是行气药，又是活血药。从方中用药用量及调配分析得知，栝楼薤白白酒汤的应用并不局限于气痰瘀胸痹证，还可用于辨治诸多杂病，如循环、呼吸、内分泌等系统疾病。

3.运用栝楼薤白白酒汤辨治的病证（无论病变部位在心、在肺或在肝胆）以气郁痰生瘀血为主，其治既要行气，又要化痰，还要化瘀。

【随证加减】 若夹热，可与小柴胡汤合方用之；若夹寒，可与桂枝人参汤合方用之；若夹瘀，可与桂枝茯苓丸合方用之。

【注意事项】 运用栝楼薤白白酒汤既要辨清西医之病，又要辨清西医之病属于中医气痰瘀证。辨西医之病可进一步了解疾病的发展演变及转变规律，辨中医之证可更好地针对西医之病选用栝楼薤白白酒汤。

二、栝楼薤白半夏汤

【导读】 ①学用栝楼薤白半夏汤应重视栝楼实和薤白的用量调配关系、栝楼实和半夏的用量调配关系。②栝楼薤白半夏汤虽是辨治痰盛瘀阻胸痹证的重要代表方，但在临床中对心肺痰瘀证等也具有良好治疗作用。

【方歌】 栝楼薤白半夏汤，通阳蠲痰能宽胸，白酒行气又理血，诸药相伍功效雄。

【方药】 栝楼实捣，一枚（15 g）　薤白三两（9 g）　半夏半升（12 g）　白酒一斗（50 mL）

【用法】 上四味，同煮，取四升，温服一升，日三服。

【功用】 通阳蠲痰，宽胸开结。

【适应证】

1.中医病证：痰盛瘀阻胸痹证。胸痛引背，胸闷，卧则胸闷更甚，短气，或痰多黏稠，舌质紫暗或有瘀点，苔白或腻，脉迟或结。

2.西医疾病：冠心病心绞痛、肺源性心脏病、风湿性心脏病、心律不齐、肋间神经痛、神经性头痛、支气管炎、支气管哮喘、慢性阻塞性肺疾病等临床表现符合气郁痰盛瘀阻胸痹证者。

【用药分析】 方中栝楼实宽胸化痰；薤白开胸通阳；白酒行气活血；半夏燥湿化痰。

【用方思路】

1.栝楼薤白半夏汤既是辨治痰盛瘀阻胸痹证的重要代表方，又是辨治诸多杂病如心病、肺病、头部疾病等的重要基础方。

2.方中栝楼实既是化痰药，又是行气药，还是润燥药；薤白既是通阳药，又是行气药；白酒既是行气药，又是活血药；半夏既是醒脾燥湿药，又是降逆化痰药。从方中用药用量及调配分析得知。栝楼薤白白酒汤的应用并不局限于痰盛瘀阻胸痹证，还可用于辨治诸多杂病，如循环、呼吸、消化、内分泌及代谢等系统疾病。

3.运用栝楼薤白半夏汤辨治的病证（无论病变部位在心或在肺）以气郁痰盛瘀阻为主，其治既要行气，又要化痰，还要化瘀。

【随证加减】 若夹痰热，可与小陷胸汤合方用之；若夹湿热，可与栀子柏皮汤合方用之；若夹气郁，可与橘枳姜汤合方用之。

【注意事项】 运用栝楼薤白半夏汤既要辨清西医之病，又要辨清西医之病属于中医痰气血证。辨西医之病可进一步了解疾病的发展演变及转变规律，辨中医之证可更好地针对西医之病选用栝楼薤白半夏汤。

三、枳实薤白桂枝汤

【导读】 ①学用枳实薤白桂枝汤应重视枳实和薤白的用量调配关系、栝楼实和厚朴的用量调配关系、桂枝和薤白的用量调配关系。②枳实薤白桂枝汤虽是辨治气郁痰阻胸痹证的重要代表方，但在临床中对心肺气郁痰阻证等也具有良好治疗作用。

【方歌】 枳实薤白桂枝汤，厚朴栝楼以宽胸，胸满留气结在胸，通阳化瘀气能行。

【方药】 枳实四枚（4 g）　厚朴四两（12 g）　薤白半斤（24 g）桂枝一两（3 g）　栝楼实捣，一枚（15 g）

【用法】 上五味，以水五升，先煮枳实、厚朴，取二升，去滓。内诸药，煮数沸，分温三服。

【功用】 通阳行气，宽胸化痰。

【适应证】

1.中医病证：气郁痰阻胸痹证。心中痞，胸满，胸痛，胁下逆抢心，或胸痛引背，或气喘，或喉中有痰，舌质紫暗或有瘀点，脉沉或涩。

2.西医疾病：冠心病心绞痛、肺源性心脏病、风湿性心脏病、心律不齐、肋间神经痛、神经性头痛、支气管炎、支气管哮喘、慢性阻塞性肺疾病等临床表现符合气郁痰阻胸痹证者。

【用药分析】 方中栝楼实宽胸理气，涤痰通脉；薤白开胸理气，化痰通脉；枳实行气解郁，散结除满；厚朴行气通阳，下气消痰；桂枝温阳通脉，行滞散瘀。

【用方思路】

1.枳实薤白桂枝汤既是辨治气郁痰阻胸痹证的重要代表方，又是辨治诸多杂病如心病、肺病、胸胁病、脾胃病等的重要基础方。

2.方中栝楼实既是化痰药，又是行气药，还是润燥药；薤白既是通阳药，又是行气药；枳实、厚朴既是行气药，又是化湿药；桂枝既是通阳药，又是化瘀药。从方中用药用量及调配分析得知，枳实薤白桂枝汤的应用并不局限于气郁痰阻胸痹证，还可用于辨治诸多杂病如循环、呼吸、消化、内分泌系统疾病和代谢异常等。

3.运用枳实薤白桂枝汤辨治的病证（无论病变部位在心、在肺或在脾胃）以气郁痰阻为主，其治既要行气，又要化痰，还要通经化瘀。

【随证加减】 运用枳实薤白桂枝汤，若夹痰热，可与小陷胸汤合方用之；若夹寒痰，可与赤丸合方用之；若夹湿热气虚，可与半夏泻心汤合方用之。

【注意事项】 运用枳实薤白桂枝汤既要辨清西医之病，又要辨清西医之病属于中医气郁痰证。辨西医之病可进一步了解疾病的发展演变及转变规律，辨中医之证可更好地针对西医之病选用枳实薤白桂枝汤。

四、茯苓杏仁甘草汤

【导读】 ①学用茯苓杏仁甘草汤应重视茯苓和甘草的用量调配关系、茯苓和杏仁的用量调配关系。②茯苓杏仁甘草汤虽是辨治饮阻胸痹证的重要代表方，但在临床中对心肺气虚痰阻证等也具有良好治疗作用。

【方歌】 茯苓杏仁甘草汤，饮阻胸痹功效长，胸中气塞与短气，化饮宣气与通阳。

【方药】 茯苓三两（9 g） 杏仁五十个（8.5 g） 甘草一两

（3 g）

【用法】上三味，以水一斗，煮取五升。温服一升，日三服。不差，更服。

【功用】通阳化饮，宣导气机。

【适应证】

1.中医病证：饮阻胸痹证。胸痛，胸闷，以闷为主，短气，或似有水饮逆窜胸中，或呕吐痰涎，质地清稀，舌淡、苔滑，脉沉或滑。

2.西医疾病：冠心病、肺源性心脏病、风湿性心脏病、肋间神经痛、神经性头痛、支气管炎、支气管哮喘、肺气肿、前列腺炎、膀胱炎等临床表现符合饮阻胸痹证者。

【用药分析】方中茯苓益气利饮；杏仁通阳降泄；甘草益气和中。

【用方思路】

1.茯苓杏仁甘草汤既是辨治饮阻胸痹证的重要代表方，又是辨治诸多杂病如心病、肺病、脾胃病等的重要基础方。

2.方中茯苓既是利水药，又是益气药，还是安神药；杏仁既是化痰药，又是润燥药；甘草既是益气药，又是生津药。从方中用药用量及调配分析得知，茯苓杏仁甘草汤的应用并不局限于饮阻胸痹证，还可用于辨治诸多杂病，如循环、呼吸、消化、内分泌及代谢等系统疾病。

3.运用茯苓杏仁甘草汤辨治的病证（无论病变部位在心、在肺或在脾胃）以水饮阻滞为主，其治既要利水，又要化痰，还要益气。

【随证加减】若夹阴阳俱虚，可与炙甘草汤合方用之；若夹阴血虚，可与百合地黄汤合方用之；若夹阳虚，可与桂枝人参汤合方用之。

【注意事项】运用茯苓杏仁甘草汤既要辨清西医之病，又要辨清西医之病属于中医水饮阻滞证。辨西医之病可进一步了解疾病的发展演变及转变规律，辨中医之证可更好地针对西医之病选用茯苓杏仁甘草汤。

五、橘枳姜汤

【导读】①学用橘枳姜汤应重视陈皮和枳实的用量调配关系、陈皮和生姜的用量调配关系。②橘枳姜汤虽是辨治气郁胸痹证的重要代表方，但在临床中对脾胃气郁证等也具有良好治疗作用。

【方歌】橘枳姜汤治胸痹，气郁痰阻功效毕，胸中气塞与短气，病证相同功效异。

【方药】橘皮一斤（48 g）　枳实三两（9 g）　生姜半斤（24 g）

【用法】上三味，以水五升，煮取二升。分温三服。

【功用】通阳理气，宽胸化痰。

【适应证】

1. 中医病证：气郁胸痹证。胸痛，胸闷，胸满，以满闷为主，短气，或咳吐浊痰，或大便不调，舌淡、苔薄，脉弦。

2. 西医疾病：冠心病、肺源性心脏病、风湿性心脏病、肋间神经痛、神经性头痛、支气管炎、支气管哮喘、肺气肿、前列腺炎、膀胱炎等临床表现符合饮阻胸痹证者。

【用药分析】方中橘皮宽胸理气；枳实行气降浊；生姜温中散寒。

【用方思路】

1. 橘枳姜汤既是辨治气郁胸痹证的重要代表方，又是辨治诸多杂病如心病、肺病、脾胃病、肝胆病等的重要基础方。

2. 方中陈皮、枳实既是理气药，又是化湿药；生姜既是行散药，又是降逆药。从方中用药用量及调配分析得知，橘枳姜汤的应用并不局限于气郁胸痹证，还可用于辨治诸多杂病，如循环、呼吸、消化、内分泌系统疾病和代谢异常等。

3. 运用橘枳姜汤辨治的（病证无论病变部位在心、在肺或在脾胃）以气机郁滞为主，其治既要行气，又要化痰。

【随证加减】 若夹瘀热，可与桃核承气汤合方用之；若夹寒瘀，可与温经汤合方用之；若夹虚热，可与黄连阿胶汤合方用之。

【注意事项】 运用橘枳姜汤既要辨清西医之病，又要辨清西医之病属于中医气郁证。辨西医之病可进一步了解疾病的发展演变及转变规律，辨中医之证可更好地针对西医之病选用橘枳姜汤。

六、桂枝生姜枳实汤

【导读】 ①学用桂枝生姜枳实汤应重视桂枝和枳实的用量调配关系、枳实和生姜的用量调配关系。②桂枝生姜枳实汤虽是辨治痰阻气逆胸痹证的重要代表方，但在临床中对脾胃气逆痰阻证等也具有良好治疗作用。

【方歌】 桂枝生姜枳实汤，主治痰气胸痹证，诸逆心中痞悬痛，通阳化痰能平冲。

【方药】 桂枝　生姜各三两（9 g）　枳实五枚（5 g）

【用法】 上三味，以水六升，煮取三升。分温三服。

【功用】 通阳化痰，平冲开结。

【适应证】

1.中医病证：寒结气逆胸痹证。心中痞硬，心胸疼痛，牵引背部、肩部，胸中浊气上逆，以气逆上冲为特点，舌淡、苔白或滑，脉弦或细。

2.西医疾病：冠心病、肺源性心脏病、风湿性心脏病、肋间神经痛、神经性头痛、支气管炎、支气管哮喘、肺气肿、前列腺炎、膀胱炎等临床表现符合饮阻胸痹证者。

【用药分析】 方中桂枝温阳通经；生姜辛温通阳化痰；枳实行气降逆化痰。

【用方思路】

1.桂枝生姜枳实汤既是辨治寒结气逆胸痹证的重要代表方，

又是辨治诸多杂病如心病、肺病、脾胃病、肝胆病等的重要基础方。

2.方中桂枝、生姜既是散寒药，又是温通降逆药；枳实既是行气药，又是降泄药。从方中用药用量及调配分析得知，桂枝生姜枳实汤的应用并不局限于寒结气逆胸痹证，还可用于辨治诸多杂病，如循环、呼吸、消化、内分泌等系统疾病。

3.运用桂枝生姜枳实汤辨治的病证（无论病变部位在心、在肺或在脾胃）以寒结气逆为主，其治既要散寒又要降逆。

【随证加减】 若夹郁比较重，可与四逆散合方用之；若夹气虚，可与理中丸合方用之；若夹腹胀，可与厚朴生姜半夏甘草人参汤合方用之。

【注意事项】 运用桂枝生姜枳实汤既要辨清西医之病，又要辨清西医之病属于中医寒结气逆证。辨西医之病可进一步了解疾病的发展演变及转变规律，辨中医之证可更好地针对西医之病选用桂枝生姜枳实汤。

七、乌头赤石脂丸

【导读】 ①学用乌头赤石脂丸应重视乌头和附子的用量调配关系、乌头和蜀椒的用量调配关系、干姜和赤石脂的用量调配关系。②乌头赤石脂丸虽是辨治阳虚寒凝证的重要代表方，但在临床中对寒凝疼痛证等也具有良好治疗作用。

【方歌】 乌头赤石脂丸方，附子蜀椒与干姜，心痛彻背背彻心，温阳逐寒通脉强。

【方药】 蜀椒一两（3 g） 乌头一分（0.8 g） 附子炮，半两（1.5 g） 干姜一两（3 g） 赤石脂一两（3 g）

【用法】 上五味，末之，蜜丸如桐子大，先服一丸，日三服。不知，稍加服。

【功用】 温阳逐寒，破阴通脉。

【适应证】

1. 中医病证：阳虚寒凝证。心痛引背，背痛连心，手足厥逆，以心痛引背、厥逆为主，胸闷，短气，舌淡暗、苔白或腻，脉沉紧或结。

2. 西医疾病：冠心病、肺源性心脏病、心律不齐、心肌梗死、风湿性心脏病、休克、肋间神经痛、神经性头痛、风湿性关节炎、类风湿关节炎等临床表现符合阳虚寒凝证者。

【用药分析】 方中乌头逐寒通阳；附子温壮阳气；蜀椒温中散寒；干姜温阳和中；赤石脂益血敛阴；蜜益气和中。

【用方思路】

1. 乌头赤石脂丸既是辨治阳虚寒凝证的重要代表方，又是辨治诸多杂病如心病、脾胃病、肌肉关节病、头部疾病等的重要基础方。

2. 方中乌头、附子既是逐寒药，又是行散药；蜀椒、干姜既是温阳药，又是止痛药，赤石脂既是固涩药，又是补血药。从方中用药用量及调配分析得知，乌头赤石脂丸的应用并不局限于阳虚寒凝证，还可用于辨治诸多杂病，如循环、运动、消化、精神神经等系统疾病。

3. 运用乌头赤石脂丸辨治的病证（无论病变部位在心、在脾胃或在肌肉关节）以阳虚寒凝为主，其治既要散寒，又要通阳。

【随证加减】 若夹虚，可与桂枝人参汤合方用之；若夹寒瘀，可与当归四逆汤合方用之；若夹郁，可与橘枳姜汤及四逆散合方用之。

【注意事项】 运用乌头赤石脂丸既要辨清西医之病，又要辨清西医之病属于中医阳虚寒凝证。辨西医之病可进一步了解疾病的发展演变及转变规律，辨中医之证可更好地针对西医之病选用乌头赤石脂丸。

八、薏苡附子散

【导读】 ①学用薏苡附子散应重视薏苡仁和附子的用量调配关系。②薏苡附子散虽是辨治阳虚寒湿胸痹证的重要代表方，但在临床中对阳虚寒湿疼痛证等也具有良好治疗作用。

【方歌】 胸痹薏苡附子散，胸痛时缓与时急，急则痛剧与汗出，温阳逐寒能通痹。

【方药】 薏苡仁十五两（45 g） 大附子炮，十枚（80 g）

【用法】 上二味，杵为散，服方寸匕，日三服。

【功用】 温阳逐寒，化湿通痹。

【适应证】

1.中医病证：阳虚寒湿胸痹证。胸痛时缓时急，急则剧烈疼痛，缓则如常人，畏寒，汗出，四肢水肿或困重，或胸痛彻背，或咳，或喘，舌淡而胖、苔白而滑，脉弦或紧。

2.西医疾病：冠心病心绞痛、心肌梗死、心律不齐、心肌缺血、肋间神经痛、神经性头痛、坐骨神经痛、风湿性关节炎、类风湿关节炎、骨质增生等临床表现符合阳虚寒湿证者。

【用药分析】 方中薏苡仁渗湿舒络，宽胸散结；附子壮阳逐寒，通脉止痛。

【用方思路】

1.薏苡附子散既是辨治阳虚寒湿胸痹证的重要代表用方，又是辨治诸多杂病如心病、脾胃病、肾病、关节病等的重要基础方。

2.方中附子既是逐寒药，又是壮阳药；薏苡仁既可化湿，又可益气。从方中用药用量及调配分析得知，薏苡附子散的应用并不局限于阳虚寒湿证，还可用于辨治诸多杂病，如循环、消化、泌尿、运动等系统疾病。

3.运用薏苡附子散辨治的病证（无论病变部位在心、在脾胃或在肌肉关节）以阳虚寒湿为主，其治既要散寒，又要化湿。

【随证加减】 若夹虚，与可桂枝人参汤合方用之；若夹热，可与百合地黄汤合方用之；若夹郁，可与四逆散合方用之。

【注意事项】 运用薏苡附子散既要辨清西医之病，又要辨清西医之病属于中医阳虚寒湿证。辨西医之病可进一步了解疾病的发展演变及转变规律，辨中医之证可更好地针对西医之病选用薏苡附子散。

第四节 心阴阳俱虚证用方

一、炙甘草汤

【导读】 ①学用炙甘草汤应重视炙甘草和人参的用量调配关系、炙甘草和生地黄的用量调配关系、炙甘草和桂枝的用量调配关系、炙甘草和麦冬的用量调配关系。②炙甘草汤虽是辨治心阴阳俱虚证的重要代表方，但在临床中对气血阴阳俱虚证等也具有良好治疗作用。

【方歌】 炙甘草汤参桂姜，麦冬生地麻仁襄，大枣阿胶加酒服，虚劳肺痿亦有效。

【方药】 甘草炙，四两（12 g） 生姜切，三两（9 g） 人参二两（6 g） 生地黄一斤（48 g） 桂枝去皮，三两（9 g） 阿胶二两（6 g） 麦门冬去心，半升（12 g） 麻仁半升（12 g） 大枣擘，三十枚

【用法】 上九味，以清酒七升，水八升，先煮八味，取三升，去滓。内胶烊消尽，温服一升，日三服。一名复脉汤。

【功用】 滋阴养血，温阳益气。

【适应证】

1.中医病证：①心阴阳俱虚证。心动悸，或怔忡，或自汗，或盗汗，胸痛，胸闷，气短，头晕，两颧暗红，或痰中带血，或手足心热，或手足不温，或口干欲饮水，舌红少苔，或舌淡或

紫，脉结代。②虚劳肺痿证。唾涎沫，咳嗽，气喘，或盗汗，或自汗，或手足心热，或手足不温。

2.西医疾病：病毒性心肌炎、病态窦房结综合征、β受体过敏综合征、风湿性心脏病、冠心病、频发性室性期前收缩、心力衰竭、缺血性心脏病等临床表现符合心阴阳俱虚证者。

【用药分析】 方中炙甘草益气化阳，生血化阴；人参、大枣补益中气；桂枝、生姜温阳化阳；阿胶、生地黄养血补血；麻仁、麦冬滋阴化阴；清酒温通气血。

【用方思路】

1.炙甘草汤既是辨治心阴阳气血俱虚证的重要代表方，又是辨治诸多杂病如心病、心肝病、心肾病、脾胃病等的重要基础方。

2.方中人参、大枣、甘草既可补脏腑之气，又可补营卫之气；桂枝、生姜既可温通营卫，又可温煦脏腑；麻仁、麦冬既可滋补阴津，又可清热；生地黄、阿胶既可补血，又可凉血。从方中用药用量及调配分析得知，炙甘草汤的应用并不局限于心阴阳气血俱虚证，还可用于辨治诸多杂病，如循环、精神神经、内分泌、消化等系统疾病。

3.运用炙甘草汤辨治的病证（无论病变部位在心、在脾胃或在肾）以阴阳气血俱虚为主，其治既要益气又要温阳，既要滋阴又要补血。

【随证加减】 若夹痰，与可桂枝茯苓丸合方用之；若夹郁，可与四逆散合方用之；若夹痰湿，可与苓桂术甘汤合方用之。

【注意事项】 运用炙甘草汤既要辨清西医之病，又要辨清西医之病属于中医阴阳气血俱虚证。辨西医之病可进一步了解疾病的发展演变及转变规律，辨中医之证可更好地针对西医之病选用炙甘草汤。

二、小建中汤

【导读】①学用小建中汤应重视桂枝和芍药的用量调配关系、桂枝和饴糖的用量调配关系、芍药和饴糖的用量调配关系。②小建中汤虽是辨治气血虚寒证的重要代表方，但在临床中对气血虚发热证等也具有良好治疗作用。

【方歌】 小建中汤芍药多，桂姜甘草大枣和，饴糖为主补中气，温养心脾功效可。

【方药】 桂枝去皮，三两（9 g） 甘草炙，二两（6 g） 芍药六两（18 g） 生姜切，三两（9 g） 大枣擘，十二枚 胶饴一升（70 mL）

【用法】 上六味，以水七升，煮取三升，去滓。内饴，更上微火消解。温服一升，日三服。呕家不可与建中汤，以甜故也。

【功用】 温补气血，和里缓急。

【适应证】

1.中医病证：气血虚寒证。腹中急痛，喜温喜按，或心悸而烦，或手足烦热，口干咽燥，或虚劳发黄，面色不荣，舌淡、苔薄白，脉细弱。

2.西医疾病：神经衰弱、心律不齐、缺铁性贫血、再生障碍性贫血、功能性发热、肠系膜淋巴结核、慢性肠胃炎、慢性肝炎、室上性心动过速、冠心病、风湿性心脏病等临床表现符合气血虚寒证者。

【用药分析】 方中胶饴（饴糖）温补脾胃，化生气血；芍药补血敛阴；大枣补益中气；桂枝温阳散寒；生姜调理脾胃；炙甘草益气和中。

【用方思路】

1.小建中汤既是辨治气血虚寒证的重要代表方，又是辨治诸多杂病如心病、脾胃病、心肝病、心肾病等的重要基础方。

2.方中桂枝、生姜既可调理营卫，又可温暖脏腑之阳；芍药、胶饴既可益营卫，又可补阴血；甘草、大枣既可益营卫，又可益脏腑。从方中用药用量及调配分析得知，小建中汤的应用并不局限于气血虚寒证，还可用于辨治诸多杂病，如循环、消化、精神神经、内分泌等系统疾病。

3.运用小建中汤辨治的病证（无论病变部位在心、在脾胃或在肝胆）以气血虚寒为主，其治既要益气，又要补血，还要散寒。

【随证加减】 若夹热，可与黄连阿胶汤合方用之；若夹寒痰，可与赤丸合方用之；若夹阳虚较重，可与四逆汤合方用之。

【注意事项】 运用小建中汤既要辨清西医之病，又要辨清西医之病属于中医气血寒证。辨西医之病可进一步了解疾病的发展演变及转变规律，辨中医之证可更好地针对西医之病选用小建中汤。

第五节 心肾不交证用方

一、黄连阿胶汤

【导读】 ①学用黄连阿胶汤应重视黄连和阿胶的用量调配关系、黄连和芍药的用量调配关系、芍药和鸡子黄的用量调配关系。②黄连阿胶汤虽是辨治心肾虚热证的重要代表方，但在临床中对心肝虚热证等也具有良好治疗作用。

【方歌】 黄连阿胶鸡子黄，黄芩芍药合成方，清热育阴交心肾，心烦失眠功效赏。

【方药】 黄连四两（12 g） 黄芩二两（6 g） 芍药二两（6 g）鸡子黄二枚 阿胶三两（9 g）

【用法】 上五味，以水六升，先煮三物，取二升，去滓。内胶烊尽，小冷，内鸡子黄，搅令相得。温服七合，日三服。

【功用】 清热育阴，交通心肾。

【适应证】

1.中医病证：心肾虚热证。心中烦，不得眠，多梦，口干咽燥，或汗出，或头晕，或耳鸣，或健忘，或腰酸，舌红，少苔，脉细数。

2.西医疾病：室上性心动过速、神经衰弱、甲状腺功能亢进症、心肌缺血、抑郁症等临床表现符合心肾虚热证者。

【用药分析】 方中黄连、黄芩清热燥湿除烦；芍药补血敛阴；阿胶补血化阴；鸡子黄补血育阴。

【用方思路】

1.黄连阿胶汤既是辨治心肾虚热证的重要代表方，又是辨治诸多杂病如心肝病、心肾病等的重要基础方。

2.方中黄连、黄芩既可清上焦热，又可清中、下焦热；芍药、阿胶、鸡子黄既可益阴，又可补血。从方中用药用量及调配分析得知，黄连阿胶汤的应用并不局限于心肾虚热证，还可用于辨治诸多杂病，如循环、内分泌及代谢、精神神经等系统疾病。

3.运用黄连阿胶汤辨治的病证（无论病变部位在心、在肾或在肝胆）以心热肾虚为主，其治既要清热，又要益阴血。

【随证加减】 若夹寒，可与四逆汤合方用之；若属于心肾虚热夹瘀，可与下瘀血汤合方用之；若夹心肝阴血虚，可与酸枣仁汤合方用之。

【注意事项】 运用黄连阿胶汤既要辨清西医之病，又要辨清西医之病属于中医心热肾虚证。辨西医之病可进一步了解疾病的发展演变及转变规律，辨中医之证可更好地针对西医之病选用黄连阿胶汤。

二、桂枝加龙骨牡蛎汤

【导读】 ①学用桂枝加龙骨牡蛎汤应重视桂枝和龙骨的用量调配关系、芍药和牡蛎的用量调配关系、龙骨和牡蛎的用量调配关系。②桂枝加龙骨牡蛎汤虽是辨治心肾虚寒证的重要代表方，但在临床中对营卫不固证等也具有良好治疗作用。

【方歌】 桂枝龙骨牡蛎汤，芍药甘草与姜枣，男子失精女梦交，交通心肾效果好。

【方药】 桂枝　芍药　生姜各三两（9 g）　甘草二两（6 g）大枣十二枚　龙骨　牡蛎各三两（各9 g）

【用法】 上七味，以水七升，煮取三升。分温三服。

【功用】 调和阴阳，固摄心肾。

【适应证】

1.中医病证：心肾虚寒证。少腹弦急，阴头寒，心悸，心烦，头晕目眩，或脱发，或耳鸣，男子失精，女子梦交，苔薄，脉虚或芤或迟而无力。

2.西医疾病：性神经衰弱、睡眠障碍、焦虑症、癔症、心动过速、心动过缓，心律不齐、期前收缩等临床表现符合心肾虚寒证者。

【用药分析】 方中桂枝解肌温阳；龙骨交通心肾，安神定志；牡蛎潜阳固涩，敛阴止遗；芍药益营敛汗；生姜辛温通阳；大枣、甘草益气和中。

【用方思路】

1.桂枝加龙骨牡蛎汤既是辨治心肾虚寒证的重要代表方，又是辨治诸多杂病如心病、心肝病、心肾病、皮肤病等的重要基础方。

2.方中桂枝、生姜既可调营卫，又可温阳气；芍药既可益营，又可补血，龙骨、牡蛎既可安神，又可定志；大枣、甘草既可调补营卫，又可补益脏腑。从方中用药用量及调配分析得知，桂枝加龙骨牡蛎汤的应用并不局限于心肾虚寒证，还可用于辨治诸多杂病，如循环、内分泌及代谢、精神神经等系统疾病。

3.运用桂枝加龙骨牡蛎汤辨治的病证（无论病变部位在心、在肾或在心肝）以心肾虚寒为主或夹热，其治既要温心，又要固肾。

【随证加减】 若夹热，可与栀子豉汤合方用之；若夹痰热，可与小陷胸汤合方用之；若夹郁，可与四逆散合方用之。

【注意事项】 运用桂枝加龙骨牡蛎汤既要辨清西医之病，又要辨清西医之病属于中医心肾虚寒证。辨西医之病可进一步了解疾病的发展演变及转变规律，辨中医之证可更好地针对西医之病选用桂枝加龙骨牡蛎汤。

第六节 心脾兼证用方

一、侯氏黑散

【导读】 ①学用侯氏黑散应重视菊花和白术的用量调配关系、细辛和矾石的用量调配关系、人参和干姜的用量调配关系。②侯氏黑散虽是辨治心脾痰风证的重要代表方，但在临床中对肝脾痰风证等也具有良好治疗作用。

【方歌】 侯氏黑散菊白辛，茯苓牡蛎桔防参，黄芩当芎石姜桂，治疗要补脾养心。

【方药】 菊花四十分（120 g） 白术十分（30 g） 细辛三分（9 g） 茯苓三分（9 g） 牡蛎三分（9 g） 桔梗八分（24 g） 防风十分（30 g） 人参三分（9 g） 矾石三分（9 g） 黄芩五分（15 g） 当归三分（9 g） 干姜三分（9 g） 川芎三分（9 g） 桂枝三分（9 g）

【用法】 上十四味，杵为散，酒服方寸匕，日一服，初服二十日，温酒调服，禁一切鱼肉、大蒜，常宜冷食，自能助药力，在腹中不下也。热食即下矣，冷食自能助药力。

【功用】 补养心脾，化痰祛风。

【适应证】

1.中医病证：心脾不足，痰风内生证。魂梦颠倒，精神恍惚，心悸，或心烦，或头晕，身体燥热，四肢困重，乏力，倦

113

怠，食欲减退，或呕吐痰涎，胶结黏腻，或大便失调，面色萎黄，舌淡，脉细弱。

2.西医疾病：抑郁症、神经衰弱、高血压、冠心病、心律不齐、心肌缺血、慢性肝炎、慢性胃炎、糖尿病、甲状腺功能亢进症等临床表现符合心脾痰风证者。

【用药分析】 方中菊花清解郁热；白术健脾燥湿；细辛温阳化饮；茯苓益气渗湿；牡蛎潜阳息风；桔梗宣利气机；防风疏散透风；人参补益心脾；矾石燥湿化痰息风；黄芩清热燥湿；当归补血活血；干姜温通宣散；川芎活血行气；桂枝辛温通阳；酒能行血通阳。

【用方思路】

1.侯氏黑散既是辨治心脾不足、痰风内生证的重要代表方，又是辨治诸多杂病如心病、心肝病、心肾病等的重要基础方。

2.方中人参、白术、茯苓补五脏六腑之气；干姜、桂枝、细辛温五脏六腑之阳；当归、川芎调补五脏六腑之血；桔梗、白矾化五脏六腑之痰；菊花、黄芩清五脏六腑之热；牡蛎重镇潜阳息风；防风轻清疏散透风。从方中用药用量及调配分析得知，侯氏黑散的应用并不局限于心脾证，还可用于辨治诸多杂病，如循环、内分泌及代谢、精神神经等系统疾病。

3.运用侯氏黑散辨治的病证（无论病变部位在心、在脾或在肝胆）以心脾风痰为主或夹热，其治既要温补，又要调理或兼清郁热。

【随证加减】 若夹郁，可与四逆散；若属于心脾风痰夹瘀，可与桂枝茯苓丸合方用之；若夹阴虚，可与百合地黄汤合方用之。

【注意事项】 运用侯氏黑散既要辨清西医之病，又要辨清西医之病属于中医心脾不足风痰证。辨西医之病可进一步了解疾病的发展演变及转变规律，辨中医之证可更好地针对西医之病选用侯氏黑散。

二、甘麦大枣汤

【导读】①学用甘麦大枣汤应重视甘草和小麦的用量调配关系、小麦和大枣的用量调配关系。②甘麦大枣汤虽是辨治气虚脏躁证的重要代表方，但在临床中对心脾气虚证等也具有良好治疗作用。

【方歌】脏躁甘麦大枣汤，精神恍惚喜悲伤，心神不定数欠伸，养心安神效力彰。

【方药】甘草三两（9 g）　小麦一升（24 g）　大枣十枚

【用法】上三味，以水六升，煮取三升。温分三服，亦补脾气。

【功用】养心补脾，安神抚思。

【适应证】

1. 中医病证：气虚脏躁证。精神恍惚，悲伤欲哭，心神不定，心烦不得卧，心悸，数欠伸，神疲乏力，食欲减退，大便失调，甚则言行失常，舌红、苔薄白，脉细弱。

2. 西医疾病：神经衰弱、内分泌失调、抑郁症、围绝经期综合征等临床表现符合气虚脏躁证者。

【用药分析】方中甘草益气缓急；大枣益气生血；小麦益气安神。

【用方思路】

1. 甘麦大枣汤既是辨治气虚脏躁证的重要代表方，又是辨治诸多杂病如心病、脾胃病、心肝、心肾等的重要基础方。

2. 方中甘草、小麦、大枣可益五脏六腑之气。从方中用药用量及调配分析得知，甘麦大枣汤的应用并不局限于心脾气虚脏躁证，还可用于辨治诸多杂病，如精神疾病及内分泌、消化等系统疾病。

3. 运用甘麦大枣汤辨治的病证（无论病变部位在心、在脾或在肝胆）以气虚不摄为主，其治既要益气，又要缓急。

【随证加减】 若夹郁，可与四逆散合方用之；若夹热，可与黄连阿胶汤合方用之；若夹心肾不固，可与桂枝加龙骨牡蛎汤合方用之。

【注意事项】 运用甘麦大枣汤既要辨清西医之病，又要辨清西医之病属于中医气虚不摄证。辨西医之病可进一步了解疾病的发展演变及转变规律，辨中医之证可更好地针对西医之病选用甘麦大枣汤。

第七节 心肺阴虚证用方

一、百合知母汤

【导读】 ①学用百合知母汤应重视百合和知母的用量调配关系。②百合知母汤虽是辨治心肺阴虚内热证的重要代表方，但在临床中对心肝阴虚证或心肾阴虚证等也具有良好治疗作用。

【方歌】 百合知母心肺方，咳嗽痰少肺热扰，心烦失眠小便赤，清肺滋心能润燥。

【方药】 百合擘，七枚（14 g） 知母切，三两（9 g）

【用法】 上先以水洗百合，渍一宿，当白沫出，去其水，更以泉水二升，煎取一升，去滓。别以泉水二升煎知母，取一升，去滓。后合和，煎取一升五合，分温再服。

【功用】 清肺滋心，除烦润燥。

【适应证】

1.中医病证：阴虚内热证。咳嗽，痰少而黏，或痰带血丝，口燥，鼻干，小便赤，心烦，失眠（欲卧不得卧），或手足烦热，舌红、苔少或薄黄，脉虚数。

2.西医疾病：肺源性心脏病、肺结核、支气管炎、支气管肺炎、大叶性肺炎恢复期、心肌炎、心血管神经症、β受体过敏综合征、心动过速、心律失常、高血压、冠心病、甲状腺功能亢进症、糖尿病等临床表现符合阴虚内热证者。

【用药分析】 方中百合滋补阴津；知母清热泻火，滋阴生津。

【用方思路】

1.百合知母汤既是辨治阴虚内热证的重要代表方，又是辨治诸多杂病如心病、肝病、肾病、肺病等的重要基础方。

2.方中百合可益五脏六腑之阴；知母既是清热药，又是益阴药。从方中用药用量及调配分析得知，百合知母汤的应用并不局限于阴虚内热证，还可用于辨治诸多杂病，如循环、呼吸、泌尿、内分泌、精神神经等系统疾病。

3.运用百合知母汤辨治病证（无论病变部位在心、在肺或在肾）以阴虚内热为主，其治既要滋阴，又要清热。

【随证加减】 若夹郁，可与四逆散合方用之；若夹痰热，可与小陷胸汤合方用之；若夹湿热，可与栀子柏皮汤合方用之。

【注意事项】 运用百合知母汤既要辨清西医之病，又要辨清西医之病属于中医阴虚内热证。辨西医之病可进一步了解疾病的发展演变及转变规律，辨中医之证可更好地针对西医之病选用百合知母汤。

二、滑石代赭汤

【导读】 ①学用滑石代赭汤应重视百合和代赭石的用量调配关系、百合和滑石的用量调配关系。②滑石代赭汤虽是辨治心肺阴虚气逆夹湿证的重要代表方，但在临床中对肺脾阴虚夹湿证等也具有良好治疗作用。

【方歌】 滑石代赭利心肺，阴虚气逆夹湿证，心烦干咳四肢重，清利心肺能降逆。

【方药】 百合擘，七枚（14 g）　滑石碎，绵裹，三两（9 g）　代赭石碎，绵裹，如弹丸大一枚（15 g）

【用法】 上先以水洗百合，渍一宿，当白沫出，去其水，更以泉水二升，煎取一升，去滓。别以泉水二升煎滑石、代赭，取一升，去滓。后合和重煎，取一升五合，分温服。

【功用】 清利心肺，导湿降逆。

【适应证】

1.中医病证：心肺虚热气逆夹湿证。心烦，干咳，欲呕，或恶心，四肢沉重懒动，头晕，善太息，欲饮食复不能食，舌红、苔腻，脉虚数。

2.西医疾病：心神经症、心动过速、心律不齐、梅尼埃病、慢性萎缩性胃炎、慢性胆囊炎、支气管扩张、支气管哮喘等临床表现符合虚热气逆夹湿证者。

【用药分析】 方中百合滋补阴津；滑石清热利湿；代赭石清热重镇降逆。

【用方思路】

1.滑石代赭汤既是辨治虚热气逆夹湿证的重要代表方，又是辨治诸多杂病如心病、脾胃病、肺病、内分泌疾病等的重要基础方。

2.方中百合可益五脏六腑之阴；滑石既是利湿药，又是清热药；代赭石既是降泄药，又是凉血药。从方中用药用量及调配分析得知，滑石代赭汤的应用并不局限于虚热气逆夹湿证，还可用于辨治诸多杂病，如循环、消化、内分泌、精神神经等系统疾病。

3.运用滑石代赭汤辨治的病证（无论病变部位在心、在肺或在肾）以阴虚气逆夹湿为主，其治既要滋阴，又要利湿，还要降逆。

【随证加减】 若夹水气，可与猪苓汤合方用之；若夹瘀热，可与桃核承气汤合方用之；若夹气逆比较重，可与橘皮竹茹汤合方用之。

【注意事项】 运用滑石代赭汤既要辨清西医之病，又要辨清西医之病属于中医阴虚气逆夹湿证。辨西医之病可进一步了解疾病的发展演变及转变规律，辨中医之证可更好地针对西医之病选用滑石代赭汤。

三、百合鸡子汤

【导读】①学用百合鸡子汤应重视百合和鸡子黄的用量调配关系。②百合鸡子汤虽是辨治心肺阴血虚证的重要代表方，但在临床中对肝肺阴血虚证等也具有良好治疗作用。

【方歌】百合鸡子治心肺，魂魄颠倒如鬼灵，颧红失眠与干咳，清心润肺养血定。

【方药】百合擘，七枚（14 g）　鸡子黄一枚

【用法】上先以水洗百合，渍一宿，当白沫出，去其水，更以泉水二升，煎取一升，去滓。内鸡子黄，搅匀，煎五分，温服。

【功用】清心润肺，益阴养血。

【适应证】

1.中医病证：心肺阴血虚证以血虚为主。心悸，干咳，失眠，盗汗，颧红无泽，或魂魄颠倒，如有鬼灵者，或神志失聪，或啼笑无常，舌红、少苔，脉虚或细。

2.西医疾病：心神经症、心动过速、心律不齐、自主神经功能紊乱、支气管炎、支气管肺炎、大叶性肺炎恢复期、甲状腺功能亢进症、糖尿病、肾病综合征、肾炎等临床表现符合阴血虚证者。

【用药分析】方中百合滋补阴津；鸡子黄补血养血。

【用方思路】

1.百合鸡子汤既是辨治阴血虚证的重要代表方，又是辨治诸多杂病如心病、肺病、肝病、肾病等的重要基础方。

2.方中百合可益五脏六腑之阴，鸡子黄可补五脏六腑之阴血。从方中用药用量及调配分析得知，百合鸡子汤的应用并不局限于阴血虚证，还可用于辨治诸多杂病，如循环、呼吸、泌尿、

内分泌、精神神经等系统疾病。

3.运用百合鸡子汤辨治的病证（无论病变部位在心、在肝或在肾）以阴血虚为主，其治既要滋阴，又要补血。

【随证加减】 若夹阳虚，可与桂枝甘草汤合方用之；若夹痰湿，可与苓桂术甘汤合方用之；若夹郁，可与四逆散合方用之。

【注意事项】 运用百合鸡子汤既要辨清西医之病，又要辨清西医之病属于中医阴血虚证。辨西医之病可进一步了解疾病的发展演变及转变规律，辨中医之证可更好地针对西医之病选用百合鸡子汤。

四、百合地黄汤

【导读】 ①学用百合地黄汤应重视百合和地黄的用量调配关系。②百合地黄汤虽是辨治心肺阴虚血热证的重要代表方，但在临床中对肝肺阴虚血热证等也具有良好治疗作用。

【方歌】 百合地黄汤二味，主治心烦与惊悸，失眠多梦神涣散，滋补凉血功效谛。

【方药】 百合擘，七枚（14 g）　生地黄汁一升（80 mL）

【用法】 上以水洗百合，渍一宿，当白沫出，去其水，更以泉水二升，煎取一升，去滓。内地黄汁，取其一升五合，分温再服。中病，勿更服，大便当如漆。

【功用】 清心润肺，滋补阴血。

【适应证】

1.中医病证：心肺阴虚血热证。心烦，惊悸，失眠，多梦，干咳，少痰，口干，口燥，心神涣散，大便干，或欲卧不得卧，舌红、少苔，脉细数。

2.西医疾病：心神经症、心动过速、心律不齐、自主神经功能紊乱、支气管炎、支气管肺炎、大叶性肺炎恢复期、甲状腺功能亢进症、糖尿病等临床表现符合阴血虚证者。

【用药分析】 方中百合滋补阴津；生地黄清热凉血，滋阴生津。

【用方思路】

1.百合地黄汤既是辨治阴虚血热证的重要代表方，又是辨治诸多杂病如心病、肝病、肾病、肺病、皮肤病等的重要基础方。

2.方中百合可益五脏六腑之阴；生地黄既可滋阴，又可凉血。从方中用药用量及调配分析得知，百合地黄汤的应用并不局限于阴虚血热证，还可用于辨治诸多杂病，如循环、呼吸、泌尿、内分泌及代谢、精神神经等系统疾病。

3.运用百合地黄汤辨治的病证（无论病变部位在心、在肝或在肾）以阴虚血热为主，其治既要滋阴，又要凉血。

【随证加减】 若夹痰热，可与小陷胸汤合方用之；若夹瘀热，可与下瘀血汤合方用之；若夹血虚，可与胶艾汤合方用之。

【注意事项】 运用百合地黄汤既要辨清西医之病，又要辨清西医之病属于中医阴虚血热证。辨西医之病可进一步了解疾病的发展演变及转变规律，辨中医之证可更好地针对西医之病选用百合地黄汤。

五、百合洗方

【导读】 ①百合洗方的组成药物仅有一味，单用有一定局限性，应当重视合方应用。②百合洗方虽是辨治心肺阴虚内热证的重要代表方，但在临床中对肝肺阴虚内热证等也具有良好治疗作用。

【方歌】 百合洗方能外用，主治心肺内热证，一月不解变成渴，清利心肺有奇功。

【方药】 百合一升（24 g）

【用法】 上以百合一升，以水一斗，渍之一宿，以洗身，洗已，食煮饼，勿以盐豉也。

【功用】 清心润肺，益阴和气。

【适应证】

1.中医病证：心肺阴虚内热证。饥不欲食，表情沉默，不欲言语，或善言语，失眠，困倦乏力，自觉发热，或自觉身凉，口渴，口苦，小便赤，或神志失灵（失主），舌红、少苔，脉细数。

2.西医疾病：心肌炎、心神经症、心动过速、心律失常、高血压、冠心病、癔症、肺源性心脏病、肺结核、支气管炎、支气管肺炎、大叶性肺炎恢复期、甲状腺功能亢进症、糖尿病等临床表现符合阴虚内热证者。

【用药分析】 方中百合滋补阴津，益心润肺，滋肝育肾。

【用方思路】

1.百合洗方既是辨治阴虚内热证的重要代表方，又是辨治诸多杂病如心病、肝病、脾胃病、肺病、肾病等的重要基础方。

2.方中百合可益五脏六腑之阴。百合洗方的应用并不局限于阴虚内热证，还可用于辨治诸多杂病，如循环、呼吸、泌尿、内分泌及代谢、精神神经等系统疾病；再则，百合洗方不仅能作为外用方，还可用于内服。

3.运用百合洗方辨治的病证（无论病变部位在心、在肝或在肾）以阴虚内热为主，其治要滋阴退热。

【随证加减】 若夹心肝阴血虚，可与酸枣仁汤合方用之；若夹心肾不固，可与桂枝加龙骨牡蛎汤合方用之；若夹湿热，可与栀子柏皮汤合方用之。

【注意事项】 运用百合洗方既要辨清西医之病，又要辨清西医之病属于中医阴虚证。辨西医之病可进一步了解疾病的发展演变及转变规律，辨中医之证可更好地针对西医之病选用百合洗方。

六、栝楼牡蛎散

【导读】 ①学用栝楼牡蛎散应重视栝楼和牡蛎的用量调配关系。②栝楼牡蛎散虽是辨治心肺阴虚内热伤津证的重要代表方，但在临床中对肝肾阴虚内热证等也具有良好治疗作用。

【方歌】 栝楼牡蛎清心肺，渴不差者百合病，咳嗽痰黄小便赤，心肺咳渴皆能停。

【方药】 栝楼根　牡蛎熬，各等份

【用法】 上为细末，饮服方寸匕，日三服。

【功用】 清解肺胃，生津止渴。

【适应证】

1.中医病证：心肺阴虚内热伤津证以热为主者。口干，口渴，口苦，欲饮水，小便赤，大便干，咳嗽，面赤，鼻燥，或胃脘疼痛，舌红、苔黄，脉数。

2.西医疾病：心肌炎、心神经症、心动过速、心律失常、高血压、冠心病、癔症、肺源性心脏病、肺结核、支气管炎、支气管肺炎、大叶性肺炎恢复期、甲状腺功能亢进症、糖尿病等临床表现符合阴虚内热证者。

【用药分析】 方中栝楼根养阴生津；牡蛎益阴敛阴。

【用方思路】

1.栝楼牡蛎散既是辨治阴虚内热伤津证的重要代表方，又是辨治诸多杂病如心病、肝病、肾病、肺病等的重要基础方。

2.方中栝楼根既可清热，又可益阴；牡蛎既可敛阴，又可化阴。从方中用药用量及调配分析得知，栝楼牡蛎散的应用并不局限于阴虚内热伤津证，还可用于辨治诸多杂病，如循环、呼吸、内分泌及代谢、精神神经等系统疾病。

3.运用栝楼牡蛎散辨治的病证（无论病变部位在心、在肝或在肾）以阴虚内热伤津为主，其治当滋阴敛阴生津。

【随证加减】 若夹虚寒，可与理中丸合方用之；若夹虚热，可与竹叶石膏汤合方用之；若夹郁，可与四逆散合方用之。

【注意事项】 运用栝楼牡蛎散既要辨清西医之病，又要辨清西医之病属于中医阴虚内热伤津证。辨西医之病可进一步了解疾病的发展演变及转变规律，辨中医之证可更好地针对西医之病选用栝楼牡蛎散。

七、百合滑石散

【导读】 ①学用百合滑石散应重视百合和滑石的用量调配关系。②百合滑石散虽是辨治心肺虚热夹湿证的重要代表方，但在临床中对肝肾虚热夹湿证等也具有良好治疗作用。

【方歌】 百合滑石清心肺，身体困重不能行，心烦干咳小便赤，清热导湿利心肺。

【功用】 滋利心肺，导湿下行。

【方药】 百合炙，一两（3 g）　滑石三两（9 g）

【用法】 上为散，饮服方寸匕，日三服。当微利者，止服，热则除。

【功用】 滋利心肺，导湿下行。

【适应证】

1.中医病证：心肺虚热夹湿证。心烦，干咳，咽燥，身沉重而困，即欲行不得行，小便赤，头沉痛，痰少，或发寒热，舌红、少苔或黄而腻，脉虚数。

2.西医疾病：心神经症、心动过速、中暑、支气管扩张咯血、支气管肺炎、大叶性肺炎恢复期、肾盂肾炎、膀胱炎、抑郁症、癔症等临床表现符合虚热夹湿证者。

【用药分析】 方中百合滋补阴津；滑石清热利湿。

【用方思路】

1.百合滑石散既是辨治虚热夹湿证的重要代表方，又是辨治诸多杂病如心病、肺病、肾病等的重要基础方。

2.方中百合补五脏六腑之气；滑石既可利湿，又可清热。从方中用药用量及调配分析得知，百合滑石散的应用并不局限于心虚热夹湿证，还可用于辨治诸多杂病，如循环、呼吸、泌尿、内分泌及代谢、精神神经等系统疾病。

3.运用百合滑石散辨治的病证（无论病变部位在心、在肝或在肾）以虚热夹湿为主，其治既要滋阴，又要利湿。

【随证加减】 若夹瘀热，可与下瘀血汤合方用之；若夹阴虚水气，可与猪苓汤合方用之；若夹阳虚水气，可与真武汤合方用之。

【注意事项】 运用百合滑石散既要辨清西医之病，又要辨清西医之病属于中医阴虚湿浊证。辨西医之病可进一步了解疾病的发展演变及转变规律，辨中医之证可更好地针对西医之病选用百合滑石散。

第八节 心热证用方

一、防己地黄汤

【导读】 ①学用防己地黄汤应重视防己和地黄的用量调配关系、桂枝和地黄的用量调配关系。②防己地黄汤虽是辨治心虚热发狂证的重要代表方，但在临床中对心肝虚热发狂证等也具有良好治疗作用。

【方歌】 防己地黄治发狂，桂枝甘草与防风，养心清热能定狂，服用加酒效相成。

【方药】 防己一钱 (1.5 g)　　桂枝三钱 (4.5 g)　　防风三钱 (4.5 g)　甘草二钱 (3 g)

【用法】 上四味，以酒一杯，浸之一宿，绞取汁，生地黄二斤，㕮咀，蒸之如斗米饭久，以铜器盛其汁，更绞地黄汁，和，分再服。

【功用】 养心清热，散邪定狂。

【适应证】

1.中医病证：心虚热发狂证。发狂而精神萎靡，善动妄行而困乏，视物模糊如见鬼状，无人独语不休而见人则止，无寒热，舌淡红,脉虚。

2.西医疾病:精神分裂症抑郁型、阿尔茨海默病、小儿发育迟缓、小儿多动症、风湿性关节炎、风湿性环形红斑、心肌炎、心肌缺血、心律不齐等临床表现符合心虚热发狂证者。

【用药分析】 方中防己降泄通窍;生地黄清热凉血,滋阴生津;桂枝温阳通经;防风通透疏散;酒能行气活血;甘草益气缓急。

【用方思路】

1.防己地黄汤既是辨治心虚热发狂证的重要代表方,又是辨治诸多杂病如心病、心肝病、心肾病、肌肉关节病等的重要基础方。

2.方中防己既清热,又利湿;桂枝、防风既通阳,又疏散;生地黄既清热,又凉血滋阴;甘草既益气,又生津。从方中用药用量及调配分析得知,防己地黄汤的应用并不局限于心虚热发狂证,还可用于辨治诸多杂病,如循环、运动、精神神经、内分泌等系统疾病。

3.运用防己地黄汤辨治的病证(无论病变部位在心、在肝或在肾)以心虚热发狂为主,其治既要清血热,又要滋阴。

【随证加减】 若夹热结,可与大承气汤合方用之;若夹瘀热,可与桃核承气汤合方用之;若夹郁,可与四逆散合方用之;若夹虚寒,可与理中丸合方用之。

【注意事项】 运用防己地黄汤既要辨清西医之病,又要辨清西医之病属于中医心虚热证。辨西医之病可进一步了解疾病的发展演变及转变规律,辨中医之证可更好地针对西医之病选用防己地黄汤。

二、黄连粉方

【导读】 ①黄连粉方的组成药物仅有一味,单用比较少,临证应重视合方应用。②黄连粉方虽是辨治心火毒热证的重要代表方，但在临床中对心肝毒热证等也具有良好治疗作用。

【方歌】 黄连粉方浸淫疮，清热解毒效非常，病证表现在肌表，临证加味不可少。

【方药】 黄连十两（30 g）（编者注：仲景原方无用量，此处为编者所加）

【用法】 上一味，研末为散，和水内服二两半。亦可外用涂患处，剂量斟酌用之。（编者注：仲景未言用法，此处为编者所加）

【功用】 清泻心火，燥湿解毒。

【适应证】

1.中医病证：心火毒热证。浸淫疮，或在面部，或在四肢，或在胸腹，或在腰背，或遍及全身，或小儿赤眼，或火热牙痛，或龈肿，或舌肿，或衄证，或痈疡疮肿毒，舌红、苔黄、脉滑或数。

2.西医疾病：湿疹、脂溢性皮炎、单纯疱疹、带状疱疹、毛囊炎、疖、丹毒、神经性皮炎、红斑性狼疮、慢性胃炎、慢性胆囊炎、心肌炎、心动过速、口腔炎、牙龈炎、中耳炎、结膜炎等临床表现符合心火毒热证者。

【用药分析】 方中黄连清热燥湿，泻火解毒。

【用方思路】

1.黄连粉方既是辨治心热证的重要代表方，又是辨治诸多杂病如心病、脾胃病、皮肤病等的重要基础方。

2.方中黄连可清诸脏腑营卫之热。黄连粉方的应用并不局限于心热证，还可用于辨治诸多杂病，如循环、消化、内分泌等系统疾病。

3.运用黄连粉方辨治的病证（无论病变部位在心、在肝或在脾胃）以热为主，其治当清热泻火。

【随证加减】 若夹痰湿，可与苓桂术甘汤合方用之；若夹郁，可与四逆散合方用之；若夹寒，可与栀子干姜汤合方用之。

【注意事项】 运用黄连粉方既要辨清西医之病，又要辨清西医之病属于中医湿热证。辨西医之病可进一步了解疾病的发展演变及转变规律，辨中医之证可更好地针对西医之病选用黄连粉方。

第九节 饮邪凌心证用方

半夏麻黄丸

【导读】 ①学用半夏麻黄丸应重视半夏和麻黄的用量调配关系。②半夏麻黄丸虽是辨治饮邪凌心证的重要代表方，但在临床中对脾胃痰饮证等也具有良好治疗作用。

【方歌】 半夏麻黄能化饮，饮邪凌心证心悸，亦主脾胃饮逆证，温阳通阳能止逆。

【方药】 半夏 麻黄等份

【用法】 上二味，末之，炼蜜和丸小豆大，饮服三丸，日三服。

【功用】 温阳化饮，通阳止悸。

【适应证】

1.中医病证：饮邪凌心证。心悸，或怔忡，胸闷，或胸满，舌淡、苔薄滑，脉沉或滑。

2.西医疾病：室性心动过速，心律不齐，心肌炎，风湿性心脏病，贲门痉挛，幽门水肿，急、慢性胃炎，慢性胆囊炎，支气管炎，支气管哮喘等临床表现符合水饮内停证者。

【用药分析】 方中半夏醒脾理胸，燥湿化痰；麻黄宣发温阳，利饮止悸；蜜能益气缓急。

【用方思路】

1.半夏麻黄丸既是辨治饮邪凌心证的重要代表方，又是辨治诸多杂病如心病、肺病、脾胃病等的重要基础方。

2.方中半夏既可醒脾燥湿，又可降逆化痰；麻黄既宣发于外，又可宣发于内。从方中用药用量及调配分析得知，半夏麻黄丸的应用并不局限于饮邪凌心证，还可用于辨治诸多杂病，如循环、消化、呼吸、精神神经、内分泌等系统疾病。

3.运用半夏麻黄丸辨治的病证（无论病变部位在心、在肺或在脾胃）以水饮为主，其治当燥湿化饮。

【随证加减】 若夹郁，可与橘枳姜汤合方用之；若夹寒瘀，可与当归四逆汤合方用之；若夹阳虚，可与桂枝人参汤合方用之；若夹心气郁，可与枳实薤白桂枝汤合方用之。

【注意事项】 运用半夏麻黄丸既要辨清西医之病，又要辨清西医之病属于中医水饮证。辨西医之病可进一步了解疾病的发展演变及转变规律，辨中医之证可更好地针对西医之病选用半夏麻黄丸。

第十节 心肾不固证用方

禹余粮丸

【导读】 ①禹余粮丸的组成药物仅有一味，单用比较少，应当重视合方应用。②禹余粮丸虽是辨治心肾不固证的重要代表方，但在临床中对脾肾不固证等也具有良好治疗作用。

【方歌】 禹余粮丸主固涩，辨治心乱及阴痛。

【方药】 禹余粮二斤（100 g）（编者注：仲景原书无用量，此处为编者所加）

【用法】 上一味，捣碎，以蜜为丸，为十二丸，温服一丸，日分三服。

【功用】 温涩固脱，益阴敛津。

【适应证】

1.中医病证：心肾不固证。心悸，或怔忡，阴痛，阴汗，苔薄，脉沉。

2.西医疾病：室性心动过速、心律不齐、心肌炎、慢性膀胱炎、慢性输尿管炎等临床表现符合心肾不固证者。

【用药分析】 方中禹余粮温涩固脱，益阴敛津，和调心肾。

【用方思路】

1.禹余粮丸既是辨治心肾不固证的重要代表方，又是辨治诸多杂病如心病、肾病等重要基础方。

2.方中禹余粮既能固涩，又能补益。禹余粮丸的应用并不局限于心肾不固证，还可用于辨治诸多杂病，如泌尿、内分泌及代谢等系统疾病。

3.运用禹余粮丸辨治的病证（无论病变部位在心或在肾）以滑脱为主，其治当温涩益气。

【随证加减】 若夹阴虚，可与百合地黄丸合方用之；若夹阳虚，可与天雄散合方用之；若夹阴阳俱虚，可与肾气丸合方用之。

【注意事项】 运用禹余粮丸既要辨清西医之病，又要辨清西医之病属于中医滑脱证。辨西医之病可进一步了解疾病的发展演变及转变规律，辨中医之证可更好地针对西医之病选用禹余粮丸。

第/五/章　脾/胃/病/证/用/方

　　学用脾胃病证用方，既要知道脾胃病证用方是主治脾胃病证的基本方，又要知道其主治并不局限于脾胃证，还包括其他病证。用方选方的基本思路与方法是根据病变证机而选用方药，无论是脾胃病证还是其他病证，只要病变证机符合方药主治，即可选用方药治疗。

第一节　脾胃热证用方

一、白虎汤

　　【导读】　①学用白虎汤应重视石膏和知母的用量调配关系、石膏和粳米的用量调配关系。②白虎汤虽是辨治阳明热盛证的重要代表方，但在临床中对郁热内盛证等也具有良好治疗作用。

　　【方歌】　白虎知膏米甘草，阳明热盛此方好，身热汗出不恶寒，真热假寒亦能疗。

　　【方药】　知母六两（18 g）　石膏碎，一斤（48 g）　甘草炙，二两（6 g）　粳米六合（18 g）

【用法】上四味，以水一斗，煮米熟，汤成，去滓。温服一升，日三服。

【功用】清泻盛热，生津止渴。

【适应证】

1.中医病证：阳明热盛证（阳明气分热盛证）。壮热面赤，烦渴引饮，汗出，恶热，舌红、苔薄黄，脉洪大有力。

2.西医疾病：流行性脑脊髓膜炎、乙型脑炎、流行性出血热、钩端螺旋体病、糖尿病、中暑、胃炎、心肌炎、支气管炎、荨麻疹等临床表现符合阳明热盛证者。

【用药分析】方中知母清热泻火养阴；石膏清热泻火生津；粳米补益脾胃；甘草补益中气。

【用方思路】

1.白虎汤既是辨治阳明热盛证的重要代表方，又是辨治诸多杂病如脾胃病、心病、肺病、肝病、皮肤病等的重要基础方。

2.方中石膏、知母既能清热，又能生津；甘草、粳米可补五脏六腑之气。从方中用药用量及调配分析得知，白虎汤的应用并不局限于阳明热盛证，还可用于辨治诸多杂病，如消化、循环、呼吸、内分泌及代谢等系统疾病。

3.运用白虎汤辨治的病证（无论病变部位在脾胃、在肝或在心）以热盛伤气为主，其治当清泻盛热。

【随证加减】若夹郁，可与四逆散合方用之；若夹寒，可与理中丸合方用之；若夹湿热，可与栀子柏皮汤合方用之。

【注意事项】运用白虎汤既要辨清西医之病，又要辨清西医之病属于中医热盛伤气证。辨西医之病可进一步了解疾病的发展演变及转变规律，辨中医之证可更好地针对西医之病选用白虎汤。

二、白虎加人参汤

【导读】①学用白虎加人参汤应重视石膏和知母的用量调配

关系、石膏和人参的用量调配关系。②白虎加人参汤虽是辨治阳明热盛气伤证的重要代表方，但在临床中对郁热内盛伤气证等也具有良好治疗作用。

【方歌】白虎汤中加人参，清热益气能生津。暑热伤津又伤气，心烦口渴皆能医。

【方药】 知母六两（18 g） 石膏碎，绵裹，一斤（48 g） 甘草炙，二两（6 g） 粳米六合（18 g） 人参三两（9 g）

【用法】上五味，以水一斗，煮米熟，汤成，去滓。温服一升，日三服。

【功用】清泻盛热，益气生津。

【适应证】

1.中医病证：阳明热盛津气两伤证。身热，汗自出，口燥渴，渴欲饮水而不解渴，心烦，或时时恶风，或背微恶寒，或小便黄赤，舌红、苔黄而燥，脉洪大。

2.西医疾病：尿崩症、甲状腺功能亢进症、流行性脑脊髓膜炎、乙型脑炎、流行性出血热、钩端螺旋体病、糖尿病、中暑等临床表现符合阳明热盛津气两伤证者。

【用药分析】 方中知母清热养阴；石膏清热生津；人参大补元气；粳米顾护脾胃；甘草补益中气。

【用方思路】

1.白虎加人参汤既是辨治阳明热盛津气两伤证的重要代表方，又是辨治诸多杂病如脾胃病、心病、肺病、肝病、皮肤病等的重要基础方。

2.方中石膏、知母既能清热，又能生津；人参、甘草、粳米可补五脏六腑之气。从方中用药用量及调配分析得知，白虎加人参汤的应用并不局限于阳明热盛津气两伤证，还可用于辨治诸多杂病，如消化、循环、呼吸、内分泌及代谢等系统疾病。

3.运用白虎人参汤辨治的病证（无论病变部位在脾胃、在肝或在心）以热盛津气两伤为主，其治当清热益气生津。

【随证加减】 若夹郁，可与四逆散合方用之；若夹寒，可与理中丸合方用之；若夹湿热，可与栀子柏皮汤合方用之。

【注意事项】 运用白虎加人参汤既要辨清西医之病，又要辨清西医之病属于中医热盛津气两伤证。辨西医之病可进一步了解疾病的发展演变及转变规律，辨中医之证可更好地针对西医之病选用白虎加人参汤。

三、竹叶石膏汤

【导读】 ①学用竹叶石膏汤应重视石膏和竹叶的用量调配关系、石膏和人参的用量调配关系、半夏和石膏的用量调配关系。②竹叶石膏汤虽是辨治胃热津伤气逆证的重要代表方，但在临床中对肺热津伤气逆证等也具有良好治疗作用。

【方歌】 竹叶石膏汤人参，麦冬半夏甘草米，虚羸少气欲呕吐，清热益气能生津。

【方药】 竹叶二把（20 g） 石膏一斤（48 g） 半夏洗，半升（12 g） 麦门冬去心，一升（24 g） 人参二两（6 g） 甘草炙，二两（6 g） 粳米半升（12 g）

【用法】 上七味，以水一斗，煮取六升，去滓。内粳米，煮米熟，汤成，去米。温服一升，日三服。

【功用】 清热益气，生津和胃。

【适应证】

1.中医病证：胃热津伤气逆证。身热多汗，心胸烦闷，气逆欲吐，口干喜饮，或虚烦不寐，或胃脘疼痛，舌红、少苔或薄黄，脉虚数。

2.西医疾病：急、慢性胃炎，肝炎，流行性出血热，夏季热，热射病，流行性脑炎，糖尿病，荨麻疹等临床表现符合胃热津伤气逆证者。

【用药分析】 方中竹叶清热除烦，生津止渴；石膏清热泻火，生津除烦；人参益气生津；麦冬生津养阴；半夏宣畅气机，降逆和胃；粳米补益中气，顾护脾胃；甘草益气生津。

【用方思路】

1.竹叶石膏汤既是辨治胃热津伤气逆证的重要代表方，又是辨治诸多杂病如脾胃病、心病、肝病、皮肤病等的重要基础方。

2.方中石膏、竹叶清泻盛热；半夏既醒脾，又降逆；麦冬既滋阴，又清热；人参、甘草、粳米可补五脏六腑之气。从方中用药用量及调配分析得知，竹叶石膏汤的应用并不局限于胃热津伤气逆证，还可用于辨治诸多杂病，如消化、内分泌及代谢、精神神经系统疾病和皮肤病等。

3.运用竹叶石膏汤辨治的病证（无论病变部位在脾胃、在肝或在心）以胃热津伤气逆为主，其治当清热生津降逆。

【随证加减】 若夹气逆比较重，可与橘皮竹茹汤合方用之；若夹痰热，可与小陷胸汤合方用之；若夹寒结，可与大黄附子汤合方用之。

【注意事项】 运用竹叶石膏汤既要辨清西医之病，又要辨清西医之病属于中医热伤津夹气逆证。辨西医之病可进一步了解疾病的发展演变及转变规律，辨中医之证可更好地针对西医之病选用竹叶石膏汤。

四、栀子豉汤

【导读】 ①学用栀子豉汤应重视栀子和淡豆豉的用量调配关系。②栀子豉汤虽是辨治热扰胸膈证的重要代表方，但在临床中对阳明郁热证等也具有良好治疗作用。

【方歌】 栀子豉汤清郁热，主治热扰与热郁，心中懊恼卧不安，饥不欲食即能愈。

【方药】 栀子擘，十四个（14 g）　　香豉绵裹，四合（10 g）

【用法】 上二味，以水四升，先煮栀子得二升半，内豉，煮取一升半，去滓。分为二服，温进一服。得吐者，止后服。

【功用】 清宣郁热。

【适应证】

1.中医病证：热扰胸膈证。心烦，心中懊侬，卧起不安，或胸中窒，或胸中结痛，舌红、苔黄，脉数。

2.西医疾病：食管炎、急性胃炎、胆囊炎、心肌炎、脉管炎、过敏性紫癜、咽炎、扁桃体炎、腮腺炎、牙龈出血、高脂血症等临床表现符合热扰胸膈证者。

【用药分析】 方中栀子清热燥湿，泻火除烦；香豉宣透郁热，益胃和中。

【用方思路】

1.栀子豉汤既是辨治阳明郁热证的重要代表方，又是辨治诸多杂病如脾胃病、心病、肺病等的重要基础方。

2.方中栀子既能清热，又能凉血；淡豆豉既可透散表热，又可透泻里热。从方中用药用量及调配分析得知，栀子豉汤的应用并不局限于阳明郁热证，还可用于辨治诸多杂病，如消化、循环、内分泌及代谢等系统疾病。

3.运用栀子豉汤辨治的病证（无论病变部位在脾胃或在心）以阳明热郁为主，其治当清透郁热。

【随证加减】 若夹虚寒，可与干姜黄连黄芩人参汤合方用之；若夹痰热，可与小陷胸汤合方用之；若夹郁，可与四逆散合方用之。

【注意事项】 运用栀子豉汤既要辨清西医之病，又要辨清西医之病属于中医郁热证。辨西医之病可进一步了解疾病的发展演变及转变规律，辨中医之证可更好地针对西医之病选用栀子豉汤。

五、栀子甘草豉汤

【导读】 ①学用栀子甘草豉汤应重视栀子和淡豆豉的用量调配关系、栀子和甘草的用量调配关系。②栀子甘草豉汤虽是辨治热扰胸膈伤气证的重要代表方，但在临床中对阳明郁热伤气证等也具有良好治疗作用。

【方歌】 虚以栀子甘草豉，主治郁热夹气虚。

【方药】 栀子擘，十四个（14 g）　香豉绵裹，四合（10 g）　甘草炙，二两（6 g）

【用法】 上三味，以水四升，先煮栀子、甘草得二升半，内豉，煮取一升半，去滓。分二服，温进一服。得吐者，止后服。

【功用】 清宣郁热，和中益气。

【适应证】

1.中医病证：热扰胸膈证伴有少气乏力或阳明热郁证伴有少气乏力。

2.西医疾病：食管炎、急性胃炎、胆囊炎、心肌炎、脉管炎、过敏性紫癜、咽炎、扁桃体炎、腮腺炎、牙龈出血等临床表现符合热扰胸膈证者。

【用药分析】 方中栀子清热燥湿，泻火除烦；香豉宣透郁热，益胃和中；甘草补益中气。

【用方思路】

1.栀子甘草豉汤既是辨治阳明郁热伤气证的重要代表方，又是辨治诸多杂病如脾胃病、心病、肺病等的重要基础方。

2.方中栀子既能清热，又能凉血；淡豆豉既可透散表热，又可透泻里热；甘草补益诸脏腑及营卫之气。从方中用药用量及调配分析得知，栀子甘草豉汤的应用并不局限于阳明郁热伤气证，还可用于辨治诸多杂病，如消化、循环、内分泌及代谢等系统疾病。

3.运用栀子甘草豉汤辨治的病证（无论病变部位在脾胃或在心）以阳明热郁伤气为主，其治当清透郁热兼益气。

【随证加减】 若夹虚寒，可与干姜黄连黄芩人参汤合方用之；若夹痰热，可与小陷胸汤合方用之；若夹郁，可与四逆散合方用之。

【注意事项】 运用栀子甘草豉汤既要辨清西医之病，又要辨清西医之病属于中医郁热伤气证。辨西医之病可进一步了解疾病的发展演变及转变规律，辨中医之证可更好地针对西医之病选用栀子甘草豉汤。

六、栀子生姜豉汤

【导读】 ①学用栀子生姜豉汤应重视栀子和淡豆豉的用量调配关系、栀子和生姜的用量调配关系。②栀子生姜豉汤虽是辨治热扰胸膈气逆证的重要代表方，但在临床中对阳明郁热气逆证等也具有良好治疗作用。

【方歌】 呕以栀子生姜豉，主治郁热夹呕逆。

【方药】 栀子擘，十四个（14 g） 香豉绵裹，四合（10 g） 生姜五两（15 g）

【用法】 上三味，以水四升，先煮栀子、生姜得二升半，内豉，煮取一升半，去滓。分二服，温进一服。得吐者，止后服。

【功用】 清宣郁热，降逆和胃。

【适应证】

1.中医病证：热扰胸膈证伴有胃气上逆或阳明热郁证伴有胃气上逆。

2.西医疾病：食管炎、急性胃炎、胆囊炎、心肌炎、脉管炎、过敏性紫癜、咽炎、扁桃体炎、腮腺炎、牙龈出血等临床表现符合热扰胸膈证者。

【用药分析】 方中栀子清热燥湿，泻火除烦；香豉宣透郁热，益胃和中；生姜降逆和胃。

【用方思路】

1.栀子生姜豉汤既是辨治阳明郁热气逆证的重要代表方，又是辨治诸多杂病如脾胃病、心病、肺病等的重要基础方。

2.方中栀子既能清热，又能凉血；淡豆豉既可透散表热，又透泻里热，生姜辛散降逆和中。从方中用药用量及调配分析得知，栀子生姜豉汤的应用并不局限于阳明郁热气逆证，还可用于辨治诸多杂病，如消化、循环、内分泌及代谢等系统疾病。

3.运用栀子生姜豉汤辨治的病证（无论病变部位在脾胃或在心）以阳明热郁气逆为主，其治当清透郁热。

【随证加减】 若夹虚寒，可与旋覆代赭汤合方用之；若夹痰热，可与小陷胸汤合方用之；若夹郁，可与橘枳姜汤合方用之。

【注意事项】 运用栀子生姜豉汤既要辨清西医之病，又要辨清西医之病属于中医郁热证气逆。辨西医之病可进一步了解疾病的发展演变及转变规律，辨中医之证可更好地针对西医之病选用栀子生姜豉汤。

七、栀子厚朴汤

【导读】 ①学用栀子厚朴汤应重视栀子和厚朴的用量调配关系、厚朴和枳实的用量调配关系。②栀子厚朴汤虽是辨治热扰胸腹证的重要代表方，但在临床中对阳明郁热气滞证等也具有良好治疗作用。

【方歌】 栀子厚朴汤枳实，心烦腹满卧不安，清热除满宽胸腹，热郁胸腹此方宜。

【方药】 栀子擘，十四个（14 g） 厚朴炙，去皮，四两（12 g） 枳实水浸，炙令黄，四枚（4 g）

【用法】 上三味，以水三升半，煮取一升半，去滓。分二服，温进一服。得吐者，止后服。

【功用】 清热除烦，宽胸消满。

【适应证】

1.中医病证：热郁胸腹证。心烦，脘腹胀满，或胸闷，卧起不安，或食欲减退，或呕吐，舌红、苔黄，脉数。

2.西医疾病：食管炎，急性胃炎，急、慢性胆囊炎，慢性胰腺炎，心肌炎，心律不齐，心肌缺血，肋间神经炎，神经性头痛等临床表现符合热扰胸腹证者。

【用药分析】 方中栀子清泻郁热；枳实破结气，消胀满；厚朴下气除满。

【用方思路】

1.栀子厚朴汤既是辨治阳明郁热气滞证的重要代表方，又是辨治诸多杂病如脾胃病、肺病、肝病、心病等的重要基础方。

2.方中栀子既能清热，又能凉血；厚朴、枳实既可行气，又可降逆。从方中用药用量及调配分析得知，栀子厚朴汤的应用并不局限于阳明郁热气滞证，还可用于辨治诸多杂病，如消化、呼吸、循环、内分泌等系统疾病。

3.运用栀子厚朴汤辨治的病证（无论病变部位在脾胃、在肝或在心）以阳明热郁气滞为主，其治当清透郁热，行气降逆。

【随证加减】 若夹寒湿，可与甘姜苓术汤合方用之；若夹瘀热，可与桃核承气汤合方用之。

【注意事项】 运用栀子厚朴汤既要辨清西医之病，又要辨清西医之病属于中医热郁气滞证。辨西医之病可进一步了解疾病的发展演变及转变规律，辨中医之证可更好地针对西医之病选用栀子厚朴汤。

八、枳实栀子豉汤

【导读】 ①学用枳实栀子豉汤应重视栀子和枳实的用量调配关系、淡豆豉和枳实的用量调配关系。②枳实栀子豉汤虽是辨治热扰胸膈夹气滞证的重要代表方，但在临床中对阳明郁热夹气滞证等也具有良好治疗作用。

【方歌】 枳实栀子香豉汤，脘腹胀满与心烦，邪热内扰兼气滞，清热除满行气方。

【方药】 枳实炙，三枚（3 g）　栀子擘，十四个（14 g）　香豉绵裹，一升（24 g）

【用法】 上三味，以清浆水七升，空煮取四升，内枳实、栀子，煮取二升，下豉，更煮五六沸，去滓。温分三服，覆令微似汗。若有宿食，内大黄，如博棋子大五六枚，服之愈。

【功用】 清热除烦，宽中行气。

【适应证】

1.中医病证：热扰胸腹夹气滞证。脘腹灼热，或痞满，或胀痛，心烦，身热，舌红、苔黄，脉数。

2.西医疾病：食管炎，急性胃炎，急、慢性胆囊炎，慢性胰腺炎，心肌炎，心律不齐，心肌缺血，肋间神经炎，神经性头痛等临床表现符合热扰胸腹夹气滞证者。

【用药分析】 方中枳实清泻郁热，行气导滞；栀子清泻郁热；香豉宣透郁热；清浆水调中开胃。

【用方思路】

1.枳实栀子豉汤既是辨治阳明郁热气滞证的重要代表方，又是辨治诸多杂病如脾胃病、心病等的重要基础方。

2.方中枳实既行气，又清热；栀子既能清热，又能凉血；淡豆豉既可透散表热，又透泻里热。从方中用药用量及调配分析得知，枳实栀子豉汤的应用并不局限于阳明郁热气滞证，还可用于辨治诸多杂病，如消化、循环、内分泌及代谢等系统疾病。

3.运用枳实栀子豉汤辨治的病证（无论病变部位在脾胃、在肝或在心）以阳明热郁气滞为主，其治当清透郁热，行气降逆。

【随证加减】 若夹痰热，可与小陷胸汤合方用之；若夹瘀，可与桂枝茯苓丸合方用之；若夹脾虚，可与枳术汤合方用之。

【注意事项】 运用枳实栀子豉汤既要辨清西医之病，又要辨清西医之病属于中医郁热气滞证。辨西医之病可进一步了解疾病的发展演变及转变规律，辨中医之证可更好地针对西医之病选用枳实栀子豉汤。

九、大黄黄连泻心汤

【导读】 ①学用大黄黄连泻心汤应重视大黄和黄连的用量调配关系。②大黄黄连泻心汤虽是辨治脾胃郁热痞证的重要代表方，但在临床中对心肝郁热证等也具有良好治疗作用。

【方歌】 大黄黄连泻心汤，泻热消痞和胃方，主治脾胃邪热痞，不用煎煮用沸汤。

【方药】 大黄二两（6 g）　黄连一两（3 g）

【用法】 上二味，以麻沸汤二升，渍之，须臾，绞去滓。分温再服。

【功用】 泻热，消痞，和胃。

【适应证】

1.中医病证：脾胃积热证。心下痞满，按之濡软，或胃脘满痛，以满为主，或胸脘腹疼痛，舌红、苔黄，脉数。

2.西医疾病：上消化道出血，急、慢性肠胃炎，急性胆囊炎，幽门螺杆菌相关性胃病，高脂血症，血管硬化，脑血栓，肺结核出血，支气管扩张咯血，急性溃疡性口腔炎，小儿急性口疮，牙龈炎，急性扁桃体炎，慢性骨髓炎，乙型脑炎，精神分裂症，三叉神经痛等临床表现符合脾胃郁热痞证者。

【用药分析】 方中大黄苦寒，泻热燥湿；黄连苦寒，清热燥湿。

【用方思路】

1.大黄黄连泻心汤既是辨治脾胃积热证的重要代表方，又是辨治诸多杂病如脾胃病、心病等的重要基础方。

2.方中大黄既泻热，又导滞；黄连既清热，又除烦。从方中用药用量及调配分析得知，大黄黄连泻心汤的应用并不局限于脾胃积热证，还可用于辨治诸多杂病，如消化、循环、内分泌及代谢等系统疾病。

3.运用大黄黄连泻心汤辨治的病证（无论病变部位在脾胃、在肝或在心）以脾胃积热为主，其治当清泻积热。

【随证加减】 若夹寒，可与理中丸合方用之；若夹瘀，可与桃核承气汤合方用之；若夹寒痰，可与赤丸合方用之。

【注意事项】 运用大黄黄连泻心汤既要辨清西医之病，又要辨清西医之病属于中医积热证。辨西医之病可进一步了解疾病的发展演变及转变规律，辨中医之证可更好地针对西医之病选用大黄黄连泻心汤。

十、大黄甘草汤

【导读】 ①学用大黄甘草汤应重视大黄和甘草的用量调配关系。②大黄甘草汤虽是辨治胃热气逆证的重要代表方，但在临床中对肝肺气逆证等也具有良好治疗作用。

【方歌】 降逆大黄甘草汤，主治胃热气逆方，口干口苦与口渴，食已即吐用之良。

【方药】 大黄四两（12 g）　甘草一两（3 g）

【用法】 上二味，以水三升，煮取一升，分温再服。

【功用】 清热泻实，和胃降逆。

【适应证】

1.中医病证：胃热气逆伤气证。口干，口渴，口苦，呕吐，或食已即吐，或大便干，或心烦，舌红、苔黄，脉滑或数。

2.西医疾病：急性胃炎、幽门水肿、食管炎、肝炎、急性胆囊炎、慢性肾炎、肾病综合征、传染性脓疱疮、过敏性皮炎等临床表现符合胃热气逆证者。

【用药分析】 方中大黄苦寒泻热；甘草甘平缓急。

【用方思路】

1.大黄甘草汤既是辨治胃热气逆伤气证的重要代表方，又是辨治诸多杂病如脾胃病、心病、肾病、肝病、皮肤病等的重要基础方。

2.方中大黄既泻热，又导滞；甘草既益气，又清热。从方中用药用量及调配分析得知，大黄甘草汤的应用并不局限于胃热气逆证，还可用于辨治诸多杂病，如消化、泌尿、循环、内分泌及代谢等系统疾病。

3.运用大黄甘草汤辨治的病证（无论病变部位在脾胃、在肝或在心）以胃热气逆伤气为主，其治当泻热或兼益气。

【随证加减】 若夹寒，可与吴茱萸汤合方用之；若夹痰热，可与小陷胸汤合方用之；若夹郁，可与橘枳姜汤合方用之。

【注意事项】 运用大黄甘草汤既要辨清西医之病，又要辨清西医之病属于中医胃热气逆伤气证。辨西医之病可进一步了解疾病的发展演变及转变规律，辨中医之证可更好地针对西医之病选用大黄甘草汤。

十一、橘皮竹茹汤

【导读】 ①学用橘皮竹茹汤应重视橘皮和竹茹的用量调配关系、生姜和人参的用量调配关系、大枣和甘草的用量调配关系。②橘皮竹茹汤虽是辨治虚热呃逆证的重要代表方，但在临床中对肺胃气逆证等也具有良好治疗作用。

【方歌】 橘皮竹茹汤人参，甘草大枣与生姜，脾胃气虚夹热哕，补虚和胃逆能降。

【方药】 橘皮二升（48 g）　竹茹二升（48 g）　大枣三十枚　人参一两（3 g）　生姜半斤（24 g）　甘草五两（15 g）

【用法】 上六味，以水一斗，煮取三升。温服一升，日三服。

【功用】 补虚清热，和胃降逆。

【适应证】

1.中医病证：脾胃虚热气逆证。呃逆不止，或干呕，或神疲，舌红、苔薄黄，脉虚弱。

2.西医疾病：急、慢性胃炎，重症肝炎顽固性呕吐，膈肌痉挛，胃及十二指肠溃疡，肾衰竭等临床表现符合脾胃虚热气逆证者。

【用药分析】 方中橘皮理气醒脾和胃；竹茹清热和胃降逆；生姜温中和胃降逆；人参补益中气；大枣、甘草益气和中。

【用方思路】

1.橘皮竹茹汤既是辨治脾胃虚热气逆证的重要代表方，又是辨治诸多杂病如脾胃病、肺病、肝病等的重要基础方。

2.方中橘皮既清热，又降逆；陈皮、生姜既温化，又降逆；人参、大枣、甘草补五脏六腑之气。从方中用药用量及调配分析得知，橘皮竹茹汤的应用并不局限于脾胃虚热气逆证，还可用于辨治诸多杂病，如消化、呼吸、内分泌等系统疾病。

3.运用橘皮竹茹汤辨治的病证（无论病变部位在脾胃、在肝或在肺）以脾胃虚热气逆为主，其治当清热益气降逆。

【随证加减】 若夹虚寒，可与理中丸合方用之；若夹寒结，可与大黄附子汤合方用之；若夹湿热，可与栀子生姜豉汤合方用之。

【注意事项】 运用橘皮竹茹汤既要辨清西医之病，又要辨清西医之病属于中医脾胃虚热气逆证。辨西医之病可进一步了解疾病的发展演变及转变规律，辨中医之证可更好地针对西医之病选用橘皮竹茹汤。

十二、竹皮大丸

【导读】 ①学用竹皮大丸应重视竹茹和石膏的用量调配关系、桂枝和白薇的用量调配关系。②竹皮大丸虽是辨治虚热烦逆证的重要代表方，但在临床中对肝胃郁热证等也具有良好治疗作用。

【方歌】 竹皮大丸产后方，石膏桂枝甘草彰，白薇大枣治烦逆，清热补虚能通阳。

【方药】 生竹茹二分（6g）　石膏二分（6g）　桂枝一分（3g）甘草七分（21g）　白薇一分（3g）

【用法】 上五味，末之，枣肉和丸如弹子大，以饮服一丸，日三夜二服。有热者倍白薇，烦喘者加柏实一分。

【功用】 清热和胃，补虚通阳。

【适应证】

1.中医病证：（产后）脾胃虚热烦逆证。恶心，呕吐，心烦，四肢倦怠，乏力，或口干，或大便干，或小便赤，舌红少苔，脉虚数。

2.西医疾病：妊娠呕吐、妊娠中毒症、病毒性肝炎、急性胃炎、消化性溃疡、反流性食管炎、心肌炎等临床表现符合虚热烦逆证者。

【用药分析】 方中竹茹清热降逆；石膏清泻郁热；桂枝温胃降逆；白薇清热凉血解毒；大枣、甘草补益中气。

【用方思路】

1.竹皮大丸既是辨治脾胃虚热内烦证的重要代表方，又是辨治诸多杂病如脾胃病、肝病、心病等的重要基础方。

2.方中竹茹既清热，又降逆；石膏既清热，又生津；白薇既清热，又渗利；桂枝通表里内外之阳气；甘草益气和中。从方中用药用量及调配分析得知，竹皮大丸的应用并不局限于脾胃虚热内烦证，还可用于辨治诸多杂病，如消化、循环、内分泌及代谢等系统疾病。

3.运用竹皮大丸辨治的病证（无论病变部位在脾胃、在肝或在心）以脾胃虚热内烦为主，其治当清热除烦。

【随证加减】 若夹郁，可与橘枳姜汤合方用之；若夹湿热，可与栀子柏皮汤合方用之；若夹热结，可与大黄甘草汤合方用之。

【注意事项】 运用竹皮大丸既要辨清西医之病，又要辨清西医之病属于中医郁热内烦证。辨西医之病可进一步了解疾病的发展演变及转变规律，辨中医之证可更好地针对西医之病选用竹皮大丸。

十三、越婢加术汤

【导读】 ①学用越婢加术汤应重视麻黄和石膏的用量调配关系、麻黄和白术的用量调配关系、大枣和麻黄的用量调配关系。②越婢加术汤虽是辨治脾胃阳郁水气证的重要代表方，但在临床中对肺肾郁热水气证等也具有良好治疗作用。

【方歌】 越婢加术汤麻黄，石膏甘草大枣姜，主治面目身黄肿，行水清热理脾胃。

【方药】 麻黄六两（18 g） 石膏半斤（24 g） 生姜三两（9 g） 大枣十五枚 甘草二两（6 g） 白术四两（12 g）

【用法】 上六味，以水六升，先煮麻黄去沫，内诸药，煮取三升，分温三服。恶风加附子一枚，炮。

【功用】 调理脾胃，行水清热。

【适应证】

1.中医病证：脾胃阳郁水气证。腹大，身重，四肢倦怠烦热，心烦，小便难，一身面目浮肿，或口渴，舌红、苔薄黄，脉沉。

2.西医疾病：急、慢性胃炎，慢性胆囊炎，支气管炎，支气管肺炎，流行性感冒等临床表现符合阳郁水气证者。

【用药分析】 方中麻黄发汗解表利水；生姜辛散行水；石膏清泻郁热；白术健脾益气制水；大枣、甘草补益中气。

【用方思路】

1.越婢加术汤既是辨治脾胃阳郁水气证的重要代表方，又是辨治诸多杂病如脾胃病、肺病、肾病、皮肤病等的重要基础方。

2.方中麻黄、生姜既可走营卫，又可行脏腑；石膏可清泻内外之热；大枣、甘草可补诸脏腑之气。从方中用药用量及调配分析得知，越婢加术汤的应用并不局限于脾胃阳郁水气证，还可用于辨治诸多杂病，如消化、呼吸、泌尿、内分泌等系统疾病。

3.运用越婢加术汤辨治的病证（无论病变部位在脾胃、在肝或在肾）以脾胃阳郁水气为主，其治当清热通阳行水。

【随证加减】 若夹水气，可与五苓散合方用之；若夹阳虚，可与真武汤合方用之；若夹湿热，可与葛根芩连汤合方用之。

【注意事项】 运用越婢加术汤既要辨清西医之病，又要辨清西医之病属于中医阳郁水气证。辨西医之病可进一步了解疾病的发展演变及转变规律，辨中医之证可更好地针对西医之病选用越婢加术汤。

第二节 脾胃寒证用方

一、理中丸

【导读】 ①学用理中丸应重视人参和白术的用量调配关系、人参和干姜的用量调配关系。②理中丸虽是辨治脾胃虚寒证的重要代表方，但在临床中对心肺虚寒证、阳虚出血证等也具有良好治疗作用。

【方歌】 理中汤主理中乡，参术甘草与干姜，脾胃虚寒与霍乱，虚寒胸痹在温阳。

【方药】 人参 干姜 甘草炙 白术各三两（9 g）

【用法】 上四味，捣筛，蜜和为丸，如鸡子黄许大。以沸汤数合，和一丸，研碎，温服之。日三四，夜二服。腹中未热，益至三四丸，然不及汤。汤法：以四物依两数切，用水八升，煮取三升，去滓。温服一升，日三服。若脐上筑者，肾气动也，去术加桂四两；吐多者，去术加生姜三两；下多者，还用术；悸者加茯苓二两；渴欲得水者，加术，足前成四两半；腹中痛者，加人参，足前成四两半；寒者，加干姜足前成四两半；腹满者，去术，加附子一枚。服汤后，如食顷，饮热粥一升许，微自温，勿发揭衣被。

【功用】 温中祛寒，益气健脾。

【适应证】

1.中医病证：①脾胃虚寒证。脘腹疼痛或胀满，喜温喜按，或呕吐，或下利，倦怠乏力，食欲减退，舌淡、苔薄白，脉虚弱或沉细。②阳虚喜唾证、虚寒胸痹证、虚寒霍乱证、阳虚出血证及小儿慢惊风等。

2.西医疾病：急、慢性肠胃炎，胃及十二指肠溃疡，胃下垂，慢性细菌性痢疾，上消化道出血，慢性肝炎，慢性胆囊炎，冠心病，风湿性心脏病，慢性肾功能不全，小儿多涎症等临床表现符合脾胃虚寒证者。

【用药分析】方中人参补益中气；干姜温中散寒；白术健脾益气；甘草益气和中。

【用方思路】

1.理中丸既是辨治脾胃虚寒证的重要代表方，又是辨治诸多杂病如脾胃病、心病、肺病、肝病等的重要基础方。

2.方中人参、白术、甘草可补五脏六腑及营卫之气，干姜可温诸脏腑及营卫之气。从方中用药用量及调配分析得知，理中丸的应用并不局限于脾胃虚寒证，还可用于辨治诸多杂病，如消化、循环、呼吸、内分泌及代谢等系统疾病。

3.运用理中丸辨治的病证（无论病变部位在脾胃、在肝或在心）以脾胃虚寒为主，其治当温中益气。

【随证加减】若夹热，可与白虎汤合方用之；若夹郁，可与四逆散合方用之；若夹出血，可与黄土汤合方用之；若夹瘀，可与桂枝茯苓丸合方用之。

【注意事项】运用理中丸既要辨清西医之病，又要辨清西医之病属于中医虚寒证。辨西医之病可进一步了解疾病的发展演变及转变规律，辨中医之证可更好地针对西医之病选用理中丸。

二、大建中汤

【导读】①学用大建中汤应重视人参和干姜的用量调配关系、人参和蜀椒的用量调配关系。②大建中汤虽是辨治脾胃寒痛证的重要代表方，但在临床中对心肝寒痛证等也具有良好治疗作用。

【方歌】大建中汤参干姜，蜀椒胶饴合成方，心胸寒痛不可近，温中补虚止痛强。

【方药】蜀椒去汗，二合（5 g）　干姜四两（12 g）　人参二两（6 g）

【用法】 上三味，以水四升，煮取二升，去滓。内胶饴一升，微火煎取一升半，分温再服。如一炊顷，可饮粥二升，后更服，当一日食糜，温服之（汤剂：水煎服）。

【功用】 温中散寒，补虚止痛。

【适应证】

1.中医病证：脾胃寒痛证。心胸中大寒痛，呕不能饮食，脘腹冷痛，上冲皮起，出见有头足，上下痛而不可触近，舌淡、苔薄白，脉紧或弱。

2.西医疾病：肠胃痉挛，急、慢性胃炎，胃及十二指肠溃疡，胃下垂，慢性非特异性结肠炎，心肌炎，心肌缺血，心绞痛等临床表现符合脾胃寒痛证者。

【用药分析】 方中干姜温中散寒；蜀椒温中止痛；人参益气和中；胶饴益气生血。

【用方思路】

1.大建中汤既是辨治脾胃寒痛证的重要代表方，又是辨治诸多杂病如脾胃病、心病、皮肤病等的重要基础方。

2.方中干姜、蜀椒可温五脏六腑及营卫之阳，人参、胶饴可补诸脏腑及营卫之气。从方中用药用量及调配分析得知，大建中汤的应用并不局限于脾胃寒痛证，还可用于辨治诸多杂病如消化、循环、皮肤病、内分泌等系统疾病。

3.运用大建中汤辨治的病证（无论病变部位在脾胃或在心）以脾胃寒痛为主，其治当温中益气止痛。

【随证加减】 若夹热，可与干姜黄连黄芩人参汤合方用之；若夹瘀，可与桂枝茯苓丸合方用之；若夹寒痰，可与赤丸合方用之。

【注意事项】 运用大建中汤既要辨清西医之病，又要辨清西医之病属于中医寒痛证。辨西医之病可进一步了解疾病的发展演变及转变规律，辨中医之证可更好地针对西医之病选用大建中汤。

三、黄芪建中汤

【导读】①学用黄芪建中汤应重视桂枝和黄芪的用量调配关系、黄芪与芍药的用量调配关系。②黄芪建中汤虽是辨治脾胃虚寒证的重要代表方，但在临床中对心肺虚寒证等也具有良好治疗作用。

【方歌】小建中汤加黄芪，脾胃虚弱用之良，虚劳里急诸不足，温补脾胃气血养。

【方药】桂枝去皮，三两（9 g）　甘草炙，二两（6 g）　芍药六两（18 g）　生姜切，三两（9 g）　大枣擘，十二枚　胶饴一升（70 mL）黄芪一两半（4.5 g）

【用法】上七味，以水七升，煮取三升，去滓。内胶饴，更上微火消解。温服一升，日三服。呕家，不可用建中汤，以甜故也。气短，胸满者，加生姜；腹满者，去枣，加茯苓一两半；及疗肺虚损不足，补气加半夏三两。

【功用】补中益气，温养气血。

【适应证】

1.中医病证：脾胃气虚寒证。胃脘或腹隐隐作痛或急痛，喜温喜按，疼痛因劳累而加重，饮食不振，四肢无力，倦怠，或自汗，或盗汗，或身重，或手足不仁，面色萎黄，大便溏，舌淡、苔薄白，脉弱。

2.西医疾病：肠胃痉挛，急、慢性胃炎，胃及十二指肠溃疡，胃下垂，慢性非特异性结肠炎，心肌炎，心肌缺血，心绞痛等临床表现符合脾胃寒痛证者。

【用药分析】方中黄芪补益中气；胶饴补益气血；桂枝温通脾阳，芍药益营缓急；生姜调理脾胃；大枣、甘草益气和中。

【用方思路】

1.黄芪建中汤既是辨治脾胃气虚寒证的重要代表方，又是辨治诸多杂病如脾胃病、心病、肝病、皮肤病等的重要基础方。

151

2.方中桂枝、生姜既可调理营卫，又可调理脏腑；芍药既可益营卫，又可益脏腑；黄芪、甘草、大枣可补诸脏腑及营卫之气。从方中用药用量及调配分析得知，黄芪建中汤的应用并不局限于脾胃气虚寒证，还可用于辨治诸多杂病，如消化、循环、内分泌及代谢系统疾病和皮肤病等。

3.运用黄芪建中汤辨治的病证（无论病变部位在脾胃、在肝或在心）以脾胃气虚寒为主，其治当补益气血。

【随证加减】 若夹热，可与竹叶石膏汤合方用之；若夹郁，可与橘枳姜汤合方用之；若夹痰热，可与小陷胸汤合方用之。

【注意事项】 运用黄芪建中汤既要辨清西医之病，又要辨清西医之病属于中医气虚夹寒证。辨西医之病可进一步了解疾病的发展演变及转变规律，辨中医之证可更好地针对西医之病选用黄芪建中汤。

四、附子粳米汤

【导读】 ①学用附子粳米汤应重视附子和粳米的用量调配关系、附子和半夏的用量调配关系。②附子粳米汤虽是辨治脾胃寒饮证的重要代表方，但在临床中对心肺寒饮证等也具有良好治疗作用。

【方歌】 脾胃附子粳米汤，半夏甘草大枣方，腹中寒痛有雷鸣，化饮散寒又温阳。

【方药】 附子炮，一枚（5g）　半夏半升（12g）　甘草一两（3g）大枣十枚　粳米半升（12g）

【用法】 上五味，以水八升，煮米熟，汤成，去滓。温服一升，日三服。

【功用】 温阳散寒，化饮降逆。

【适应证】

1.中医病证：脾胃寒饮证。呕吐，或吐涎沫，腹中寒痛，甚则剧痛，畏寒，腹中雷鸣，大便溏，胸胁逆满，肢体困重，乏力，舌淡、苔薄白，脉沉迟。

2.西医疾病：慢性胃炎、慢性肠炎、慢性食管炎、心肌缺血、房室传导阻滞、病毒性心肌炎、细菌性心肌炎等临床表现符合脾胃寒饮证者。

【用药分析】 方中附子温壮阳气；半夏醒脾燥湿；粳米补益脾胃；大枣、甘草补益中气。

【用方思路】

1.附子粳米汤既是辨治脾胃寒饮证的重要代表方，又是辨治诸多杂病如脾胃病、心病、肺病等的重要基础方。

2.方中附子可温壮诸脏腑之气；半夏可醒脾燥湿化饮；粳米、甘草、大枣可补诸脏腑及营卫之气。从方中用药用量及调配分析得知，附子粳米汤的应用并不局限于脾胃寒饮证，还可用于辨治诸多杂病，如消化、循环、呼吸、内分泌及代谢等系统疾病。

3.运用附子粳米汤辨治的病证（无论病变部位在脾胃、在肺或在心）以脾胃寒饮为主，其治当温阳化饮益气。

【随证加减】 若夹热，可与干姜黄连黄芩人参汤合方用之；若夹气郁；可与四逆散合方用之；若夹瘀热，可与桃核承气汤合方和之。

【注意事项】 运用附子粳米汤既要辨清西医之病，又要辨清西医之病属于中医寒饮凝结证。辨西医之病可进一步了解疾病的发展演变及转变规律，辨中医之证可更好地针对西医之病选用附子粳米汤。

五、大半夏汤

【导读】 ①学用大半夏汤应重视半夏和人参的用量调配关系、半夏和白蜜的用量调配关系。②大半夏汤虽是辨治脾胃虚寒饮逆证的重要代表方，但在临床中对心肺虚寒夹饮证等也具有良好治疗作用。

【方歌】 大半夏汤蜜人参，胃反呕吐最相宜，补气降逆能化饮，朝食暮吐此方医。

【方药】 半夏洗，完用，二升（48 g）　人参三两（9 g）　白蜜一升（60 mL）

【用法】 上三味，以水一斗二升，和蜜扬之二百四十遍，煮取二升半，温服一升，余分再服。

【功用】 补气降逆，温中化饮。

【适应证】

1.中医病证：脾胃虚寒饮逆证。朝食暮吐，或暮食朝吐，或呕吐涎沫，或饮食不消，四肢乏力，懒动，脘腹冷痛，或胸中冷，苔白滑，脉浮涩或弦迟。

2.西医疾病：肠胃炎、神经性呕吐、幽门水肿性呕吐、幽门梗阻或不完全性梗阻、贲门痉挛、支气管炎、支气管肺炎、慢性阻塞性肺疾病等临床表现符合脾胃虚寒饮逆证者。

【用药分析】 方中半夏醒脾降逆；人参益气和中；白蜜益气缓急。

【用方思路】

1.大半夏汤既是辨治脾胃虚寒饮逆证的重要代表方，又是辨治诸多杂病如脾胃病、心病、肺病、肝病等的重要基础方。

2.方中半夏既可醒脾燥湿，又可降逆化饮；人参、白蜜可补诸脏腑及营卫之气。从方中用药用量及调配分析得知，大半夏汤的应用并不局限于脾胃虚寒饮逆证，还可用于辨治诸多杂病，如消化、循环、呼吸、内分泌等系统疾病。

3.运用大半夏汤辨治的病证（无论病变部位在脾胃、在肺或在心）以脾胃虚寒饮逆为主，其治当降逆益气。

【随证加减】 若夹虚热，可与橘皮竹茹汤合方用之；若夹痰热，可与小陷胸汤合方用之；若夹寒痰，可与赤丸合方用之。

【注意事项】 运用大半夏汤既要辨清西医之病，又要辨清西医之病属于中医虚寒饮逆证。辨西医之病可进一步了解疾病的发展演变及转变规律，辨中医之证可更好地针对西医之病选用大半夏汤。

六、赤丸

【导读】①学用赤丸应重视半夏和乌头的用量调配关系、半夏和细辛的用量调配关系、茯苓和细辛用量调配关系。②赤丸虽是辨治脾胃阳郁寒饮证的重要代表方，但在临床中对寒痰证等也具有良好治疗作用。

【方歌】赤丸茯苓半乌头，真朱与蜜酒送服，寒气厥逆脉沉迟，逐寒化饮通阳主。

【方药】茯苓四两（12 g）　乌头炮，二两（6 g）　半夏洗，四两（12 g）　细辛一两（3 g）

【用法】上四味，末之，内真朱为色，炼蜜丸如麻子大，先食酒饮下三丸，日再夜一服；不知，稍增之，以知为度。

【功用】逐寒散饮，通阳和中。

【适应证】

1.中医病证：脾胃阳郁寒痰证。脘腹疼痛，受凉加剧，脘腹有水声，或便溏，或呕吐清水，手足厥逆，头沉头昏，肢体沉重，舌质淡、苔白腻，脉沉或迟。

2.西医疾病：慢性胃炎、慢性肠炎、肠结核、结肠炎、肠易激综合征、脉管炎、冠心病心绞痛、慢性阻塞性肺疾病等临床表现符合阳郁寒痰证者。

【用药分析】方中乌头温阳逐寒；半夏醒脾燥湿化饮；茯苓健脾益气，渗湿利饮；细辛温阳化饮，散寒止痛；朱砂宁心安神；酒温通血脉；蜂蜜甘缓益气。

【用方思路】

1.赤丸既是辨治脾胃寒痰证的重要代表方，又是辨治诸多杂病如脾胃病、心病、肺病、肌肉关节病等的重要基础方。

2.方中乌头、细辛既是温阳药，又是逐痰药；半夏既是醒脾燥湿药，又是降逆化痰药；茯苓既是益气药，又是利湿化痰药。从方中用药用量及调配分析得知，赤丸的应用并不局限于脾胃寒痰证，还可用于辨治诸多杂病，如消化、循环、呼吸、运动、内分泌等系统疾病。

3.运用赤丸辨治的病证（无论病变部位在脾胃、在肺或在心）以寒痰为主，其治当温阳化痰。

【随证加减】 若夹热，可与小陷胸汤合方用之；若夹瘀，可与桂枝茯苓丸合方用之；若夹虚热，可与竹叶石膏汤合方用之。

【注意事项】 运用赤丸既要辨清西医之病，又要辨清西医之病属于中医寒痰证。辨西医之病可进一步了解疾病的发展演变及转变规律，辨中医之证可更好地针对西医之病选用赤丸。

七、白术散

【导读】 ①学用白术散应重视白术和牡蛎的用量调配关系、白术和川芎的用量调配关系、蜀椒和白术的用量调配关系。②白术散虽是辨治脾胃寒湿证的重要代表方，但在临床中对肝肾寒湿证等也具有良好治疗作用。

【方歌】 白术散是妊娠方，脾胃寒湿用此良，川芎蜀椒与牡蛎，健脾除湿功效畅。

【方药】 白术四分（12 g） 川芎四分（12 g） 蜀椒去汗，三分（9 g） 牡蛎二分（6 g）

【用法】 上四味，杵为散，酒服一钱匕，日三服，夜一服。但苦痛，加芍药；心下毒痛，倍加川芎；心烦吐痛，不能饮食，加细辛一两，半夏大者二十枚。服之后，更以醋浆水服之。若呕，以醋浆水服之；复不解者，小麦汁服之。已后渴者，大麦粥服之。病虽愈，服之勿置。

【功用】 健脾除湿，调中安胎。

【适应证】

1.中医病证：（妊娠）脾胃寒湿证。脘腹时痛，恶心，呕吐，不欲饮食，四肢不温，或困重，或带下，或腰痛，或胎动不安，舌淡、苔薄腻或滑，脉弱。

2.西医疾病：慢性胃炎、胃及十二指肠溃疡、习惯性流产、妊娠中毒症、慢性盆腔炎、慢性附件炎、心脏病、高血压等临床表现符合脾胃寒湿证者。

【用药分析】 方中白术健脾益气，燥湿和胃，兼以养胎；川芎活血行气，兼以荣胎；蜀椒温中散寒，通阳止痛；牡蛎收涩固脱；醋浆水开胃降逆，调畅气机。

【用方思路】

1.白术散既是辨治脾胃寒湿证的重要代表方，又是辨治诸多杂病如脾胃病、心病、妇科等的重要基础方。

2.方中白术既是健脾药，又是燥湿药；蜀椒既是温暖脾胃药，又是止痛药；川芎既是行气药，又是活血药；牡蛎既是固涩药，又是敛阴药。从方中用药用量及调配分析得知，白术散的应用并不局限于脾胃寒湿证，还可用于辨治诸多杂病，如消化、循环、内分泌等系统疾病及妇科疾病。

3.运用白术散辨治的病证（无论病变部位在脾胃或在心）以脾胃寒湿为主，其治当温阳化痰。

【随证加减】 若夹血虚，可与胶艾汤合方用之；若夹郁，可与四逆散合方用之；若夹阳虚，可与桂枝人参汤合方用之。

【注意事项】 运用白术散既要辨清西医之病，又要辨清西医之病属于中医寒湿证。辨西医之病可进一步了解疾病的发展演变及转变规律，辨中医之证可更好地针对西医之病选用白术散。

八、橘皮汤

【导读】 ①学用橘皮汤应重视橘皮和生姜的用量调配关系。②橘皮汤虽是辨治脾胃寒湿气逆证的重要代表方，但在临床中对肝胃寒湿气逆证等也具有良好治疗作用。

【方歌】 橘皮汤中用生姜，善治寒湿气逆方，干呕哕若手足厥，散寒降逆功效长。

【方药】　橘皮四两（12 g）　生姜半斤（24 g）

【用法】　上二味，以水七升，煮取三升。温服一升，下咽即愈。

【功用】　散寒和胃，降逆除湿。

【适应证】

1.中医病证：脾胃寒湿气逆证。呕吐，或恶心，或嗳气，脘腹寒痛，受凉呃逆频繁，或手足厥逆，舌淡、苔薄，脉沉紧。

2.西医疾病：急性胃炎、幽门不完全性梗阻、幽门水肿、神经性呕吐、妊娠呕吐、支气管炎、支气管扩张等临床表现符合脾胃寒湿气逆证者。

【用药分析】　方中橘皮温胃理气，降逆化湿；生姜温胃散寒，降逆止呕。

【用方思路】

1.橘皮汤既是辨治脾胃寒湿气逆证的重要代表方，又是辨治诸多杂病如脾胃、肺病、心病等的重要基础方。

2.方中橘皮既是行气药，又是燥湿药；生姜既是行散药，又是降逆药。从方中用药用量及调配分析得知，橘皮汤的应用并不局限于脾胃寒湿气逆证，还可用于辨治诸多杂病，如消化、循环、呼吸、内分泌等系统疾病。

3.运用橘皮汤辨治的病证（无论病变部位在脾胃、在肺或在心）以脾胃寒湿气逆为主，其治当温阳化痰。

【随证加减】　若夹虚热，可与竹叶石膏汤合方用之；若夹虚寒，可与桂枝人参汤合方用之；若夹痰热，可小陷胸汤合方用之。

【注意事项】　运用橘皮汤既要辨清西医之病，又要辨清西医之病属于中医寒湿气逆证。辨西医之病可进一步了解疾病的发展演变及转变规律，辨中医之证可更好地针对西医之病选用橘皮汤。

九、甘草麻黄汤

【导读】 ①学用甘草麻黄汤应重视甘草和麻黄的用量调配关系。②甘草麻黄汤虽是辨治脾胃阳郁水气证的重要代表方,但在临床中对肝肺阳郁水气证等也具有良好治疗作用。

【方歌】 甘草麻黄汤二味,理脾散寒发阳郁,脾胃阳郁水气证,功效显著病能愈。

【方药】 甘草二两(6 g) 麻黄四两(12 g)

【用法】 上二味,以水五升,先煮麻黄,去上沫,内甘草,煮取三升。温服一升。重覆汗出,不汗,再服。慎风寒。

【功用】 理脾散寒,发越郁阳。

【适应证】

1.中医病证:脾寒阳郁水气证。食欲减退,脘腹胀满,四肢困重,或全身水肿,或腰以上肿,按之没指,小便不利或少,身重恶寒,舌淡、苔薄白,脉缓或迟。

2.西医疾病:肾小球肾炎初期、慢性肾盂肾炎、风湿性心脏病、慢性胃炎、支气管炎、肺气肿、支气管扩张等临床表现符合脾胃阳郁水气证者。

【用药分析】 方中甘草益气和中;麻黄宣发郁阳,温散水气。

【用方思路】

1.甘草麻黄汤既是辨治脾寒阳郁水气证的重要代表方,又是辨治诸多杂病如脾胃病、心病、肺病、肾病、皮肤病等的重要基础方。

2.方中甘草既是益气药,又是缓急药;麻黄既是宣散药,又是利水药。从方中用药用量及调配分析得知,甘草麻黄汤的应用并不局限于阳郁水气证,还可用于辨治诸多杂病,如消化、循环、泌尿、呼吸、内分泌等系统疾病。

3.运用甘草麻黄汤辨治的病证(无论病变部位在脾胃、在肺或在肾)以阳郁水气为主,其治当温阳化痰。

【随证加减】 若夹阳虚，可与真武汤合方用之；若夹虚热，可与猪苓汤合方用之；若夹湿热，可与牡蛎泽泻散合方用之。

【注意事项】 运用甘草麻黄汤既要辨清西医之病，又要辨清西医之病属于中医阳郁水气证。辨西医之病可进一步了解疾病的发展演变及转变规律，辨中医之证可更好地针对西医之病选用甘草麻黄汤。

十、大乌头煎

【导读】 ①大乌头煎的组成药物仅有一味，单用有一定局限性，最好合方应用。②大乌头煎虽是辨治脾胃寒凝证的重要代表方，但在临床中对关节肌肉寒凝证等也具有良好治疗作用。

【方歌】 大乌头煎逐阴寒，主治腹痛与寒疝，乌头与蜜要同煎，能愈厥逆与白汗。

【方药】 乌头熬，去皮，不㕮咀，大者五枚（15 g）

【用法】 上以水三升，煮取一升，去滓。内蜜二升，煎令水气尽，取二升。强人服七合；弱人服五合。不差，明日更服，不可日再服。

【功用】 温中逐寒，通阳止痛。

【适应证】

1.中医病证：脾胃寒凝证。脘腹疼痛，或绕脐痛，或痛则冷汗出，手足厥逆，或呕吐，舌淡、苔薄白，脉沉紧或弦紧。

2.西医疾病：肠胃痉挛、慢性胃炎、慢性肠炎、类风湿关节炎、风湿性关节炎、冠心病、心律不齐等临床表现符合脾胃寒凝证者。

【用药分析】 方中乌头温阳逐寒止痛。

【用方思路】

1.大乌头煎既是辨治脾胃寒凝证的重要代表方，又是辨治诸多杂病如脾胃病、心病、肌肉关节病等的重要基础方。

2.方中乌头可温五脏六腑气血及筋骨营卫之阳气。大乌头煎的应用并不局限于脾胃寒凝证，还可用于辨治诸多杂病，如消化、循环、运动等系统疾病。

3.运用大乌头煎辨治的病证（无论病变部位在脾胃、在肝肾或在心）以寒凝为主，其治当温阳逐寒

【随证加减】　若夹气血虚，可与乌头汤合方用之；若夹郁热，可与白虎加桂枝汤合方用之；若夹寒湿，可与麻黄加术汤合方用之。

【注意事项】　运用大乌头煎既要辨清西医之病，又要辨清西医之病属于中医寒凝证。辨西医之病可进一步了解疾病的发展演变及转变规律，辨中医之证可更好地针对西医之病选用大乌头煎。

第三节　脾胃寒热夹杂或湿热证用方

一、半夏泻心汤

【导读】　①学用半夏泻心汤应重视半夏和干姜的用量调配关系、黄连和黄芩的用量调配关系、半夏和人参的用量调配关系。②半夏泻心汤虽是辨治脾胃寒热夹虚证的重要代表方，但在临床中对脾胃湿热证、脾胃寒湿证等也具有良好治疗作用。

【方歌】　半夏泻心黄连芩，甘草干姜枣人参，心下痞满或呕利，中虚湿热痞证审。

【方药】　半夏洗，半升（12 g）　黄芩三两（9 g）　人参三两（9 g）　干姜三两（9 g）　甘草三两（9 g）　黄连一两（3 g）　大枣擘，十二枚

【用法】　上七味，以水一斗，煮取六升，去滓，再煎取三升。温服一升，日三服。

【功用】　补虚泻热，除湿消痞。

【适应证】

1.中医病证：中虚寒热错杂痞证。心下痞，但满不痛，困倦乏力，或呕吐，或肠鸣下利，舌淡、苔薄黄或腻，脉弱或数。

2.西医疾病：慢性胃炎、胃及十二指肠溃疡、胃下垂、胃扩张、肠易激综合征、慢性肝炎、慢性胆囊炎、慢性肠炎等临床表现符合中虚寒热错杂痞证者。

【用药分析】方中黄连、黄芩清热燥湿；半夏醒脾燥湿降逆；干姜温中和胃；人参、大枣、炙甘草补益中气。

【用方思路】

1.半夏泻心汤既是辨治脾胃寒热夹虚或湿热证的重要代表方，又是辨治诸多杂病如脾胃病、心病、肝病、肌肉关节病、皮肤病等的重要基础方。

2.方中黄连、黄芩既可辨治脏腑湿热，又可辨治营卫肌肤湿热；干姜可温诸脏腑之阳；半夏既可辨治脏腑痰湿，又可辨治营卫肌肤痰湿；人参、大枣、甘草可补诸脏腑之气。从方中用药用量及调配分析得知，半夏泻心汤的应用并不局限于脾胃寒热夹虚或湿热证，还可用于辨治诸多杂病，如消化、循环、运动系统疾病及皮肤病等。

3.运用半夏泻心汤辨治的病证（无论病变部位在脾胃、在肝肾或在心）以寒热夹虚或湿热为主，其治当温阳清热益气。

【随证加减】若夹痰热，可与小陷胸汤合方用之；若夹气郁，可与四逆散合方用之；若夹瘀，可与桂枝茯苓丸合方用之；若夹寒痰，可与赤丸合方用之。

【注意事项】运用半夏泻心汤既要辨清西医之病，又要辨清西医之病属于中医寒热夹虚或湿热证。辨西医之病可进一步了解疾病的发展演变及转变规律，辨中医之证可更好地针对西医之病选用半夏泻心汤。

二、生姜泻心汤

【导读】①学用生姜泻心汤应重视半夏和生姜的用量调配关系、生姜和干姜的用量调配关系、黄连和黄芩的用量调配关系、半夏和人参的用量调配关系。②生姜泻心汤虽是辨治脾胃寒热夹虚水气证的重要代表方，但在临床中对脾胃湿热水气证、脾胃寒湿水气证等也具有良好治疗作用。

【方歌】生姜泻心湿热痞，食滞水气心下满，腹中雷鸣有呕利，芩连姜夏枣草参。

【方药】生姜切，四两（12 g）　甘草炙，三两（9 g）　人参三两（9 g）　干姜一两（3 g）　黄芩三两（9 g）　半夏洗，半升（12 g）　黄连一两（3 g）　大枣擘，十二枚

【用法】上八味，以水一斗，煮六升，去滓。再煮取三升，温服一升，日三服。附子泻心汤，本云加附子、半夏泻心汤、甘草泻心汤，同体别名耳。生姜泻心汤，本云理中人参黄芩汤去桂枝加黄连。

【功用】补中降逆，散水消痞。

【适应证】

1.中医病证：中虚寒热水气证。心下痞满或疼痛，嗳腐食臭，腹中雷鸣，或下利，或呕吐，舌淡、苔薄黄或腻，脉滑或弱。

2.西医疾病：慢性胃炎、胃及十二指肠溃疡、胃下垂、胃扩张、肠易激综合征、慢性肝炎、慢性胆囊炎、慢性肠炎等临床表现符合中虚寒热水气证者。

【用药分析】方中黄连、黄芩，清热燥湿；半夏醒脾燥湿；干姜温暖脾胃；生姜调理脾胃；人参、大枣、甘草补益中气。

【用方思路】

1.生姜泻心汤既是辨治脾胃寒热水气夹虚或湿热水气证的重要代表方，又是辨治诸多杂病如脾胃病、心病、肝病、肌肉关节

病、皮肤病等的重要基础方。

2.方中黄连、黄芩既可辨治脏腑湿热，又可辨治营卫肌肤湿热；生姜、干姜既可温诸脏腑之阳，又可温化水气；半夏既可辨治脏腑痰湿，又可辨治营卫肌肤痰湿；人参、大枣、甘草可补诸脏腑之气。从方中用药用量及调配分析得知，生姜泻心汤的应用并不局限于脾胃寒热夹虚或湿热证，还可用于辨治诸多杂病，如消化、循环、运动系统疾病及皮肤病等。

3.运用生姜泻心汤辨治的病证（无论病变部位在脾胃、在肝肾或在心）以寒热水气夹虚或湿热水气为主，其治当温阳散水、清热益气。

【随证加减】 若夹阳虚水气，可与真武汤合方用之；若夹阴虚水气，可与猪苓汤合方用之；若夹瘀，可与桂枝茯苓丸合方用之；若夹寒痰，可与赤丸合方用之。

【注意事项】 运用生姜泻心汤既要辨清西医之病，又要辨清西医之病属于中医寒热水气夹虚或湿热水气证。辨西医之病可进一步了解疾病的发展演变及转变规律，辨中医之证可更好地针对西医之病选用生姜泻心汤。

三、甘草泻心汤

【导读】 ①学用甘草泻心汤应重视半夏和甘草的用量调配关系、甘草和干姜的用量调配关系、黄连和黄芩的用量调配关系、半夏和人参的用量调配关系。②甘草泻心汤虽是辨治脾胃寒热夹虚重证的重要代表方，但在临床中对脾胃湿热夹虚重证、脾胃寒湿夹虚重证等也具有良好治疗作用。

【方歌】 甘草泻心同半夏，药用剂量有变化，心下痞满腹雷鸣，主治狐惑效用大。

【方药】 甘草炙，四两（12 g）　黄芩三两（9 g）　半夏洗，半升（12 g）　大枣擘，十二枚　黄连一两（3 g）　干姜三两（9 g）　人参三两（9 g）

【用法】 上七味，以水一斗，煮取六升，去滓。再煎煮三升，温服一升，日三服。

【功用】 补虚和中，泻热消痞。

【适应证】

1.中医病证：中虚寒热痞利重证。心下痞满或疼痛，下利日数十行，腹中雷鸣，干呕心烦不得安，少气乏力，舌淡或红、苔薄黄，脉弱；或狐惑病。

2.西医疾病：慢性胃炎、胃及十二指肠溃疡、胃下垂、胃扩张、肠易激综合征、慢性肝炎、慢性胆囊炎、慢性肠炎等临床表现符合中虚寒热痞利重证者。

【用药分析】 方中甘草益气缓急；黄连、黄芩清热燥湿；干姜温中散寒；半夏醒脾燥湿降逆；人参、大枣补益中气。

【用方思路】

1.甘草泻心汤既是辨治脾胃虚弱夹寒热或湿热证的重要代表方，又是辨治诸多杂病如脾胃病、心病、肝病、肌肉关节病、皮肤病等的重要基础方。

2.方中黄连、黄芩既可辨治脏腑湿热，又可辨治营卫肌肤湿热；干姜既可温诸脏腑之阳，又可温化水气；半夏既可辨治脏腑痰湿，又可辨治营卫肌肤痰湿；人参、大枣、甘草可补诸脏腑之气。从方中用药用量及调配分析得知，甘草泻心汤的应用并不局限于脾胃虚弱夹寒热或湿热证，还可用于辨治诸多杂病，如消化、循环、运动系统疾病及皮肤病等。

3.运用甘草泻心汤辨治的病证（无论病变部位在脾胃、在肝肾或在心）以脾胃虚弱夹寒热或湿热为主，其治当温阳益气清热。

【随证加减】 若夹阳虚为主，可与四逆汤合方用之；若夹热结，可与大承气汤合方用之；若夹瘀，可与桂枝茯苓丸合方用之；若夹痰热，可与小陷胸汤合方用之。

【注意事项】 运用甘草泻心汤既要辨清西医之病，又要辨清西医之病属于中医脾胃虚弱夹寒热或湿热证。辨西医之病可进一步了解疾病的发展演变及转变规律，辨中医之证可更好地针对西医之病选用生姜泻心汤。

第四节　胃热脾寒证用方

一、黄连汤

【导读】①学用黄连汤应重视半夏和黄连的用量调配关系、黄连和黄芩的用量调配关系、人参和黄连的用量调配关系、半夏和人参的用量调配关系。②黄连汤虽是辨治胃热脾寒夹虚证的重要代表方，但在临床中对脾胃湿热夹虚证、脾胃寒湿夹虚证等也具有良好治疗作用。

【方歌】黄连汤中甘草姜，大枣人参半桂枝，脘腹疼痛欲呕吐，重在清胃次温脾。

【方药】黄连三两（9 g）　甘草炙，三两（9 g）　干姜三两（9 g）桂枝去皮，三两（9 g）　人参二两（6 g）　半夏洗，半升（12 g）　大枣擘，十二枚

【用法】上七味，以水一斗，煮取六升，去滓。温服一升，日三服，夜二服。

【功用】清热和阴，温中通阳。

【适应证】

1.中医病证：胃热脾寒证。腹中冷痛，大便溏泻，脘腹不舒或疼痛，胃脘灼热，或胃脘畏寒，或胸中烦热，口苦，欲呕吐，舌淡、苔薄黄，脉弱或迟。

2.西医疾病：慢性胃炎、胃及十二指肠溃疡、慢性胰腺炎、胃扩张、慢性肠炎、慢性肝炎、慢性胆囊炎等临床表现符合胃热脾寒证者。

【用药分析】 方中黄连清热燥湿；半夏降逆和胃；干姜温阳醒脾和胃；桂枝通阳和胃；人参、大枣、甘草补益中气。

【用方思路】

1.黄连汤既是辨治脾寒胃热夹虚证的重要代表方，又是辨治诸多杂病如脾胃病、心病、皮肤病等的重要基础方。

2.方中黄连既可辨治脏腑湿热，又可辨治营卫肌肤湿热；干姜、桂枝既可温脏腑，又可温营卫；半夏既可辨治脏腑痰湿，又可辨治营卫肌肤痰湿；人参、大枣、甘草可补诸脏腑之气。从方中用药用量及调配分析得知，黄连汤的应用并不局限于脾寒胃热夹虚证，还可用于辨治诸多杂病，如消化、循环、内分泌系统疾病及皮肤病等。

3.运用黄连汤辨治的病证（无论病变部位在脾胃、在肝或在心）以寒热夹虚为主，其治当温阳清热，益气和中。

【随证加减】 若夹郁，可与四逆散合方用之；若夹虚瘀，可与桂枝茯苓丸合方用之；若夹寒痰，可与赤丸合方用之；若夹痰热，可与小陷胸汤合方用之。

【注意事项】 运用黄连汤既要辨清西医之病，又要辨清西医之病属于中医寒热夹虚证。辨西医之病可进一步了解疾病的发展演变及转变规律，辨中医之证可更好地针对西医之病选用黄连汤。

二、栀子干姜汤

【导读】 ①学用栀子干姜汤应重视栀子和干姜的用量调配关系。②栀子干姜汤虽是辨治胃热脾寒轻证的重要代表方，但在临床中对心肺寒热夹杂证等也具有良好治疗作用。

【方歌】 栀子干姜汤二味，上焦有热下焦寒，心胸烦热大便溏，清上温下功效安。

【方药】 栀子擘，十四枚（14g） 干姜二两（6g）

【用法】 上二味，以水三升半，煮取一升半，去滓。分二服，温进一服。得吐者，止后服。

【功用】　清上温下，调和脾胃。

【适应证】

1.中医病证：胃热脾寒轻证。胃脘灼热，或呕吐，心烦，口干，或身热，腹部畏寒，大便溏，舌淡或红，脉数或沉。

2.西医疾病：急、慢性肠胃炎，食管炎，慢性痢疾，胆囊炎，胆石症急性发作，胆道蛔虫病感染，心肌炎，肋间神经痛，心肌缺血等临床表现符合胃热脾寒轻证者。

【用药分析】　方中栀子清泻郁热；干姜温中散寒。

【用方思路】

1.栀子干姜汤既是辨治脾寒胃热证的重要代表方，又是辨治诸多杂病如脾胃病、心病、肝病、肺病等的重要基础方。

2.方中栀子既可辨治脏腑湿热，又可辨治营卫肌肤湿热；干姜既可温脏腑，又可温营卫。从方中用药用量及调配分析得知，栀子干姜汤的应用并不局限于脾寒胃热证，还可用于辨治诸多杂病，如消化、循环、呼吸系统疾病及皮肤病等。

3.运用栀子干姜汤辨治的病证（无论病变部位在脾胃、在肝或在心）以寒热夹杂为主，其治当温阳清热。

【随证加减】　若夹气滞，可与橘枳姜汤合方用之；若夹痰热，可与小陷胸汤合方用之；若夹痰湿，可与苓桂术甘汤合方用之。

【注意事项】　运用栀子干姜汤既要辨清西医之病，又要辨清西医之病属于中医寒热夹杂证。辨西医之病可进一步了解疾病的发展演变及转变规律，辨中医之证可更好地针对西医之病选用栀子干姜汤。

三、干姜黄连黄芩人参汤

【导读】　①学用干姜黄连黄芩人参汤应重视黄连和干姜的用量调配关系、黄连和人参的用量调配关系。②干姜黄连黄芩人参汤虽是辨治胃热脾寒证的重要代表方，但在临床中对肺胃寒热夹杂证等也具有良好治疗作用。

【方歌】干姜连芩人参汤，胃热脾寒用之良，寒格食入口即吐，清胃温脾功效彰。

【方药】干姜　黄连　黄芩　人参各三两（9g）

【用法】上四味，以水六升，煮取二升，去滓。分温再服。

【功用】苦寒清热，甘温益阳。

【适应证】

1.中医病证：胃热脾寒证以胃热为主。呕吐，食入口即吐，胃脘灼热，口苦，口干，大便溏或下利，或泻下不消化食物，舌红、苔黄或腻，脉数或紧。

2.西医疾病：急、慢性胃炎，食管炎，慢性结肠炎，慢性肝炎，慢性胆囊炎，心肌炎，肋间神经痛，心肌缺血，慢性肾炎等临床表现符合胃热脾寒证者。

【用药分析】方中干姜温暖脾胃；黄连、黄芩清热燥湿；人参补益中气。

【用方思路】

1.干姜黄连黄芩人参汤既是辨治脾寒胃热夹虚证的重要代表方，又是辨治诸多杂病如脾胃病、心病、肝病、皮肤病等的重要基础方。

2.方中黄连、黄芩既可辨治脏腑湿热，又可辨治营卫肌肤湿热；干姜既可温脏腑，又可温营卫；人参可补五脏六腑及营卫之虚。从方中用药用量及调配分析得知，干姜黄连黄芩人参汤的应用并不局限于脾胃寒热夹虚证，还可用于辨治诸多杂病，如消化、循环系统疾病及皮肤病等。

3.运用干姜黄连黄芩人参汤辨治的病证（无论病变部位在脾胃、在肝或在心）以寒热夹虚为主，其治当温阳清热，补益中气。

【随证加减】若夹寒结，可与大黄附子汤合方用之；若夹瘀热，可与桃核承气汤合方用之；若夹郁，可与四逆散合方用之。

【注意事项】 运用干姜黄连黄芩人参汤既要辨清西医之病，又要辨清西医之病属于中医寒热夹虚证。辨西医之病可进一步了解疾病的发展演变及转变规律，辨中医之证可更好地针对西医之病选用干姜黄连黄芩人参汤。

第五节 脾胃痰饮证用方

一、旋覆代赭汤

【导读】 ①学用旋覆代赭汤应重视半夏和人参的用量调配关系、旋覆花和代赭石的用量调配关系、生姜和半夏的用量调配关系。②旋覆代赭汤虽是辨治中虚痰饮气逆证的重要代表方，但在临床中对肝胃气逆证等也具有良好治疗作用。

【方歌】 旋覆代赭人参同，半夏姜甘大枣正，心下痞硬有噫气，主治中虚痰饮证。

【方药】 旋覆花三两（9 g）　代赭石一两（3 g）　人参二两（6 g）生姜五两（15 g）　甘草炙，三两（9 g）　半夏洗，半升（12 g）　大枣擘，十二枚

【用法】 上七味，以水一斗，煮取六升，去滓。再煎取三升。温服一升，日三服。

【功用】 补中降逆，化痰下气。

【适应证】

1.中医病证：中虚痰阻气逆证。心下痞硬，或疼痛，噫气不除，或呕吐，或便溏，四肢困重，乏力，舌淡、苔薄白或腻，脉虚弱或滑。

2.西医疾病：浅表性胃炎、胃及十二指肠溃疡、胃扩张、幽门不完全性梗阻、神经性呕吐、慢性肝炎、高血压、梅尼埃病等临床表现符合中虚痰阻气逆证者。

【用药分析】 方中旋覆花降逆化痰散结；代赭石重镇降逆和胃；半夏燥湿化痰，宣降气机；生姜温中化痰；人参、大枣、甘草健脾和胃，补益中气。

【用方思路】

1.旋覆代赭汤既是辨治脾胃气虚痰饮气逆证的重要代表方，又是辨治诸多杂病如脾胃病、肝病、肺病、皮肤病等的重要基础方。

2.方中旋覆花既能升清，又能降泄；代赭石既可降逆，又可清热；半夏、生姜既可行散，又可降逆；人参、大枣、甘草可补五脏六腑及营卫之虚。从方中用药用量及调配分析得知，旋覆代赭汤的应用并不局限于脾胃气虚痰饮气逆证，还可用于辨治诸多杂病，如消化、呼吸系统疾病及皮肤病等。

3.运用旋覆代赭汤辨治的病证（无论病变部位在脾胃、在肝或在肺）以脾胃气虚痰饮气逆为主，其治当益气化痰降逆。

【随证加减】 若夹热结，可与大黄甘草汤合方用之；若夹气滞，可与橘枳姜汤合方用之；若夹瘀，可与桂枝茯苓丸合方用之。

【注意事项】 运用旋覆代赭汤既要辨清西医之病，又要辨清西医之病属于中医痰饮气逆夹虚证。辨西医之病可进一步了解疾病的发展演变及转变规律，辨中医之证可更好地针对西医之病选用旋覆代赭汤。

二、茯苓桂枝白术甘草汤（苓桂术甘汤）

【导读】 ①学用苓桂术甘汤应重视茯苓和桂枝的用量调配关系、白术和茯苓的用量调配关系。②苓桂术甘汤虽是辨治脾虚痰饮证的重要代表方，但在临床中对脾胃气虚水气证等也具有良好治疗作用。

【方歌】 苓桂术甘水气方，温阳利水又健脾，心下逆满气冲胸，胸胁支满眩晕毕。

【方药】 茯苓四两（12 g） 桂枝去皮，三两（9 g） 白术 甘草各二两（6 g）

【用法】 上四味，以水六升，煮取三升，去滓。分温三服。

【功用】 温阳益气，健脾祛湿。

【适应证】

1.中医病证：脾虚痰饮证。胸胁支满，心下逆满，气逆冲胸，头晕目眩，站立不稳，或呕或利，或小便不利，舌淡、苔白滑，脉沉紧。

2.西医疾病：神经性呕吐、慢性肠胃炎、肠胃神经症、胃及十二指肠溃疡等临床表现符合脾虚痰饮证者。

【用药分析】 方中茯苓益气利湿；桂枝温阳化气；白术健脾益气燥湿；甘草补益中气。

【用方思路】

1.苓桂术甘汤既是辨治脾胃气虚痰饮证的重要代表方，又是辨治诸多杂病如脾胃病、心病、肾病、肺病等的重要基础方。

2.方中桂枝既能温营卫，又能温脏腑；白术、茯苓既可健脾，又可治湿；甘草可补五脏六腑及营卫之虚。从方中用药用量及调配分析得知，苓桂术甘汤的应用并不局限于脾胃气虚痰饮证，还可用于辨治诸多杂病，如消化、循环、泌尿、内分泌等系统疾病。

3.运用苓桂术甘汤辨治的病证（无论病变部位在脾胃、在肾或在心）以痰饮夹虚为主，其治当益气化痰。

【随证加减】 若夹肾虚，可与肾气丸合方用之；若夹瘀，可与桂枝茯苓丸合方用之；若夹郁热，可与栀子豉汤合方用之。

【注意事项】 运用苓桂术甘汤既要辨清西医之病，又要辨清西医之病属于中医痰饮证。辨西医之病可进一步了解疾病的发展演变及转变规律，辨中医之证可更好地针对西医之病选用苓桂术甘汤。

三、泽泻汤

【导读】 ①学用泽泻汤应重视泽泻和白术的用量调配关系。②泽泻汤虽是辨治脾虚饮逆眩冒证的重要代表方，但在临床中对肾虚水气证等也具有良好治疗作用。

【方歌】 泽泻汤中白术用，心下支饮苦冒眩，恶心呕吐四肢重，健脾利水化饮专。

【方药】 泽泻五两（15 g）　白术二两（6 g）

【用法】 上二味，以水二升，煮取一升。分温再服。

【功用】 健脾利水，益气化饮。

【适应证】

1.中医病证：脾虚饮逆眩冒证。头晕目眩，甚则天旋地转，恶心呕吐，或胸闷，或食少，或不能食，或四肢困重，舌淡质胖，苔滑，脉迟或紧。

2.西医疾病：慢性胃炎、脂肪肝、梅尼埃病、糖尿病、肾小球肾炎、肾盂肾炎、中耳炎、高血压、高脂血症等临床表现符合脾虚饮逆眩冒证者。

【用药分析】 方中泽泻利饮渗湿；白术健脾益气，燥湿化饮。

【用方思路】

1.泽泻汤既是辨治脾虚饮逆证的重要代表方，又是辨治诸多杂病如脾胃病、心病、肾病、肝病、皮肤病等的重要基础方。

2.方中泽泻既能清热，又能利水；白术既可健脾，又可燥湿。从方中用药用量及调配分析得知，泽泻汤的应用并不局限于脾虚饮逆证，还可用于辨治诸多杂病，如消化、泌尿、循环系统疾病及皮肤病等。

3.运用泽泻汤辨治的病证（无论病变部位在脾胃、在肾或在心）以脾虚饮逆为主，其治当益气泻饮。

【随证加减】 若夹痰热，可与小陷胸汤合方用之；若夹寒痰，可与赤丸合方用之；若夹阳虚，可与桂枝人参汤合方用之。

【注意事项】 运用泽泻汤既要辨清西医之病，又要辨清西医之病属于中医脾虚饮逆证。辨西医之病可进一步了解疾病的发展演变及转变规律，辨中医之证可更好地针对西医之病选用泽泻汤。

四、茯苓泽泻汤

【导读】 ①学用茯苓泽泻汤应重视泽泻和白术的用量调配关系、茯苓和白术的用量调配关系、桂枝和白术的用量调配关系。②茯苓泽泻汤虽是辨治脾胃寒饮呕渴证的重要代表方，但在临床中对肝肾水气证等也具有良好治疗作用。

【方歌】 茯苓泽泻甘草桂，术姜温胃散水逆，胃反吐后渴饮水，功专化饮降水逆。

【方药】 茯苓半斤（24 g）　泽泻四两（12 g）　甘草二两（6 g）桂枝二两（6 g）　白术三两（9 g）　生姜四两（12 g）

【用法】 上六味，以水一斗，煮取三升，内泽泻，再煮取二升半。温服八合，日三服。

【功用】 温胃化饮，散水降逆。

【适应证】

1.中医病证：脾胃寒饮呕渴证。呕吐频繁，畏寒，呕后渴欲饮水，或吐出为清稀涎水，口淡不渴，舌淡，脉紧或沉。

2.西医疾病：肝硬化腹水、脂肪肝、肝囊肿、慢性肝炎、慢性胃炎、慢性肠炎、神经性呕吐、幽门水肿、慢性肾炎、肾病综合征、泌尿系结石等临床表现符合脾胃寒饮呕渴证者。

【用药分析】 方中茯苓益气利湿；泽泻渗利湿热；白术健脾益气燥湿；桂枝温阳化饮；生姜温阳化饮；甘草益气和中。

【用方思路】

1.茯苓泽泻汤既是辨治脾胃寒饮呕渴证的重要代表方，又是辨治诸多杂病如脾胃病、心病、肾病、肝病、皮肤病等的重要基础方。

2.方中茯苓、白术既可健脾，又可治湿；泽泻既能清热，又能利水；桂枝、生姜既可温散，又可气化。从方中用药用量及调配分析得知，茯苓泽泻汤的应用并不局限于脾胃寒饮呕渴证，还可用于辨治诸多杂病，如消化、循环、泌尿、内分泌及代谢系统疾病等。

3.运用茯苓泽泻汤辨治的病证（无论病变部位在脾胃、在肾或在心）以脾胃寒饮为主，其治当温阳益气泻饮。

【随证加减】 若夹阳虚，可与真武汤合方用之；若夹郁热，可与枳实栀子豉汤合方用之；若病变证机阴虚，可与猪苓汤合方用之。

【注意事项】 运用茯苓泽泻汤既要辨清西医之病，又要辨清西医之病属于中医寒饮证。辨西医之病可进一步了解疾病的发展演变及转变规律，辨中医之证可更好地针对西医之病选用茯苓泽泻汤。

五、茯苓甘草汤

【导读】 ①学用茯苓甘草汤应重视茯苓和桂枝的用量调配关系、茯苓和生姜的用量调配关系。②茯苓甘草汤虽是辨治脾胃阳郁水气证的重要代表方，但在临床中对心肺阳郁水气证等也具有良好治疗作用。

【方歌】 茯苓甘草姜桂枝，主治厥而心下悸，治病求本勿治标，温胃通阳化水气。

【方药】 茯苓二两（6g） 桂枝去皮，二两（6g） 甘草炙，一两（3g） 生姜切，三两（9g）

【用法】 上四味，以水四升，煮取二升，去滓。分温三服。

【功用】 温胃通阳，化气利水。

【适应证】

1.中医病证：脾胃阳郁水气证。胃脘悸动不安，或脘腹有水声，或呕吐清稀涎水，畏寒，手足厥逆，汗出，舌淡、苔薄白，脉弦或沉。

2.西医疾病：急、慢性肠胃炎，肝硬化腹水，肝炎，水疱性结膜炎，慢性肾盂肾炎，慢性肾小球肾炎，肾病综合征，经前期紧张综合征，泌尿系结石、心动过速，心律不齐等临床表现符合脾胃阳郁水气证者。

【用药分析】 方中茯苓健脾渗湿；桂枝通阳化气；生姜温中化水；甘草补益中气。

【用方思路】

1.茯苓甘草汤既是辨治脾胃阳郁水气证的重要代表方，又是辨治诸多杂病如脾胃病、心病、肾病、皮肤病等的重要基础方。

2.方中茯苓既可健脾，又可利湿；桂枝、生姜既可温散，又可气化；甘草补益脏腑之气。从方中用药用量及调配分析得知，茯苓甘草汤的应用并不局限于脾胃阳郁水气证，还可用于辨治诸多杂病，如消化、循环、泌尿、内分泌等系统疾病。

3.运用茯苓甘草汤辨治的病证（无论病变部位在脾胃、在肾或在心）以脾胃阳郁水气为主，其治当通阳益气化水。

【随证加减】 若夹湿热，可与牡蛎泽泻散合方用之；若夹气郁，可与橘枳姜汤合方用之；若夹阳虚，可与真武汤合方用之。

【注意事项】 运用茯苓甘草汤既要辨清西医之病，又要辨清西医之病属于中医阳郁水气证。辨西医之病可进一步了解疾病的发展演变及转变规律，辨中医之证可更好地针对西医之病选用茯苓甘草汤。

六、小半夏汤

【导读】 ①学用小半夏汤应重视半夏和生姜的用量调配关系。②小半夏汤虽是辨治脾胃寒饮气逆证的重要代表方，但在临床中对心肺寒饮气逆证等也具有良好治疗作用。

【方歌】 小半夏汤用生姜，脾胃支饮寒证方，寒湿发黄亦能治，临证加减功效匡。

【方药】 半夏一升（24 g）　生姜半斤（24 g）

【用法】 上二味，以水七升，煮取一升半。分温再服。

【功用】 温胃通阳，化饮降逆。

【适应证】

1.中医病证：脾胃寒饮证。呕吐频繁，或吐出清稀涎水，或黏痰涎沫，呕不能食，不渴，或微渴不欲多饮，或呃逆，或身黄，舌淡、苔白或腻，脉弦或滑。

2.西医疾病：浅表性胃炎、胃及十二指肠溃疡、胃扩张、幽门不完全性梗阻、神经性呕吐、慢性肝炎、高血压、梅尼埃病等临床表现符合脾胃寒饮证者。

【用药分析】 方中半夏降逆化饮；生姜辛散化水，降逆和胃。

【用方思路】

1.小半夏汤既是辨治脾胃寒饮证的重要代表方，又是辨治诸多杂病如脾胃病、心病、肾病、肝病、肺病等的重要基础方。

2.方中半夏既可醒脾，又可燥湿；生姜既可温散，又可化水。从方中用药用量及调配分析得知，小半夏汤的应用并不局限于脾胃寒饮证，还可用于辨治诸多杂病，如消化、循环、呼吸、泌尿、皮肤等。

3.运用小半夏汤辨治的病证（无论病变部位在脾胃、在肝或在心）以脾胃寒饮为主，其治当醒脾化饮。

【随证加减】 若夹痰热，可与小陷胸汤合方用之；若夹寒湿，可与甘姜苓术汤合方用之；若夹气郁，可与四逆散合方用之；若夹阳虚，可与茯苓四逆汤合方用之。

【注意事项】 运用小半夏汤既要辨清西医之病，又要辨清西医之病属于中医寒饮证。辨西医之病可进一步了解疾病的发展演变及转变规律，辨中医之证可更好地针对西医之病选用小半夏汤。

七、小半夏加茯苓汤

【导读】 ①学用小半夏加茯苓汤应重视半夏和生姜的用量调配关系、生姜和茯苓的用量调配关系。②小半夏加茯苓汤虽是辨治脾胃寒饮气逆重证的重要代表方,但在临床中对心肺寒饮气逆重证等也具有良好治疗作用。

【方歌】 小半夏姜茯苓汤,主治支饮心下痞,呕吐目眩与心悸,温胃化饮善降逆。

【方药】 半夏一升(24 g)　生姜半斤(24 g)　茯苓三两(9 g)

【用法】 上三味,以水七升,煮取一升五合。分温再服。

【功用】 温胃化饮,利水散水。

【适应证】

1.中医病证:脾胃寒饮水气证。呕吐频繁,或吐后即渴,或渴欲饮水又吐,心下痞满有水声,头昏目眩,心悸,或胃脘悸动,苔滑,脉沉。

2.西医疾病:急、慢性胃炎,胃手术后排空障碍,幽门不完全性梗阻,幽门水肿,慢性支气管炎,慢性肝炎,慢性胆囊炎,病毒性心肌炎,前庭神经元炎,蛛网膜下腔出血致呕吐等临床表现符合脾胃寒饮气逆重证者。

【用药分析】 方中半夏降逆化饮;生姜辛散化水,降逆和胃;茯苓健脾利湿化饮。

【用方思路】

1.小半夏加茯苓汤既是辨治脾胃寒饮水气证的重要代表方,又是辨治诸多杂病如脾胃病、心病、肾病、肝病、肺病等的重要基础方。

2.方中半夏既可醒脾,又可燥湿;生姜既可温散,又可化水。从方中用药用量及调配分析得知,小半夏汤的应用并不局限于脾胃寒饮水气证,还可用于辨治诸多杂病,如消化、循环、呼吸、泌尿系统疾病及皮肤病等。

3.运用小半夏加茯苓汤辨治的病证（无论病变部位在脾胃、在肾或在心）以脾胃寒饮为主，其治当醒脾化饮利水。

【随证加减】 若夹痰热，可与小陷胸汤合方用之；若夹湿热，可与栀子柏皮汤合方用之；若夹瘀，可与桂枝茯苓丸合方用之；若夹阳虚，可与茯苓四逆汤合方用之。

【注意事项】 运用小半夏加茯苓汤既要辨清西医之病，又要辨清西医之病属于中医寒饮证。辨西医之病可进一步了解疾病的发展演变及转变规律，辨中医之证可更好地针对西医之病选用小半夏加茯苓汤。

八、生姜半夏汤

【导读】 ①学用生姜半夏汤应重视半夏和生姜汁的用量调配关系。②生姜半夏汤虽是辨治胸胃饮停证的重要代表方，但在临床中对心肺饮停气逆证等也具有良好治疗作用。

【方歌】 仲景生姜半夏汤，胸中似喘而不喘，似呕似哕而不是，重用生姜功效专。

【方药】 半夏半升（12 g）　　生姜汁一升（60 mL）

【用法】 上二味，以水三升，煮半夏，取二升，内生姜汁，煮取一升半。小冷，分四服。日三夜一服，止，停后服。

【功用】 通阳散水，开胸化饮。

【适应证】

1.中医病证：胸胃饮停证。胸中烦闷，似喘不喘，胃脘支结，似呕不呕，心下筑筑动，似哕不哕，苔薄白，脉沉或迟。

2.西医疾病：急、慢性胃炎，胃或贲门痉挛，胆汁反流性胃炎，食管炎，病毒性心肌炎，前庭神经元炎等临床表现符合胸胃饮停证者。

【用药分析】 方中生姜辛温宣散，温脾暖胃；半夏醒脾燥湿，和胃降逆。

【用方思路】

1.生姜半夏散既是辨治胸胃饮停证的重要代表方，又是辨治诸多杂病如脾胃病、肺病、心病等的重要基础方。

2.方中半夏既可醒脾，又可燥湿；生姜既可温散，又可化水。从方中用药用量及调配分析得知，生姜半夏散的应用并不局限于胸胃饮停证，还可用于辨治诸多杂病，如消化、循环、呼吸等系统疾病。

3.运用生姜半夏散辨治的病证（无论病变部位在脾胃、在肺或在心）以胸胃饮停为主，其治当醒脾化饮。

【随证加减】 若夹热饮，可与大陷胸汤合方用之；若夹郁，可与四逆散合方用之；若夹阳虚、可与茯苓四逆汤合方用之。

【注意事项】 运用生姜半夏散既要辨清西医之病，又要辨清西医之病属于中医寒饮证。辨西医之病可进一步了解疾病的发展演变及转变规律，辨中医之证可更好地针对西医之病选用生姜半夏散。

九、半夏干姜散

【导读】 ①学用半夏干姜散应重视半夏和干姜的用量调配关系。②半夏干姜汤虽是辨治脾胃寒饮吐逆证的重要代表方，但在临床中对心肺饮停吐逆证等也具有良好治疗作用。

【方歌】 半夏干姜散等份，干呕吐逆吐涎沫，胃脘支结而喜热，温暖阳气能降逆。

【方药】 半夏　干姜等份

【用法】 上二味，杵为散，取方寸匕，浆水一升半，煮取七合。顿服之。

【功用】 温暖阳气，化饮降逆。

【适应证】

1.中医病证：脾胃寒饮吐逆证。干呕，或呕吐，吐涎沫，胃脘支结，喜温恶寒，手足不温，舌淡、苔薄白，脉迟或沉。

2.西医疾病：急、慢性胃炎，胃或贲门痉挛，胆汁反流性胃炎，食管炎，病毒性心肌炎，前庭神经元炎等临床表现符合胸胃饮停证者。

【用药分析】 方中半夏醒脾降逆，燥湿化饮；干姜温中化饮，和胃降逆。

【用方思路】

1.半夏干姜散既是辨治脾胃寒饮吐逆证的重要代表方，又是辨治诸多杂病如脾胃病、心病、肺病等的重要基础方。

2.方中半夏既可醒脾，又可燥湿；干姜既可温阳，又可化饮。从方中用药用量及调配分析得知，半夏干姜散的应用并不局限于脾胃寒饮吐逆证，还可用于辨治诸多杂病如消化、循环、呼吸、内分泌等系统疾病。

3.运用半夏干姜散辨治的病证（无论病变部位在脾胃、在肺或在心）以脾胃寒饮吐逆为主，其治当醒脾降逆，温阳化饮。

【随证加减】 若夹热，可与泻心汤合方用之；若夹水气，可与五苓散合方用之；若夹瘀热，可与大黄甘遂汤合方用之。

【注意事项】 运用半夏干姜散既要辨清西医之病，又要辨清西医之病属于中医寒饮证。辨西医之病可进一步了解疾病的发展演变及转变规律，辨中医之证可更好地针对西医之病选用半夏干姜散。

十、干姜人参半夏丸

【导读】 ①学用干姜人参半夏丸应重视半夏和干姜的用量调配关系、人参和半夏的用量调配关系。②干姜人参半夏丸虽是辨治脾胃虚寒饮逆证的重要代表方，但在临床中对肝胃虚寒饮逆证等也具有良好治疗作用。

【方歌】 干姜人参半夏丸，主治妊娠呕不止，脾胃虚寒饮逆证，健脾益气止饮逆。

【方药】 干姜　人参各一两（3 g）　半夏二两（6 g）

【用法】上三味，末之，以生姜汁糊为丸，如梧桐子大，饮服十丸，日三服。

【功用】健脾益气，化饮降逆。

【适应证】

1.中医病证：（妊娠）脾胃虚寒饮逆证。呕吐频繁，或干呕不止，恶心，食欲减退，头晕，倦怠嗜卧，四肢不温，乏力，舌淡、苔白，脉弱。

2.西医疾病：妊娠恶阻、妊娠中毒症、慢性胃炎、慢性肝炎、慢性胰腺炎、病毒性心肌炎、慢性肾炎、慢性支气管炎、肺气肿、肺源性心脏病等临床表现符合脾胃虚寒饮逆证者。

【用药分析】方中干姜温暖脾胃；人参补益中气；半夏醒脾燥湿，降逆和中。

【用方思路】

1.干姜人参半夏丸既是辨治脾胃虚寒饮逆证的重要代表方，又是辨治诸多杂病如脾胃病、心病、肺病等的重要基础方。

2.方中人参可补五脏六腑之气；半夏既可醒脾，又可燥湿；干姜既可温阳，又可化饮。从方中用药用量及调配分析得知，干姜人参半夏丸的应用并不局限于脾胃虚寒饮逆证，还可用于辨治诸多杂病，如消化、循环、呼吸等系统疾病。

3.运用干姜人参半夏丸辨治的病证（无论病变部位在脾胃、在肺或在心）以脾胃虚寒饮逆为主，其治当醒脾益气，温阳化饮。

【随证加减】若夹热，可与栀子豉汤合方用之；若夹郁，可与橘枳姜汤合方用之；若病变证机属于夹寒痰，可与赤丸合方用之。

【注意事项】运用干姜人参半夏丸既要辨清西医之病，又要辨清西医之病属于中医虚寒饮逆证。辨西医之病可进一步了解疾病的发展演变及转变规律，辨中医之证可更好地针对西医之病选用干姜人参半夏丸。

十一、桂枝去芍药加麻黄附子细辛汤

【导读】 ①学用桂枝去芍药加麻黄附子细辛汤应重视桂枝和细辛的用量调配关系、麻黄和芍药的用量调配关系、附子和麻黄的用量调配关系。②桂枝去芍药加麻黄附子细辛汤虽是辨治阳虚饮结寒凝证的重要代表方，但在临床中对心肺水气逆乱证等也具有良好治疗作用。

【方歌】 桂枝汤去芍加麻，附子细辛合成方，心下坚满大如盘，壮阳化饮解阴寒。

【方药】 桂枝三两（9 g）　生姜三两（9 g）　甘草二两（6 g）大枣十二枚　麻黄二两（6 g）　细辛二两（6 g）　附子炮，一枚（5 g）

【用法】 上七味，以水七升，煮麻黄，去上沫，内诸药，煮取二升，分温三服。当汗出，如虫行皮中，即愈。

【功用】 壮阳宣气，解凝化饮。

【适应证】

1.中医病证：阳虚饮结寒凝证。心下坚硬，按之有物如盘状，且坚硬界限清楚，或水肿，恶寒，四肢厥逆，腹胀，或腹中有水气，口渴不欲饮，小便不利，舌淡、苔白而滑腻，脉沉紧。

2.西医疾病：慢性胃炎、肝硬化腹水、慢性胆囊炎、慢性胰腺炎、肺源性心脏病、肾小球肾炎、肾病综合征、病毒性心肌炎、骨质增生、风湿性关节炎等临床表现符合阳虚饮结寒凝证者。

【用药分析】 方中桂枝通经温阳化饮；生姜温胃化饮；麻黄宣发化饮；附子壮阳逐寒；细辛温通化饮；大枣补益中气；甘草益气和中。

【用方思路】

1.桂枝去芍药加麻黄附子细辛汤既是辨治脾胃阳虚饮结寒凝证的重要代表方，又是辨治诸多杂病如脾胃病、心病、肌肉关节病等的重要基础方。

2.方中桂枝、生姜、麻黄、细辛既可温通阳气，又可温阳化饮；附子既可温壮阳气，又可驱散阴寒；大枣、甘草可补五脏六腑之气。从方中用药用量及调配分析得知，桂枝去芍药加麻黄附子细辛汤的应用并不局限于阳虚饮结寒凝证，还可用于辨治诸多杂病，如消化、循环、运动、内分泌等系统疾病。

3.运用桂枝去芍药加麻黄附子细辛汤辨治的病证（无论病变部位在脾胃、在心或在肌肉关节）以阳虚饮结寒凝为主，其治当温阳益气化饮。

【随证加减】 若夹痰热，可与小陷胸汤合方用之；若夹郁，可与四逆散合方用之；若夹瘀，可与桂枝茯苓丸合方用之。

【注意事项】 运用桂枝去芍药加麻黄附子细辛汤既要辨清西医之病，又要辨清西医之病属于中医寒凝饮结证。辨西医之病可进一步了解疾病的发展演变及转变规律，辨中医之证可更好地针对西医之病选用桂枝去芍药加麻黄附子细辛汤。

十二、小陷胸汤

【导读】 ①学用小陷胸汤应重视黄连和半夏的用量调配关系、黄连和栝楼实的用量调配关系。②小陷胸汤虽是辨治胃脘痰热证的重要代表方，但在临床中对心肺痰热证等也具有良好治疗作用。

【方歌】 小陷胸汤夏连楼，清热涤痰开结优，心下痞满按之痛，舌苔黄腻服之休。

【方药】 黄连一两（3 g）　半夏洗，半升（12 g）　栝楼实大者一枚（30 g）

【用法】 上三味，以水六升，先煮栝楼，取三升，去滓。内诸药，煮取三升，去滓。分温三服。

【功用】 清热涤痰开结。

【适应证】

1.中医病证：胸脘痰热证。心下痞满，按之则痛，或微痛，胸中烦热，或咳痰黄稠，舌红、苔黄腻，脉浮滑。

2.西医疾病：急、慢性胃炎，急、慢性胆囊炎，慢性胰腺炎，慢性支气管炎，心肌炎，心律不齐，泌尿系感染等临床表现符合胸脘痰热证者。

【用药分析】 方中黄连清热燥湿；半夏降逆燥湿化痰，栝楼实清热化痰涤饮。

【用方思路】

1.小陷胸汤既是辨治痰热证的重要代表方，又是辨治诸多杂病如脾胃病、心病、肺病、肝病、肾病、头部疾病等的重要基础方。

2.方中黄连既可清热泻心，又可燥湿涤痰；栝楼实既可化痰，又可清热；半夏可燥五脏六腑之痰湿。从方中用药用量及调配分析得知，小陷胸汤的应用并不局限于痰热证，还可用于辨治诸多杂病，如消化、循环、呼吸、泌尿、精神神经、内分泌等系统疾病。

3.运用小陷胸汤辨治的病证（无论病变部位在脾胃、在肺或在心）以痰热为主，其治当清热燥湿化痰。

【随证加减】 若夹阳虚，可与四逆汤合方用之；若夹郁，可与四逆散合方用之；若夹血虚，可与胶艾汤合方用之。

【注意事项】 运用小陷胸汤既要辨清西医之病，又要辨清西医之病属于中医痰热证。辨西医之病可进一步了解疾病的发展演变及转变规律，辨中医之证可更好地针对西医之病选用小陷胸汤。

第六节 脾胃水气证用方

五苓散

【导读】①学用五苓散应重视桂枝和白术的用量调配关系、茯苓和泽泻的用量调配关系、猪苓和泽泻的用量调配关系。②五苓散虽是辨治三焦水气证的重要代表方，但在临床中对表里兼证等也具有良好治疗作用。

【方歌】五苓散治表里证，泽泻白术猪茯苓，桂枝解表能化气，水气为患效果灵。

【方药】猪苓去皮，十八铢（2.3 g）　泽泻一两六铢（3.8 g）　白术十八铢（2.3 g）　茯苓十八铢（2.3 g）　桂枝去皮，半两（1.5 g）

【用法】上五味，捣为散，以白饮和，服方寸匕，日三服。多饮暖水，汗出愈，如法将息。

【功用】化气行水，解肌散邪。

【适应证】

1.中医病证：三焦水气证。心下痞满，小便不利，烦渴欲饮，或渴欲饮水，水入则吐，或口燥不欲饮，或上吐下泻，或脐下悸动，或头晕目眩，或头痛，或心烦，或发热恶寒，或汗出，苔薄略黄，脉沉。

2.西医疾病：急性肠胃炎、慢性胰腺炎、慢性肝炎、脂肪肝、小儿消化不良、肾病综合征等临床表现符合三焦水气证者。

【用药分析】方中茯苓益气健脾渗湿；猪苓清热利水渗湿；泽泻泻热渗利水湿；白术健脾益气制水；桂枝辛温解肌，通阳化气。

【用方思路】

1.五苓散既是辨治三焦水气证的重要代表方，又是辨治诸多杂病如脾胃病、心病、肾病、肝病、皮肤病的重要基础方。

2.方中泽泻、猪苓既可清热，又可利水；白术、茯苓既可健脾，又可制水；桂枝可温化五脏六腑之水气。从方中用药用量及调配分析得知，五苓散的应用并不局限于三焦水气证，还可用于辨治诸多杂病，如消化、循环、泌尿、内分泌系统疾病及皮肤病等。

3.运用五苓散辨治的病证（无论病变部位在脾胃、在肺或在心）以三焦水气为主，其治当温阳健脾，清利水气五苓散。

【随证加减】 若夹阳虚，可与真武汤合方用之；若夹虚热，可与猪苓汤合方用之；若夹湿热，可与牡蛎泽泻散合方用之。

【注意事项】 运用五苓散既要辨清西医之病，又要辨清西医之病属于中医水气证。辨西医之病可进一步了解疾病的发展演变及转变规律，辨中医之证可更好地针对西医之病选用五苓散。

第七节 脾虚水泛证用方

防己茯苓汤

【导读】 ①学用防己茯苓汤应重视防己和桂枝的用量调配关系、防己和黄芪的用量调配关系、黄芪和桂枝的用量调配关系。②防己茯苓汤虽是辨治脾虚水泛证的重要代表方，但在临床中对风湿气虚证等也具有良好治疗作用。

【方歌】 防己茯苓黄桂草，辨治水气效果好，面目四肢诸般肿，通阳利水效非常。

【方药】 防己三两（9 g） 黄芪三两（9 g） 桂枝三两（9 g）茯苓六两（18 g） 甘草二两（6 g）

【用法】 上五味，以水六升，煮取二升，分温三服。

【功用】 温脾利水，通阳消肿。

【适应证】

1.中医病证：脾虚水泛证。四肢水肿沉重，手足不温，体倦，肌肉跳动，或面目水肿，舌淡、苔白滑，脉沉。

2.西医疾病：慢性肾炎水肿、蛋白尿、心脏病水肿、肝硬化腹水、黏液性水肿、特发性水肿、充血性心衰合并水肿、贫血水肿、慢性胃炎、慢性结肠炎等临床表现符合脾虚水泛证者。

【用药分析】方中防己利湿通窍；茯苓渗利湿浊；黄芪益气利水消肿；桂枝温阳化气行水；甘草益气缓急。

【用方思路】

1.防己茯苓汤既是辨治脾虚水泛证的重要代表方，又是辨治诸多杂病如脾胃病、心病、肾病等的重要基础方。

2.方中防己、茯苓既可治肌肤之水，又可治脏腑之水；黄芪、甘草既可健脾益气，又可行水生津；桂枝可温化五脏六腑之水气。从方中用药用量及调配分析得知，防己茯苓汤的应用并不局限于脾虚水泛证，还可用于辨治诸多杂病，如消化、循环、泌尿等系统疾病。

3.运用防己茯苓汤辨治的病证（无论病变部位在脾胃、在肾或在心）以脾虚水泛为主，其治当温阳健脾利水。

【随证加减】若夹寒，可与桂枝人参汤合方用之；若夹热，可与白虎汤合方用之；若夹郁，可与橘枳姜汤合方用之。

【注意事项】运用防己茯苓汤既要辨清西医之病，又要辨清西医之病属于中医脾虚水泛证。辨西医之病可进一步了解疾病的发展演变及转变规律，辨中医之证可更好地针对西医之病选用防己茯苓汤。

第八节 脾气滞气虚证用方

一、厚朴生姜半夏甘草人参汤

【导读】①学用厚朴生姜半夏甘草人参汤应重视厚朴和人参的用量调配关系、生姜和半夏的用量调配关系、甘草和人参的用量调配关系。②厚朴生姜半夏甘草人参汤虽是辨治脾虚气滞寒证的重要代表方，但在临床中对心肺气郁证等也具有良好治疗作用。

【方歌】 厚朴姜夏甘参汤，气虚气滞常用方，肢体倦怠腹胀满，温运脾气功效彰。

【方药】 厚朴炙，去皮，半斤（24 g） 生姜切，半斤（24 g） 半夏洗，半升（12 g） 甘草炙，二两（6 g） 人参一两（3 g）

【用法】 上五味，以水一斗，煮取三升，去滓。温服一升，日三服。

【功用】 温补脾胃，行气除满。

【适应证】

1.中医病证：脾气滞气虚寒证。腹胀满，饮食不佳，四肢无力，或腹痛，或腹满时减，复如故，舌淡、苔白，脉弱。

2.西医疾病：慢性胃炎、慢性肝炎、慢性肠炎、慢性胆囊炎、慢性胰腺炎、支气管炎、慢性支气管肺炎等临床表现符合脾虚气滞寒证者。

【用药分析】 方中厚朴温中下气；生姜醒脾和胃；半夏醒脾降逆；人参补益中气；甘草益气和中。

【用方思路】

1.厚朴生姜半夏甘草人参汤既是辨治脾虚气滞寒证的重要代表方，又是辨治诸多杂病如脾胃病、心病、肺病等的重要基础

189

方。

2.方中厚朴既可行气，又可降逆；人参、甘草既可健脾，又可生津；生姜、半夏既可行散，又可降逆。从方中用药用量及调配分析得知，厚朴生姜半夏甘草人参汤的应用并不局限于脾虚气滞寒证，还可用于辨治诸多杂病，如消化、循环、呼吸等系统疾病。

3.运用厚朴生姜半夏甘草人参汤辨治的病证（无论病变部位在脾胃、在肺或在心）以脾虚气滞为主，其治当健脾行气。

【随证加减】若夹寒瘀，可与当归四逆汤合方用之；若夹瘀热，可与桃核承气汤合方用之；若夹痰热，可与小陷胸汤合方用之；若夹阳虚，可与桂枝人参汤合方用之。

【注意事项】运用厚朴生姜半夏甘草人参汤既要辨清西医之病，又要辨清西医之病属于中医虚滞证。辨西医之病可进一步了解疾病的发展演变及转变规律，辨中医之证可更好地针对西医之病选用厚朴生姜半夏甘草人参汤。

二、枳术汤

【导读】 ①学用枳术汤应重视枳实和白术的用量调配关系。②枳术汤虽是辨治脾虚气滞热证的重要代表方，但在临床中对心肺气郁证等也具有良好治疗作用。

【方歌】 枳术汤治心下坚，主治脾热虚滞证，脾虚不化水饮作，健脾理气能化饮。

【方药】 枳实七枚（7 g）　白术二两（6 g）

【用法】 上二味，以水五升，煮取三升，分温三服，腹中软即当散也。

【功用】 健脾理气，化饮散结。

【适应证】

1.中医病证：脾气虚气滞热证。心下坚满，状如杯盘，界限清楚，少气乏力，或胃脘疼痛，小便不利，舌红、苔薄黄而腻，脉沉。

2.西医疾病：慢性胃炎、慢性肝炎、慢性肠炎、慢性胆囊炎、慢性胰腺炎、心肌炎、心肌缺血等临床表现符合脾虚气滞热证者。

【用药分析】 方中枳实行气散结，清热除滞；白术健脾益气，燥湿化饮。

【用方思路】

1.枳术汤既是辨治脾虚气滞热证的重要代表方，又是辨治诸多杂病如脾胃病、心病、肝病、肾病等的重要基础方。

2.方中枳实既可行气，又可降逆；白术既可健脾，又可燥湿。从方中用药用量及调配分析得知，枳术汤的应用并不局限于脾虚气滞热证，还可用于辨治诸多杂病，如消化、循环、泌尿等系统疾病。

3.运用枳术汤辨治的病证（无论病变部位在脾胃、在肾或在心）以脾虚气滞为主，其治当健脾行气。

【随证加减】 若夹寒瘀，可与桂枝茯苓丸合方用之；若夹湿热，可与栀子柏皮汤合方用之；若夹寒热，可与半夏泻心汤合方用之，若夹气逆，可与橘皮竹茹汤合方用之。

【注意事项】 运用枳术汤既要辨清西医之病，又要辨清西医之病属于中医虚滞证。辨西医之病可进一步了解疾病的发展演变及转变规律，辨中医之证可更好地针对西医之病选用枳术汤。

第九节 脾瘀血证用方

一、桂枝加芍药汤

【导读】 ①学用桂枝加芍药汤应重视桂枝和芍药的用量调配关系、生姜和芍药的用量调配关系。②桂枝加芍药汤虽是辨治脾虚络瘀证的重要代表方，但在临床中对心肝络瘀证等也具有良好治疗作用。

【方歌】桂枝加芍药汤方，芍药用量为六两，桂姜枣草量不变，腹满时痛功效良。

【方药】桂枝去皮，三两（9g）　芍药六两（18g）　甘草炙，二两（6g）　生姜切，三两（9g）　大枣擘，十二枚

【用法】上五味，以水七升，煮取三升，去滓。温分三服。本云：桂枝汤，今加芍药。

【功用】温阳益脾，活血通络。

【适应证】

1.中医病证：脾虚络瘀证。脘腹胀满，或疼痛，或固定不移，倦怠，舌淡或边紫或有瘀点，脉迟或涩。

2.西医疾病：慢性胃炎、胃术后疼痛不休、慢性肠炎、肠易激综合征、慢性肝炎、慢性胰腺炎、慢性胆囊炎、风湿性心脏病、脉管炎、三叉神经痛、神经性头痛等临床表现符合脾虚络瘀证者。

【用药分析】方中桂枝温阳通经散瘀；芍药益营通络止痛；生姜辛温通阳；大枣补益中气；甘草益气和中。

【用方思路】

1.桂枝加芍药汤既是辨治脾虚络瘀证的重要代表方，又是辨治诸多杂病如脾胃病、肝胆病、心病、头部疾病等的重要基础方。

2.方中桂枝、生姜既可调理营卫，又可调理脏腑；芍药既可补益，又可缓急；大枣、甘草既可补益，又可缓急。从方中用药用量及调配分析得知，桂枝加芍药汤的应用并不局限于脾虚络瘀证，还可用于辨治诸多杂病，如消化、循环、精神神经、内分泌等系统疾病。

3.运用桂枝加芍药汤辨治的病证（无论病变部位在脾胃、在肝胆或在心）以脾虚络瘀为主，其治当温阳通络。

【随证加减】 若夹郁，可与四逆散合方用之；若夹寒痰，可与赤丸合方用之；若夹痰热，可与小陷胸汤合方用之。

【注意事项】 运用桂枝加芍药汤既要辨清西医之病，又要辨清西医之病属于中医虚瘀证。辨西医之病可进一步了解疾病的发展演变及转变规律，辨中医之证可更好地针对西医之病选用桂枝加芍药汤。

二、桂枝加大黄汤

【导读】 ①学用桂枝加大黄汤应重视桂枝和芍药的用量调配关系、桂枝和大黄的用量调配关系、生姜和芍药的用量调配关系。②桂枝加大黄汤虽是辨治脾虚络瘀证的重要代表方，但在临床中对心肝络瘀重证等也具有良好治疗作用。

【方歌】 桂枝加大黄芍药，生姜大枣甘草共，脾络不通有瘀滞，腹满大痛此方宏。

【方药】 桂枝去皮，三两（9 g）　芍药六两（18 g）　大黄二两（6 g）　甘草炙，二两（6 g）　生姜切，三两（9 g）　大枣擘，十二枚

【用法】 上六味，以水七升，煮取三升，去滓。温服一升，日三服。

【功用】 温阳益脾，祛瘀通络。

【适应证】

1.中医病证：脾虚瘀络重证。脘腹胀满痛，甚者剧痛，固定不移，或大便不畅，或饮食减退，舌质淡或紫，脉沉。

2.西医疾病：慢性胃炎、胃术后疼痛不休、慢性肠炎、肠易激综合征、慢性肝炎、慢性胰腺炎、慢性胆囊炎、风湿性心脏病、脉管炎、三叉神经痛等临床表现符合脾虚络瘀重证者。

【用药分析】 方中桂枝温阳通经散瘀；芍药益营通络止痛；大黄泻实通腑；生姜辛温通阳；大枣补益中气；甘草益气和中。

【用方思路】

1.桂枝加大黄汤既是辨治脾虚络瘀证的重要代表方，又是辨

治诸多杂病如脾胃病、心病、肝胆病、头部疾病等的重要基础方。

2.方中桂枝、生姜既可调理营卫，又可调理脏腑；大黄既泻热，又泻瘀；芍药、大枣、甘草既可补益，又可缓急。从方中用药用量及调配分析得知，桂枝加大黄汤的应用并不局限于脾虚络瘀证，还可用于辨治诸多杂病如消化、循环、精神神经、内分泌等系统疾病。

3.运用桂枝加大黄汤辨治的病证（无论病变部位在脾胃、在肝胆或在心）以脾虚络瘀为主，其治当温阳通络泻实。

【随证加减】 若夹郁，可与四逆散合方用之；若夹湿热，可与半夏泻心汤合方用之；若夹寒湿，可与甘姜苓术汤合方用之。

【注意事项】 运用桂枝加大黄汤既要辨清西医之病，又要辨清西医之病属于中医虚瘀证。辨西医之病可进一步了解疾病的发展演变及转变规律，辨中医之证可更好地针对西医之病选用桂枝加大黄汤。

第十节　脾约证用方

麻子仁丸

【导读】 ①学用麻子仁丸应重视麻仁和大黄的用量调配关系、芍药和杏仁的用量调配关系、大黄和厚朴的用量调配关系。②麻子仁丸虽是辨治脾约证的重要代表方，但在临床中对心肝郁热证等也具有良好治疗作用。

【方歌】 麻子仁丸治脾约，麻仁杏仁芍药宜，枳朴大黄齐加入，便秘溲数均能医。

【方药】 麻仁二升（48 g）　芍药半斤（24 g）　枳实炙,半斤（24 g）　大黄去皮,一斤（48 g）　厚朴炙,去皮,一尺（30 g）　杏

仁去皮尖，熬，别作脂，一升（24 g）

【用法】 上六味，蜜和丸，如梧桐子大。饮服十丸，日三服，渐加，以知为度。

【功用】 运脾泻热通便。

【适应证】

1.中医病证：脾约证。大便干硬，小便频数，舌红、苔薄黄，脉浮涩。

2.西医疾病：药物性便秘、习惯性便秘、产后便秘、痔疮术后便秘、肠麻痹、胃柿石、不完全性肠梗阻、糖尿病等临床表现符合脾约证者。

【用药分析】 方中麻仁运脾润脾；大黄泻热通便；杏仁泻肺润肠；芍药补血泻肝；枳实、厚朴，行气除胀；蜂蜜润肠通便。

【用方思路】

1.麻子仁丸既是辨治脾约证的重要代表方，又是辨治诸多杂病如脾胃病、心病、肾病等的重要基础方。

2.方中麻仁可润五脏六腑之阴；杏仁既可化痰，又可润燥；大黄既泻热，又泻瘀；枳实、厚朴既可行气，又可降逆。从方中用药用量及调配分析得知，麻子仁丸的应用并不局限于脾约证，还可用于辨治诸多杂病，如消化、循环、泌尿、内分泌等系统疾病。

3.运用麻子仁丸辨治的病证（无论病变部位在脾胃、在肾或在心）以脾约为主，其治当泻热运脾行气。

【随证加减】 若夹郁，可与橘枳姜汤合方用之；若夹瘀热，可与桃核承气汤合方用之；若夹虚寒，可与理中丸合方用之。

【注意事项】 运用麻子仁丸既要辨清西医之病，又要辨清西医之病属于中医郁热滞涩证。辨西医之病可进一步了解疾病的发展演变及转变规律，辨中医之证可更好地针对西医之病选用麻子仁丸。

第十一节 胃痈证用方

一、排脓散

【导读】 ①学用排脓散应重视枳实和芍药的用量调配关系、芍药和桔梗的用量调配关系。②排脓散虽是辨治胃痈热证的重要代表方，但在临床中对肺痈热证等也具有良好治疗作用。

【方歌】 排脓散治胃热痈，枳实桔梗芍药同，胃痛呕吐有脓血，功效主解毒排脓。

【方药】 枳实十六枚（16g） 芍药六分（18g） 桔梗二分（6g）

【用法】 上三味，杵为散，取鸡子黄一枚，以药散与鸡黄相等，揉和令相得，饮和服之，日一服。

【功用】 解毒排脓，调理气血。

【适应证】

1.中医病证：胃痈热证。胃痛或胀，或欲呕，或吐物为脓血，或腥臭，大便不调，舌红、苔黄略腻，脉滑或弦数。

2.西医疾病：糜烂性胃炎、胃溃疡、胃脓肿、急性胃炎、冠心病、心肌炎、慢性气管炎、肺气肿等临床表现符合胃痈热证者。

【用药分析】 方中桔梗清热排脓；枳实清热理气；芍药泻热敛阴；鸡子黄清热益阴。

【用方思路】

1.排脓散既是辨治胃热痈证的重要代表方，又是辨治诸多杂病如脾胃病、肝胆病、肺病等的重要基础方。

2.方中枳实既可行气，又可清热；芍药既可收敛，又可活血；桔梗既可排脓，又可宣降；鸡子黄益阴生肌。从方中用药用量及调配分析得知，排脓散的应用并不局限于胃热痈证，还可用于辨治诸多杂病，如消化、呼吸、内分泌等系统疾病。

3.运用排脓散辨治的病证（无论病变部位在脾胃、在肝胆或在肺）以胃热痈脓为主，其治当泻热排脓。

【随证加减】 若夹痰热，可与小陷胸汤合方用之；若夹瘀热，可与下瘀血汤合方用之；若夹郁热，可与栀子豉汤合方用之；若夹郁，可与四逆散合方用之。

【注意事项】 运用排脓散既要辨清西医之病，又要辨清西医之病属于中医热痈证。辨西医之病可进一步了解疾病的发展演变及转变规律，辨中医之证可更好地针对西医之病选用排脓散。

二、排脓汤

【导读】 ①学用排脓汤应重视甘草和桔梗的用量调配关系、生姜和桔梗的用量调配关系。②排脓汤虽是辨治胃痈寒证的重要代表方，但在临床中对肺痈寒证等也具有良好治疗作用。

【方歌】 排脓汤中桔梗姜，甘草大枣同煎汤，胃寒痈脓舌质淡，益气扶正排脓康。

【方药】 甘草二两（6 g） 桔梗三两（9 g） 生姜一两（3 g）大枣十枚

【用法】 上四味，以水三升，煮取一升。温服五合，日再服。

【功用】 益气扶正，托痈排脓。

【适应证】

1.中医病证：胃痈寒证。胃脘胀痛，呕吐脓血，喜温喜按，舌淡、苔白，脉迟。

2.西医疾病：糜烂性胃炎、胃溃疡、胃脓肿、急性胃炎、冠心病、心肌炎、慢性气管炎、肺气肿、慢性咽炎等临床表现符合胃痈寒证者。

【用药分析】 方中桔梗解毒排脓；生姜温脾和胃；大枣、甘草益气和中。

【用方思路】

1.排脓汤既是辨治胃寒痈证的重要代表方，又是辨治诸多杂病如脾胃病、肺病、心病、咽喉病等的重要基础方。

2.方中生姜既可温中，又可行散；桔梗既可排脓，又可宣降；甘草、大枣益气托毒排脓。从方中用药用量及调配分析得知，排脓汤的应用并不局限于胃寒痈证，还可用于辨治诸多杂病，如消化、循环、呼吸、内分泌等系统疾病。

3.运用排脓汤辨治的病证（无论病变部位在脾胃、在肺或在心）以胃寒痈脓为主，其治当温补排脓。

【随证加减】 若夹寒痰，可与赤丸合方用之；若夹痰热，可与小陷胸汤合方用之；若夹寒郁，可与半夏散及汤合方用之。

【注意事项】 运用排脓汤既要辨清西医之病，又要辨清西医之病属于中医寒痈证。辨西医之病可进一步了解疾病的发展演变及转变规律，辨中医之证可更好地针对西医之病选用排脓汤。

第十二节 胃气下泄证用方

诃梨勒散

【导读】 ①诃梨勒散的组成药物仅有一味，单用有一定局限性，最好能合方应用。②诃梨勒散虽是辨治胃气下泄证的重要代表方，但在临床中对心肾不固证等也具有良好治疗作用。

【方歌】 诃梨勒散治气利，气从胃中直下泄，中气不足伴乏力，顾护胃气功效协。

【方药】 诃梨勒煨，十枚（30 g）

【用法】 上一味，为散，粥饮和，顿服。

【功用】 顾护胃气，收敛中气。

【适应证】

1.中医病证：胃气下泄证。气利即气从胃中下泄，直从肛门而出，不能自主控制，无声，四肢困乏，倦怠，或健忘，精神低沉，舌淡、苔薄，脉弱。

2.西医疾病：肠胃神经症、自主神经功能紊乱，慢性肠炎、痢疾日久不愈、慢性支气管炎、慢性气管炎、肺气肿、心律不齐等临床表现符合胃气下泄证者。

【用药分析】 方中诃梨勒固涩益气。

【用方思路】

1.诃梨勒散既是辨治胃气下泄证的重要代表方，又是辨治诸多杂病如脾胃病、肺病、心病等的重要基础方。

2.方中诃子既可固涩，又可益气。诃梨勒散的应用并不局限于胃气下泄证，还可用于辨治诸多杂病，如消化、循环、呼吸等系统疾病。

3.运用诃梨勒散辨治的病证（无论病变部位在脾胃、在肺或在心）以胃气下泄为主，其治当温涩。

【随证加减】 若夹水气，可与五苓散合方用之；若夹阳虚，可与理中丸合方用之；若夹湿热，可与葛根芩连汤合方用之。

【注意事项】 运用诃梨勒散既要辨清西医之病，又要辨清西医之病属于中医胃气下泄证。辨西医之病可进一步了解疾病的发展演变及转变规律，辨中医之证可更好地针对西医之病选用诃梨勒散。

第/六/章　肝/病/证/用/方

　　学用肝病证用方，既要知道肝病证用方是主治肝病证的基本方，又要知道其主治并不局限于肝病证，还包括其他病证。用方选方的基本思路与方法是根据病变证机而选用方药，无论是肝病证还是其他病证，只要病变证机符合方药主治，即可选用方药治疗。

第一节　肝热证用方

一、乌梅丸

　　【导读】　①学用乌梅丸应重视乌梅和黄连的用量调配关系、人参和当归的用量调配关系、附子和细辛的用量调配关系、乌梅和附子的用量调配关系。②乌梅丸虽是辨治蛔厥证的重要代表方，但在临床中对寒热夹杂证等也具有良好治疗作用。

　　【方歌】　乌梅丸中细辛桂，人参附子椒姜随，黄连黄柏及当归，蛔厥肝热皆可为。

　　【方药】　乌梅三百枚（500 g）　黄连十六两（48 g）　细辛六两

（18 g）　干姜十两（30 g）　当归四两（12 g）　黄柏六两（18 g）　桂枝去皮，六两（18 g）　人参六两（18 g）　附子炮，去皮，六两（18 g）蜀椒出汗，四两（12 g）

【用法】　上十味，异捣筛，合治之，以苦酒渍乌梅一宿，去核，蒸之五斗米下，饭熟捣成泥，和药令相得，内臼中，与蜜，杵二千下。丸如梧桐子大。先食饮，服十丸，日三服。稍加至二十丸，禁生冷、滑物、食臭等。

【功用】　安蛔驱蛔止痛；清肝益肝，通阳泻肝；清上温下。

【适应证】

1.中医病证：①蛔厥证。腹痛剧烈，时发时止，或胁下疼痛，手足厥冷，甚则冷汗出，或食则吐，或吐蛔，舌红，脉弦数。②久泻久痢（上热下寒证）。

2.西医疾病：慢性肠胃炎、肠易激综合征、慢性非特异性溃疡性结肠炎、慢性胰腺炎、慢性痢疾、胆石症、胆道蛔虫病或伴休克或伴肠梗阻、胆囊鞭毛虫症、肠道滴虫症等临床表现符合蛔厥证或久泻久痢者。

【用药分析】　方中乌梅、苦酒（醋）酸敛涌泄；黄连、黄柏清热燥湿；人参补益元气；当归补血活血；附子、细辛、干姜、桂枝、蜀椒温通阳气。又，乌梅、苦酒酸以安蛔；黄连、黄柏苦能下蛔；蜀椒、细辛、附子、干姜、桂枝辛能伏蛔；人参、当归甘则能动；蜜益气和中。

【用方思路】

1.乌梅丸既是辨治肝热阳郁证或蛔厥证的重要代表方，又是辨治诸多杂病如脾胃病、心病、肝胆病、肌肉关节病等的重要基础方。

2.方中乌梅、苦酒既可酸敛，又可制蛔；黄连、黄柏既清热，又降泄；桂枝、附子、细辛、干姜、蜀椒既温通，又止痛；当归既补血，又活血；人参既补气，又生津。从方中用药用量及调配分析得知，乌梅丸的应用并不局限于肝热阳郁证或蛔厥证，还可用于辨治诸多杂病，如消化、循环、运动、内分泌系统疾病及妇科、男科疾病等。

3.运用乌梅丸辨治的病证（无论病变部位在脾胃、在肝胆或在心）以肝热阳郁证或蛔厥证为主，其治当清热温通益正。

【随证加减】 若夹痰热，可与小陷胸汤合方用之；若夹瘀热，可与桃核承气汤合方用之。

【注意事项】 运用乌梅丸既要辨清西医之病，又要辨清西医之病属于中医寒热夹虚证。辨西医之病可进一步了解疾病的发展演变及转变规律，辨中医之证可更好地针对西医之病选用乌梅丸。

二、白头翁汤

【导读】 ①学用白头翁汤应重视白头翁和黄连的用量调配关系、黄连和黄柏的用量调配关系、白头翁和秦皮的用量调配关系。②白头翁汤虽是辨治热毒血痢证的重要代表方，但在临床中对湿热迫血证等也具有良好治疗作用。

【方歌】 白头翁汤治热利，黄连黄柏秦皮齐，主治里急便脓血，清热解毒止血利。

【方药】 白头翁二两（6 g） 黄柏三两（9 g） 黄连三两（9 g）秦皮三两（9 g）

【用法】 上四味，以水七升，煮取二升，去滓。温服一升，不愈，更服一升。

【功用】 清热解毒，凉血止利。

【适应证】

1.中医病证：热毒血痢证。腹痛，里急后重，肛门灼热，下痢脓血，赤多白少，渴欲饮水，舌红、苔黄腻，脉弦数。

2.西医疾病：细菌性痢疾、阿米巴痢疾、急性肠炎、慢性结肠炎、肠伤寒、肝硬化、阿米巴肝脓肿、盆腔炎、前列腺炎等临床表现符合热毒血痢证者。

【用药分析】 方中白头翁清热解毒，凉血止利；黄连、黄柏清热解毒，燥湿止利；秦皮收涩固涩，清热解毒止利。

【用方思路】

1.白头翁汤既是辨治肝热下利证的重要代表方，又是辨治诸多杂病如脾胃病、肝胆病、妇科病、男科病等的重要基础方。

2.方中白头翁既可清热，又可凉血；黄连、黄柏、秦皮既清热，又燥湿。从方中用药用量及调配分析得知，白头翁汤的应用并不局限于肝热下利证，还可用于辨治诸多杂病，如消化系统疾病、妇科和男科疾病等。

3.运用白头翁汤辨治的病证（无论病变部位在脾胃或在肝胆）以肝热下利证为主，其治当清热燥湿。

【随证加减】 若夹郁，可与四逆散合方用之；若夹阳虚，可与理中丸合方用之；若夹阴虚，可与百合地黄汤合方用之。

【注意事项】 运用白头翁汤既要辨清西医之病，又要辨清西医之病属于中医湿热迫血证。辨西医之病可进一步了解疾病的发展演变及转变规律，辨中医之证可更好地针对西医之病选用白头翁汤。

三、白头翁加甘草阿胶汤

【导读】 ①学用白头翁加甘草阿胶汤应重视白头翁和阿胶的用量调配关系、黄连和黄柏的用量调配关系、白头翁和秦皮的用量调配关系、阿胶和黄连的用量调配关系。②白头翁加甘草阿胶汤虽是辨治血虚热利证的重要代表方，但在临床中对湿热迫血夹血虚证等也具有良好治疗作用。

【方歌】 白头翁加草阿胶，主治产后热血利，肝热血虚热利证，临证加减主下利。

【方药】 白头翁二两（6 g） 甘草 阿胶各二两（6 g） 柏皮（黄柏）三两（9 g） 黄连三两（9 g） 秦皮三两（9 g）

【用法】 上六味，以水七升，煮取二升半，内胶令消尽。去滓。分温三服。

【功用】清肝凉血，益气补血。

【适应证】

1.中医病证：血虚热利证。下利，或利下脓血，里急后重，腹痛，口苦，渴欲饮水，四肢困重，面色不荣，肌肤枯燥，头晕，舌红、苔黄或腻，脉细数或沉弱。

2.西医疾病：细菌性痢疾、阿米巴痢疾、急性肠炎、慢性结肠炎、肠伤寒、肝硬化、阿米巴肝脓肿等临床表现符合血虚热利证者。

【用药分析】 方中白头翁清热解毒，凉血止利；黄连、黄柏清热解毒，燥湿止利；秦皮收涩固涩，清热解毒止利；阿胶补血止血；甘草益气和中解毒。

【用方思路】

1.白头翁加甘草阿胶汤既是辨治肝热下利夹虚证的重要代表方，又是辨治诸多杂病如脾胃病、肝胆病、妇科病、男科病等的重要基础方。

2.方中白头翁既可清热，又可凉血；黄连、黄柏、秦皮既清热，又燥湿；阿胶既是补血药，又是止血药；甘草既是益气药，又是生津药。从方中用药用量及调配分析得知，白头翁加甘草阿胶汤的应用并不局限于肝热下利夹虚证，还可用于辨治诸多杂病，如消化、内分泌系统疾病和妇科、男科疾病等。

3.运用白头翁甘草阿胶汤辨治的病证（无论病变部位在脾胃或在肝胆）以肝热下利夹虚证为主，其治当清热燥湿。

【随证加减】 若夹郁，可与四逆散合方用之；若夹阳虚，可与理中丸合方用之；若夹阴虚，可与百合地黄汤合方用之。

【注意事项】 运用白头翁加甘草阿胶汤既要辨清西医之病，又要辨清西医之病属于中医湿热迫血证。辨西医之病可进一步了解疾病的发展演变及转变规律，辨中医之证可更好地针对西医之病选用白头翁加甘草阿胶汤。

四、风引汤

【导读】①学用风引汤应重视大黄和赤石脂的用量调配关系、桂枝和干姜的用量调配关系、石膏和滑石的用量调配关系、龙骨和牡蛎的用量调配关系。②风引汤虽是辨治肝热动风证的重要代表方，但在临床中对筋脉热极证等也具有良好治疗作用。

【方歌】 风引汤中黄姜龙，桂甘牡蛎寒滑石，赤石白石紫石膏，潜阳息风益肝阴。

【方药】 大黄四两（12 g）　　干姜四两（12 g）　　龙骨四两（12 g）桂枝三两（9 g）　　甘草二两（6 g）　　牡蛎二两（6 g）　　寒水石六两（18 g）　　滑石六两（18 g）　　赤石脂六两（18 g）　　白石脂六两（18 g）紫石英六两（18 g）　　石膏六两（18 g）

【用法】 上十二味，杵，粗筛，以韦囊盛之，取三指撮，井花水三升，煮三沸。温服一升。

【功用】 清肝益阴，潜阳息风。

【适应证】

1.中医病证：肝热生风证。昏仆，或两目上视，或四肢抽搐，或手足麻木，或口吐涎沫，头晕，头痛，烦热，四肢无力，急躁，或肌肉筋脉震颤，口苦，口干，舌红，少苔或薄黄，脉弦数。

2.西医疾病：高血压、高脂血症、流行性乙型脑炎、流行性脑脊髓膜炎、癫痫、血管神经性头痛等临床表现符合肝热动风证者。

【用药分析】 方中大黄泻热息风；石膏、寒水石清热益阴息风；龙骨、牡蛎潜阳息风；滑石渗利湿浊；赤石脂、白石脂固涩收敛息风；紫石英重镇息风，潜阳安神；干姜、桂枝辛散温通透解；甘草益气缓急。

【用方思路】

1.风引汤既是辨治肝热生风证的重要代表方，又是辨治诸多杂病如肝病、心病、脑病等的重要基础方。

2.方中大黄既可泻热，又可制风；桂枝、干姜既温通，又疏散；龙骨、牡蛎既潜阳，又固涩；石膏、寒水石既可清热，又可生津；滑石既可清热，又可利湿；紫石英既可重镇，又可安神；赤石脂、白石脂既可固涩，又可补血；甘草既益气，又生津。从方中用药用量及调配分析得知，风引汤的应用并不局限于肝热生风证，还可用于辨治诸多杂病，如精神神经、内分泌及代谢系统疾病和感染性疾病等。

3.运用风引汤辨治的病证（无论病变部位在肝、在胆或在心）以肝热生风证为主，其治当泻热息风。

【随证加减】 若夹郁，可与四逆散合方用之；若夹气血虚，可与芍药甘草汤合方用之；若夹风痰，可与藜芦甘草汤合方用之。

【注意事项】 运用风引汤既要辨清西医之病，又要辨清西医之病属于中医郁热生风证。辨西医之病可进一步了解疾病的发展演变及转变规律，辨中医之证可更好地针对西医之病选用风引汤。

第二节 肝寒证用方

一、吴茱萸汤（茱萸汤）

【导读】 ①学用吴茱萸汤应重视吴茱萸和生姜的用量调配关系、吴茱萸和人参的用量调配关系。②吴茱萸汤虽是辨治肝虚寒证的重要代表方，但在临床中对心胃虚寒证等也具有良好治疗作用。

【方歌】 吴茱萸汤人参枣，生姜五两温里好，阳明寒呕厥阴逆，温肝暖胃止下利。

【方药】 吴茱萸洗，一升（24 g）　人参三两（9 g）　生姜切，六两（18 g）　大枣擘，十二枚

【用法】 上四味，以水七升，煮取二升，去滓。温服七合，日三服（汤剂：水煎服）。

【功用】 温肝暖胃，散寒降逆。

【适应证】

1.中医病证：肝胃虚寒证。食谷欲呕，或干呕，吐涎沫，或吞酸，头痛，或颠顶头痛，或胸膈满闷，手足厥冷，或下利，或烦躁，舌淡、苔薄白，脉沉或迟。

2.西医疾病：胃及十二指肠溃疡、幽门梗阻、神经性呕吐、慢性非特异性结肠炎、神经性头痛、冠心病、高血压、痛经等临床表现符合肝胃虚寒证者。

【用药分析】 方中吴茱萸散寒降逆；人参补益中气；生姜温中散寒；大枣补益中气。

【用方思路】

1.吴茱萸汤既是辨治肝胃虚寒证的重要代表方，又是辨治诸多杂病如肝病、脾胃病、心病、头部疾病等的重要基础方。

2.方中吴茱萸、生姜既可温阳，又可降逆；人参、大枣既可益气，又可生津。从方中用药用量及调配分析得知，吴茱萸汤的应用并不局限于肝胃虚寒证，还可用于辨治诸多杂病，如精神神经、内分泌、循环等系统疾病。

3.运用吴茱萸汤辨治的病证（无论病变部位在脾胃或在肝胆）以肝胃虚寒证为主，其治当益气散寒。

【随证加减】 若夹郁，可与四逆散合方用之；若夹热，可与白虎汤合方用之；若夹瘀，可与桂枝茯苓丸合方用之。

【注意事项】 运用吴茱萸汤既要辨清西医之病，又要辨清西医之病属于中医肝胃虚寒证。辨西医之病可进一步了解疾病的发展演变及转变规律，辨中医之证可更好地针对西医之病选用吴茱萸汤。

二、蜘蛛散

【导读】 ①学用蜘蛛散应重视蜘蛛和桂枝的用量调配关系。②蜘蛛散虽是辨治肝寒狐疝证的重要代表方，但在临床中对心肾寒证等也具有良好治疗作用。

【方歌】 蜘蛛散中用桂枝，主治阴狐疝气证，偏有大小时上下，温肝散寒通阳气。

【方药】 蜘蛛熬焦，十四枚　桂枝半两 (1.5 g)

【用法】 上二味，为散，取八分一匕，饮和服。日再服，蜜丸亦可。

【功用】 温肝散寒，通达阳气。

【适应证】

1.中医病证：肝寒狐疝（小肠疝气）证。阴囊时大时小（小即正常），因劳累、咳嗽、哭、笑而诱发，或少腹冷痛，或牵引胸胁，舌淡、苔白，脉紧。

2.西医疾病：睾丸肿大、睾丸结节、腹股沟斜疝、末梢血管循环障碍、慢性前列腺炎等临床表现符合肝寒狐疝寒证者。

【用药分析】 方中蜘蛛破滞通经；桂枝散寒通脉。

【用方思路】

1.蜘蛛散既是辨治肝寒疝气证的重要代表方，又是辨治诸多杂病如肾病、肝病、心病、皮肤病等的重要基础方。

2.方中蜘蛛既可破滞，又可通敛；桂枝既可通经，又可散寒。从方中用药用量及调配分析得知，蜘蛛散的应用并不局限于肝寒疝气证，还可用于辨治诸多杂病，如男科和妇科疾病及循环、内分泌系统疾病。

3.运用蜘蛛散辨治的病证（无论病变部位在肝胆或在肾）以肝寒郁滞证为主，其治当疏散通透。

【随证加减】 若夹瘀，与可桂枝茯苓丸合方用之；若夹热，可与栀子柏皮汤合方用之；若夹郁，可与四逆散合方用之。

【注意事项】 运用蜘蛛散既要辨清西医之病，又要辨清西医之病属于中医寒滞证。辨西医之病可进一步了解疾病的发展演变及转变规律，辨中医之证可更好地针对西医之病选用蜘蛛散。

第三节　肝气郁滞证用方

一、四逆散

【导读】 ①学用四逆散应重视柴胡和芍药的用量调配关系、柴胡和枳实的用量调配关系、柴胡和甘草的用量调配关系。②四逆散虽是辨治肝气郁滞证的重要代表方，但在临床中对心肺气郁证等也具有良好治疗作用。

【方歌】 四逆散疏肝理气，柴胡芍药与枳实，甘草缓急柔肝气，气机郁滞皆可施。

【方药】 柴胡　枳实破，水渍，炙干　芍药　甘草炙

【用法】 上四味，各十分，捣筛，白饮和，服方寸匕，日三服。咳者，加五味子、干姜各五分，并主下利；悸者，加桂枝五分；腹中痛者，加附子一枚，炮令坼；泄利下重者，先以水五升，煮薤白三升，煮取三升，去滓。以散三方寸匕，内汤中，煮取一升半，分温再服。

【功用】 疏肝理气，调理气机。

【适应证】

1.中医病证：①肝气郁滞证。手足不温，或咳嗽，或心悸，或小便不利，或腹中痛，或泄利下重，表情沉默，苔薄，脉弦。②肝脾气郁证。胸胁脘腹胀痛，不思饮食，因情绪不佳加重，或乳房胀痛，苔薄，脉弦。

2.西医疾病：胃黏膜异型增生、肠胃炎、肝纤维化、病毒性肝炎、慢性胆囊炎、胆石症、内分泌紊乱等临床表现符合肝气郁

滞证者。

【用药分析】 方中柴胡疏肝解郁；枳实降泄浊气；芍药补血柔肝缓急；甘草益气和中缓急。

【用方思路】

1.四逆散既是辨治肝气郁滞证的重要代表方，又是辨治诸多杂病如肝病、心病、脾胃病、肺病、肾病等的重要基础方。

2.方中柴胡既可行气，又可升举；枳实既可行气，又可降泄；芍药既可收敛，又可补血；甘草可补诸脏腑之气。从方中用药用量及调配分析得知，四逆散的应用并不局限于肝气郁滞证，还可用于辨治诸多杂病，如消化、循环、呼吸、精神神经、内分泌及代谢等系统疾病。

3.运用四逆散辨治的病证（无论病变部位在肝胆、在心或在肺）以肝气郁滞证为主，其治当疏肝解郁。

【随证加减】 若夹瘀，可与桂枝茯苓丸合方用之；若夹寒痰，可与赤丸合方用之；若夹湿热，可与栀子柏皮汤合方用之；若夹虚寒，可与桂枝人参汤合方用之。

【注意事项】 运用四逆散既要辨清西医之病，又要辨清西医之病属于中医气郁证。辨西医之病可进一步了解疾病的发展演变及转变规律，辨中医之证可更好地针对西医之病选用四逆散。

二、枳实芍药散

【导读】 ①学用枳实芍药散应重视枳实和芍药的用量调配关系。②枳实芍药散虽是辨治气血郁滞证的重要代表方，但在临床中对心肝气郁证等也具有良好治疗作用。

【方歌】 枳实芍药能疏肝，产后腹痛证能解，主治烦满不得卧，理气活血缓急崭。

【方药】 枳实烧令黑,勿太过　芍药等份

【用法】 上二味，杵为散，服方寸匕，日三服。并主痈脓，以麦粥下之。

【功用】 疏肝缓急，理气活血。

【适应证】

1.中医病证：①气郁血虚腹痛证。胸胁脘腹胀痛，或痛处固定，心烦，急躁，不得卧，或失眠，胸中烦闷，或少腹痛，或恶露不尽，舌淡或暗，苔薄，脉弦或沉。②肝脾气郁证。胸胁脘腹胀痛，不思饮食，因情绪不佳加重，或乳房胀痛，苔薄，脉弦。

2.西医疾病：慢性肝炎、慢性胆囊炎、胆石症、冠心病心绞痛、淋巴结核、毛囊炎等临床表现符合气血郁滞证者。

【用药分析】 方中枳实降逆行气；芍药敛阴养血，柔肝缓急；大麦粥补益中气。

【用方思路】

1.枳实芍药散既是辨治气郁血虚证的重要代表方，又是辨治诸多杂病如肝病、脾胃病、心病、妇科病等的重要基础方。

2.方中枳实既可行气，又可降泄；芍药既可收敛，又可补血。从方中用药用量及调配分析得知，枳实芍药散的应用并不局限于气郁血虚证，还可用于辨治诸多杂病，如消化、循环、精神神经、内分泌及代谢等系统疾病。

3.运用枳实芍药散辨治的病证（无论病变部位在脾胃、在肝胆或在心）以气郁血虚为主，其治当疏肝补血。

【随证加减】 若夹瘀，可与桂枝茯苓丸合方用之；若夹痰热，可与小陷胸汤合方用之；若夹寒结，可与大黄附子汤合方用之。

【注意事项】 运用枳实芍药散既要辨清西医之病，又要辨清西医之病属于中医气郁血虚证。辨西医之病可进一步了解疾病的发展演变及转变规律，辨中医之证可更好地针对西医之病选用枳实芍药散。

第四节 肝血瘀证用方

一、大黄䗪虫丸

【导读】①学用大黄䗪虫丸应重视大黄和䗪虫的用量调配关系、芍药和干地黄的用量调配关系、水蛭和虻虫的用量调配关系、大黄和芍药的用量调配关系。②大黄䗪虫丸虽是辨治肝瘀脉阻证的重要代表方，但在临床中对心脾瘀结证等也具有良好治疗作用。

【方歌】大黄䗪虫甘草芩，桃仁杏仁芍药地，漆蛴虻虫与水蛭，缓中补虚消症积。

【方药】大黄蒸，十分（7.5 g）　黄芩二两（6 g）　甘草三两（9 g）桃仁一升（24 g）　杏仁一升（24 g）　芍药四两（12 g）　干地黄十两（30 g）　干漆一两（3 g）　虻虫一升（24 g）　水蛭百枚（24 g）蛴螬一升（24 g）　䗪虫半升（12 g）

【用法】上十二味，末之，炼蜜和丸，小豆大，酒饮服五丸，日三服。

【功用】活血化瘀，缓中补虚。

【适应证】

1.中医病证：肝瘀脉阻证。形体消瘦，腹满，或腹痛，不能饮食，肌肤甲错，两目黯黑，面色灰滞无华，舌质暗淡或有瘀点，脉涩或结。

2.西医疾病：慢性肝炎、肝硬化、肝脾肿大，以及各种肿瘤等临床表现符合肝瘀脉阻证者。

【用药分析】方中大黄泻热祛瘀；桃仁、干漆、虻虫、水蛭、蛴螬、䗪虫，活血破血，逐瘀通络；芍药补血敛阴；干地黄清热凉血补血；黄芩清热燥湿；杏仁降泄浊逆；酒能活血通脉；蜂蜜、甘草，益气和中。

【用方思路】

1.大黄䗪虫丸既是辨治肝瘀脉阻证的重要代表方，又是辨治诸多杂病如肝病、心病、妇科、男科等的重要基础方。

2.方中大黄、黄芩可清泻五脏六腑之热；桃仁、干漆、虻虫、水蛭、蛴螬、䗪虫可活五脏六腑之血；芍药、干地黄可补五脏六腑之血；杏仁通利五脏六腑；甘草可益诸脏腑之气。从方中用药用量及调配分析得知，大黄䗪虫丸的应用并不局限于肝瘀脉阻证，还可用于辨治诸多杂病，如消化、循环、精神神经、内分泌及代谢等系统疾病。

3.运用大黄䗪虫丸辨治的病证（无论是肝胆病、心病，还是妇科病）以肝瘀脉阻或夹虚为主，其治当活血补血泻瘀。

【随证加减】 若夹气郁，可与四逆散合方用之；若夹阳虚，可与四逆汤合方用之；若病变证机痰热，可与小陷胸汤合方用之。

【注意事项】 运用大黄䗪虫丸既要辨清西医之病，又要辨清西医之病属于中医瘀热虚证。辨西医之病可进一步了解疾病的发展演变及转变规律，辨中医之证可更好地针对西医之病选用大黄䗪虫丸。

二、旋覆花汤

【导读】 ①学用旋覆花汤应重视葱和旋覆花的用量调配关系。②旋覆花汤虽是辨治肝络血瘀证的重要代表方，但在临床中对心肺瘀结证等也具有良好治疗作用。

【方歌】 旋覆花汤新绛葱，缓解病情蹈其胸，先未苦时但热饮，疏肝通络化瘀通。

【方药】 旋覆花三两（9 g） 葱十四茎 新绛少许（6 g）（编者注：按陶弘景释新绛为茜草）

【用法】 上三味，以水三升，煮取一升。顿服之。

【功用】 疏通肝络，化瘀行气。

【适应证】

1.中医病证：肝络血瘀证。胸胁疼痛，或胸胁苦闷，用手推按或捶打疼痛缓解，遇热饮则舒，舌质或紫或暗，脉弦。

2.西医疾病：慢性肝炎、肝硬化、肝癌、肝囊肿、慢性胃炎、肋间神经痛、冠心病、产后子宫瘀血不去、产后腹痛、外伤瘀血性咳嗽等临床表现符合肝络血瘀证者。

【用药分析】 方中旋覆花疏肝通络降逆；葱茎温通行气，散结通络；新绛（茜草）通达经脉，活血行血。

【用方思路】

1.旋覆花汤既是辨治肝络血瘀证的重要代表方，又是辨治诸多杂病如肝病、心病、肺病等的重要基础方。

2.方中旋覆花既可疏散，又可通降；新绛可活五脏六腑之血；葱茎可通透诸阳气。从方中用药用量及调配分析得知，旋覆花汤的应用并不局限于肝络血瘀证，还可用于辨治诸多杂病，如消化、循环等系统疾病。

3.运用旋覆花汤辨治的病证（无论病变部位在肝胆或在心或在肺）以肝络血瘀为主，其治当活血通络。

【随证加减】 若夹郁，可与四逆散合方用之；若夹阳虚，可与桂枝人参汤合方用之；若夹寒痰，可与赤丸合方用之。

【注意事项】 运用旋覆花汤既要辨清西医之病，又要辨清西医之病属于中医络瘀证。辨西医之病可进一步了解疾病的发展演变及转变规律，辨中医之证可更好地针对西医之病选用旋覆花汤。

第五节 肝寒血虚证用方

一、当归四逆汤

【导读】 ①学用当归四逆汤应重视当归和桂枝的用量调配关系、芍药和细辛的用量调配关系、通草和大枣的用量调配关系。②当归四逆汤虽是辨治肝寒血虚证的重要代表方，但在临床中对妇科血虚寒证等也具有良好治疗作用。

【方歌】 当归四逆芍桂枝，细辛甘草通草使，手足厥寒脉细绝，温通血脉散寒施。

【方药】 当归三两（9 g）　桂枝去皮，三两（9 g）　芍药三两（9 g）　细辛三两（9 g）　甘草炙，二两（6 g）　通草二两（6 g）大枣擘，二十五枚

【用法】 上七味，以水八升，煮取三升，去滓。温服一升，日三服（汤剂：水煎服）。

【功用】 温经散寒，养血通脉。

【适应证】

1.中医病证：肝寒血虚证。手足厥寒，或手足疼痛，或手足麻木，或腰痛，或肌肉筋脉疼痛，或月经愆期，或痛经，或闭经，舌淡、苔薄白，脉细欲绝。

2.西医疾病：血栓闭塞性脉管炎、脑血栓形成、心力衰竭、多发性神经炎、坐骨神经痛、肥大性脊椎炎、风湿性关节炎、非特异性附睾炎、闭经、痛经、慢性盆腔炎、小儿硬皮肿、雷诺病等临床表现符合肝寒血虚证者。

【用药分析】 方中当归补血活血；芍药补血敛阴；桂枝温阳通经；细辛散寒止痛；通草通利血脉，大枣益气生血；甘草益气和中。

【用方思路】

1.当归四逆汤既是辨治肝寒血虚证的重要代表方,又是辨治诸多杂病如肝病、心病、肌肉关节病、妇科病、男科病等的重要基础方。

2.方中当归、芍药既可补血,又可活血;桂枝、细辛既可温阳,又可通经;通草可通利诸血脉;大枣、甘草可补诸脏腑之气。从方中用药用量及调配分析得知,当归四逆汤的应用并不局限于肝寒血虚证,还可用于辨治诸多杂病,如运动、循环、精神神经、内分泌及代谢等系统疾病。

3.运用当归四逆汤辨治的病证(无论病变部位在肝胆或在心)以肝寒血虚为主,其治当温通补血。

【随证加减】 若夹痰热,可与小陷胸汤合方用之;若夹寒痰,可与赤丸合方用之;若夹郁热,可与栀子豉汤合方用之。

【注意事项】 运用当归四逆汤既要辨清西医之病,又要辨清西医之病属于中医寒瘀虚证。辨西医之病可进一步了解疾病的发展演变及转变规律,辨中医之证可更好地针对西医之病选用当归四逆汤。

二、当归四逆加吴茱萸生姜汤

【导读】 ①学用当归四逆加吴茱萸生姜汤应重视当归和桂枝的用量调配关系、芍药和细辛的用量调配关系、通草和大枣的用量调配关系、吴茱萸和生姜的用量调配关系。②当归四逆加吴茱萸生姜汤虽是辨治痼寒血虚证的重要代表方,但在临床中对妇科血虚痼寒证等也具有良好治疗作用。

【方歌】 当归四逆吴姜汤,芍药甘通与大枣,桂枝细辛能通脉,温阳祛寒效果好。

【方药】 当归三两(9 g) 桂枝去皮,三两(9 g) 芍药三两(9 g) 细辛三两(9 g) 甘草炙,二两(6 g) 通草二两(6 g) 大枣擘,二十五枚 生姜切,半斤(24 g) 吴茱萸二升(48 g)

【用法】 上九味，以水六升，清酒六升，和，煮取五升，去滓。温分五服。

【功用】 养血通脉，温阳祛寒。

【适应证】

1.中医病证：血虚痼寒证。手足厥逆，肢体疼痛或麻木，受凉疼痛加重，妇人月经不调，少腹冷痛，或胁痛，寒呕，或下利，或头痛，舌淡，苔薄，脉细或沉紧。

2.西医疾病：血栓闭塞性脉管炎、脑血栓形成、心力衰竭、多发性神经炎、坐骨神经痛、肥大性脊椎炎、风湿性关节炎、非特异性附睾炎、闭经、痛经、慢性盆腔炎、小儿硬皮肿、雷诺病等临床表现符合肝寒血虚证者。

【用药分析】 方中当归补血活血；芍药补血敛阴；桂枝温阳通经；细辛散寒止痛；吴茱萸温经散寒降逆；生姜辛温通阳散寒；通草通利血脉；酒能温经通脉；大枣益气生血；甘草益气和中。

【用方思路】

1.当归四逆加吴茱萸生姜汤既是辨治血虚痼寒证的重要代表方，又是辨治诸多杂病如肝病、心病、肌肉关节病、妇科病、男科病等的重要基础方。

2.方中当归、芍药既可补血，又可活血；桂枝、细辛、吴茱萸、生姜既可温阳，又可通经；通草可通利诸血脉；大枣、甘草可补诸脏腑之气。从方中用药用量及调配分析得知，当归四逆加吴茱萸生姜汤的应用并不局限于肝寒血虚证，还可用于辨治诸多杂病，如运动、循环、精神神经、内分泌及代谢系统疾病和妇科、男科疾病等。

3.运用当归四逆吴茱萸生姜汤辨治的病证（无论病变部位在肝胆或在心）以痼寒血虚为主，其治当温通逐寒补血。

【随证加减】 若夹痰热，可与小陷胸汤合方用之；若夹寒痰，可与赤丸合方用之；若夹郁热，可与枳实栀子豉汤合方用之。

【注意事项】 运用当归四逆加吴茱萸 生姜汤既要辨清西医之病，又要辨清西医之病属于中医血虚痼寒证。辨西医之病可进一步了解疾病的发展演变及转变规律，辨中医之证可更好地针对西医之病选用当归四逆加吴茱萸生姜汤。

三、当归生姜羊肉汤

【导读】 ①学用当归生姜羊肉汤应重视当归和生姜的用量调配关系、当归和羊肉的用量调配关系。②当归生姜羊肉汤虽是辨治痼寒血虚证的重要代表方，但在临床中对妇科血虚痼寒证等也具有良好治疗作用。

【方歌】 当归生姜羊肉汤，血虚寒疝此方良，腹痛胁痛面不荣，养血温阳散寒方。

【方药】 当归三两（9 g） 生姜五两（15 g） 羊肉一斤（48 g）

【用法】 上三味，以水八升，煮取三升，温服七合，日三服。若寒多者，加生姜成一斤；痛多而呕者，加橘皮二两，白术一两；加生姜者，亦加水五升，煮取三升二合，服之。

【功用】 温肝养血，散寒止痛。

【适应证】

1.中医病证：肝血虚寒疝证。腹痛，或胁痛，或拘急疼痛，手足不温，或麻木不仁，疼痛因受凉加重，指甲不荣，舌淡、苔薄，脉细。

2.西医疾病：慢性胃炎、慢性肝炎、胃及十二指肠溃疡、胃痉挛、慢性盆腔炎、慢性附件炎、男性不育等临床表现符合肝血虚寒疝证者。

【用药分析】 方中当归补血活血；生姜温阳散寒；羊肉温补阳气。

【用方思路】

1.当归生姜羊肉汤既是辨治肝血虚寒疝证的重要代表方，又是辨治诸多杂病如脾胃、心病、肝病、肺病、肾病等的重要基础方。

2.方中当归既可补血，又可活血；生姜既可温阳，又可通经；羊肉可补诸脏腑之阳。从方中用药用量及调配分析得知，当归生姜羊肉汤的应用并不局限于肝血虚寒疝证，还可用于辨治诸多杂病，如消化、循环、呼吸、泌尿、内分泌及代谢等系统疾病。

3.运用当归生姜羊肉汤辨治的病证（无论病变部位在肝胆或在心）以血虚寒证为主，其治当温通补血。

【随证加减】 若夹寒痰，可与赤丸合方用之；若夹痰热，可与小陷胸汤合方用之；若夹阳虚，可与四逆汤合方用之。

【注意事项】 运用当归生姜羊肉汤既要辨清西医之病，又要辨清西医之病属于中医血虚寒证。辨西医之病可进一步了解疾病的发展演变及转变规律，辨中医之证可更好地针对西医之病选用当归生姜羊肉汤。

第六节 肝气逆证用方

奔豚汤

【导读】 ①学用奔豚汤应重视当归和黄芩的用量调配关系、半夏和芍药的用量调配关系、葛根和生姜的用量调配关系。②奔豚汤虽是辨治肝热气逆证的重要代表方，但在临床中对虚实夹杂气逆证等也具有良好治疗作用。

【方歌】 奔豚汤中甘芎归，半夏黄芩芍葛根，生姜甘李根白皮，养肝平冲清热肯。

【功用】 养肝平冲，清热降气。

【方药】 甘草　川芎　当归各二两（6 g）　半夏四两（12 g）黄芩二两（6 g）　生葛五两（15 g）　芍药二两（6 g）　生姜四两

（12 g）　甘李根白皮一升（24 g）

【用法】　上九味，以水二斗，煮取五升。温服一升，日三夜一服。

【适应证】

1.中医病证：肝热血虚气逆证。腹痛，往来寒热，气从少腹上冲胸或至咽喉，发作欲死，复还止，或情绪不佳，或急躁，舌红、苔薄黄，脉弦或数。

2.西医疾病：冠心病、高血压、心脑动脉硬化、脑梗死、软组织损伤、肌腱损伤、风湿性关节炎、类风湿关节炎、骨质增生等临床表现符合肝热气逆证者。

【用药分析】　方中当归补血活血；芍药养血敛肝，柔肝缓急；甘李根白皮清肝热，降逆气，泄奔豚；半夏降逆下气；生姜宣散降逆，调理气机；川芎理血行气；生葛降逆升清；黄芩清热降泄；甘草益气和中。

【用方思路】

1.奔豚汤既是辨治肝热血虚气逆证的重要代表方，又是辨治诸多杂病如肝病、心病、皮肤病等的重要基础方。

2.方中黄芩、甘李根白皮可清泻诸脏腑之热；当归、芍药既可补血，又可活血；葛根可疏散诸脏腑之热；川芎既可行气，又可活血；半夏可降诸脏腑气逆；生姜既可温阳，又可通经；甘草可补诸脏腑之气。从方中用药用量及调配分析得知，奔豚汤的应用并不局限于肝热血虚气逆证，还可用于辨治诸多杂病，如循环、精神神经、内分泌及代谢等系统疾病。

3.运用奔豚汤辨治的病证（无论病变部位在肝胆或在心）以肝热血虚气逆为主，其治当清泻补血降逆。

【随证加减】　若夹郁，可与四逆散合方用之；若夹瘀，可与桂枝茯苓丸合方用之；若夹郁热，可与枳实栀子豉汤合方用之。

【注意事项】　运用奔豚汤既要辨清西医之病，又要辨清西医之病属于中医肝热血虚气逆证。辨西医之病可进一步了解疾病的发展演变及转变规律，辨中医之证可更好地针对西医之病选用奔豚汤。

第七节 肝胆湿热证用方

一、茵陈蒿汤

【导读】 ①学用茵陈蒿汤应重视茵陈和大黄的用量调配关系、茵陈和栀子的用量调配关系、栀子和大黄的用量调配关系。②茵陈蒿汤虽是辨治湿热黄疸证的重要代表方，但在临床中对湿热下注证等也具有良好治疗作用。

【方歌】 茵陈蒿汤栀大黄，清肝利胆退黄方，身黄目黄小便黄，湿热谷疸用此良。

【方药】 茵陈蒿六两（18 g） 栀子擘，十四枚（14 g） 大黄去皮，二两（6 g）

【用法】 上三味，以水一斗二升，先煮茵陈减六升，内二味，煮取三升，去滓。分温三服。小便当利，尿如皂荚汁状，色正赤，一宿腹减，黄从小便去也。

【功用】 清肝利胆，泄湿退黄。

【适应证】

1.中医病证：湿热黄疸证。身目发黄，黄色鲜明，发热，无汗或但头汗出，腹微满，或胁胀，恶心呕吐或食则头昏，大便不爽或便秘，小便黄赤，急躁不得卧，口渴欲饮，舌红、苔黄腻，脉滑数。

2.西医疾病：化疗性肝损伤，病毒性肝炎，肝硬化，肝癌，肝炎综合征，酒精性肝损伤，急、慢性胆囊炎，胆道蛔虫症，胆结石，肾炎，肾病综合征等临床表现符合湿热黄疸证者。

【用药分析】 方中茵陈清利湿热，降泄浊逆；栀子清热燥湿除烦;大黄泻热燥湿,推陈致新。

【用方思路】

1.茵陈蒿汤既是辨治湿热黄疸证的重要代表方,又是辨治诸多杂病如肝病、肾病、皮肤病等的重要基础方。

2.方中茵陈可清利诸脏腑之湿热;大黄、栀子既可清热,又可燥湿。从方中用药用量及调配分析得知,茵陈蒿汤的应用并不局限于湿热黄疸证,还可用于辨治诸多杂病如消化、泌尿、内分泌及代谢等系统疾病。

3.运用茵陈蒿汤辨治的病证(无论病变部位在肝胆或在脾胃)以湿热为主,其治当清热泻湿。

【随证加减】 若夹郁,可与四逆散合方用之;若夹瘀,可与桃核承气汤合方用之;若夹阳虚,可与桂枝人参汤合方用之。

【注意事项】 运用茵陈蒿汤既要辨清西医之病,又要辨清西医之病属于中医湿热证。辨西医之病可进一步了解疾病的发展演变及转变规律,辨中医之证可更好地针对西医之病选用茵陈蒿汤。

二、栀子柏皮汤

【导读】①学用栀子柏皮汤应重视栀子和黄柏的用量调配关系、栀子和甘草的用量调配关系。②栀子柏皮汤虽是辨治湿热黄疸证的重要代表方,但在临床中对湿热肆虐证等也具有良好治疗作用。

【方歌】 栀子柏皮汤甘草,湿热发黄热为主,一身发黄色鲜明,泻热利湿以退黄。

【方药】 栀子擘,十五个(15 g)   甘草炙,一两(3 g)   黄柏二两(6 g)

【用法】 上三味,以水四升,煮取一升半,去滓。分温再服。

【功用】 泻热利湿,益气退黄。

【适应证】

1.中医病证：湿热夹虚证。发热，口苦，口干，渴欲饮水，无汗，身目小便黄，黄色鲜明，恶心欲吐，大便干，舌红、苔黄，脉数滑。

2.西医疾病：化疗性肝损伤，病毒性肝炎，肝硬化，肝癌，肝炎综合征，酒精性肝损伤，急、慢性胆囊炎，胆道蛔虫症，胆结石，附件炎，盆腔炎，前列腺病变等临床表现符合湿热黄疸证者。

【用药分析】 方中栀子清热燥湿；黄柏清泻湿热；炙甘草益气和中。

【用方思路】

1.栀子柏皮汤既是辨治湿热夹虚证的重要代表方，又是辨治诸多杂病如肝病、皮肤病、脾胃病、妇科病、男科病等的重要基础方。

2.方中栀子、黄柏既可清热，又可燥湿；甘草可补益脏腑之气。从方中用药用量及调配分析得知，栀子柏皮汤的应用并不局限于湿热夹虚证，还可用于辨治诸多杂病，如消化、皮肤、内分泌及代谢等系统疾病。

3.运用栀子柏皮汤辨治的病证（无论病变部位在肝胆或在脾胃）以湿热夹虚为主，其治当清热燥湿益气。

【随证加减】 若夹郁，可与橘枳姜汤合方用之；若夹瘀，可与桂枝茯苓丸合方用之；若夹阳虚，可与茯苓四逆汤合方用之。

【注意事项】 运用栀子柏皮汤既要辨清西医之病，又要辨清西医之病属于中医湿热夹虚证。辨西医之病可进一步了解疾病的发展演变及转变规律，辨中医之证可更好地针对西医之病选用栀子柏皮汤。

三、栀子大黄汤

【导读】 ①学用栀子大黄汤应重视栀子和大黄的用量调配关

系、栀子和枳实的用量调配关系。②栀子大黄汤虽是辨治酒毒黄疸证的重要代表方，但在临床中对湿热郁结证等也具有良好治疗作用。

【方歌】 栀子大黄枳实豉，酒毒湿热黄疸治，肝胆湿热气滞证，清热利湿功效至。

【方药】 栀子十四枚（14 g）　大黄一两（3 g）　枳实五枚（5 g）豉一升（24 g）

【用法】 上四味，以水六升，煮取三升。分温三服。

【功用】 清肝利胆，理气退黄。

【适应证】

1.中医病证：酒毒湿热气滞黄疸证。胁痛（肝区疼痛），腹胀，脘闷，不欲食，胃中热痛，心中懊恼，头晕，目眩，身目小便黄，舌红、苔黄腻，脉数。

2.西医疾病：化疗性肝损伤，病毒性肝炎，肝硬化，肝癌，肝炎综合征，酒精性肝损伤，急、慢性胆囊炎，胆道蛔虫症，胆结石，冠心病，高血压等临床表现符合酒毒湿热气滞黄疸证者。

【用药分析】 方中栀子清热燥湿；大黄泻热除湿；枳实破气行滞；淡豆豉轻清宣散，行气消满。

【用方思路】

1.栀子大黄汤既是辨治湿热气滞证的重要代表方，又是辨治诸多杂病如脾胃病、肝病、心病等的重要基础方。

2.方中栀子、黄柏既可清热，又可燥湿；枳实、淡豆豉既可行气，又可宣降。从方中用药用量及调配分析得知，栀子大黄汤的应用并不局限于湿热气滞证，还可用于辨治诸多杂病，如消化、循环、内分泌及代谢等系统疾病。

3.运用栀子大黄汤辨治的病证（无论病变部位在肝胆或在脾胃）以湿热气滞为主，其治当清热燥湿行气。

【随证加减】 若夹痰热，可与小陷胸汤合方用之；若夹寒痰，可与赤丸合方用之。

【注意事项】 运用栀子大黄汤既要辨清西医之病，又要辨清西医之病属于中医湿热气滞证。辨西医之病可进一步了解疾病的发展演变及转变规律，辨中医之证可更好地针对西医之病选用栀子大黄汤。

四、大黄硝石汤

【导读】 ①学用大黄硝石汤应重视大黄和硝石的用量调配关系、黄柏和栀子的用量调配关系。②大黄硝石汤虽是辨治湿热夹瘀黄疸证的重要代表方，但在临床中对湿热蕴结证等也具有良好治疗作用。

【方歌】 大黄硝石黄柏栀，湿热发黄瘀血治，身目发黄胁下痛，清利湿热血能理。

【方药】 大黄四两（12 g）　黄柏四两（12 g）　硝石四两（12 g）栀子十五枚（15 g）

【用法】 上四味，以水六升，煮取二升，去滓，内硝，更煮取一升，顿服。

【功用】 清肝理血，利胆退黄。

【适应证】

1.中医病证：湿热夹瘀黄疸证。脘腹满痞，胁痛不移，身目发黄，小便黄赤而少，汗自出，舌质红或紫或暗、有瘀点，苔黄，脉涩或弦。

2.西医疾病：急、慢性病毒性肝炎或伴有肝硬化，胆结石，急性胃炎，急性胰腺炎，胆囊炎，猩红热，支原体病，流行性出血热等临床表现符合湿热夹瘀黄疸证者。

【用药分析】 方中大黄泻热燥湿，祛瘀退黄；硝石清热燥湿，散瘀止痛；黄柏清热燥湿退黄；栀子清热燥湿，泻火解毒。

【用方思路】

1.大黄硝石汤既是辨治湿热夹瘀黄疸证的重要代表方，又是辨治诸多杂病如肝病、肾病、皮肤病等的重要基础方。

2.方中栀子、黄柏既可清热，又可燥湿；大黄、硝石既可泻热，又可泻瘀。从方中用药用量及调配分析得知，大黄硝石汤的应用并不局限于湿热夹瘀证，还可用于辨治诸多杂病，如消化、泌尿、内分泌及代谢等系统疾病。

3.运用大黄硝石汤辨治的病证（无论病变部位在肝胆或在肾）以湿热夹瘀为主，其治当清热燥湿泻瘀。

【随证加减】 若夹阳虚，可与桂枝人参汤合方用之；若夹郁，可与四逆散合方用之；若夹瘀热，可与下瘀血汤合方用之。

【注意事项】 运用大黄硝石汤既要辨清西医之病，又要辨清西医之病属于中医湿热夹瘀证。辨西医之病可进一步了解疾病的发展演变及转变规律，辨中医之证可更好地针对西医之病选用大黄硝石汤。

五、茵陈五苓散

【导读】 ①学用茵陈五苓散应重视茵陈和白术的用量调配关系、茵陈和桂枝的用量调配关系、茯苓和泽泻的用量调配关系。②茵陈五苓散虽是辨治湿热夹虚黄疸证的重要代表方，但在临床中对湿热蕴结证等也具有良好治疗作用。

【方歌】 黄疸茵陈五苓散，泽泻白桂与二苓，湿热黄疸湿为主，泄湿退黄热能清。

【功用】 泄湿清热退黄。

【方药】 茵陈蒿末十分（30 g）　　五苓散五分（15 g）

【用法】 上二物，和，先食，饮方寸匕，日三服。

【适应证】

1.中医病证：湿热夹虚黄疸证。身目便黄，小便短少，无汗，身体四肢困重，恶动，或身面黄肿，胃纳呆滞，泛呕，舌淡红，苔黄而腻厚，脉滑或沉弱。

2.西医疾病：慢性病毒性肝炎、慢性迁延性肝炎、心源性黄疸、胆囊炎、慢性胃炎、病毒性肝炎、高胆红素血症、湿疹、荨麻疹、皮肤疮疡等临床表现符合湿热黄疸证者。

【用药分析】 方中茵陈清利湿热；泽泻利湿清热；猪苓利水渗湿；茯苓健脾渗湿；白术健脾燥湿；桂枝温阳化气。

【用方思路】

1.茵陈五苓散既是辨治湿热夹虚黄疸证的重要代表方，又是辨治诸多杂病如肝病、脾胃病、肾病、皮肤病等的重要基础方。

2.方中茵陈、猪苓、泽泻既可利湿，又可清热；白术、茯苓既可益气，又可治湿；桂枝温化阳气。从方中用药用量及调配分析得知，茵陈五苓散的应用并不局限于湿热夹虚黄疸证，还可用于辨治诸多杂病，如消化、泌尿、内分泌及代谢等系统疾病。

3.运用茵陈五苓散辨治的病证（无论病变部位在肝胆、在脾胃或在肾）以湿热夹虚为主，其治当清热燥湿，温阳益气。

【随证加减】 若夹郁，可与四逆散合方用之；若夹瘀，可与桃核承气汤合方用之；若夹阳虚，可与桂枝人参汤合方用之。

【注意事项】 运用茵陈五苓散既要辨清西医之病，又要辨清西医之病属于中医湿热夹虚证。辨西医之病可进一步了解疾病的发展演变及转变规律，辨中医之证可更好地针对西医之病选用茵陈五苓散。

六、硝石矾石散

【导读】 ①学用硝石矾石散应重视硝石和矾石的用量调配关系。②硝石矾石散虽是辨治瘀血湿热黄疸证的重要代表方，但在临床中对湿热瘀血证等也具有良好治疗作用。

【方歌】 仲景硝石矾石散，肝胆瘀血湿热证，黄疸晡热反恶寒，证候错杂瘀热蒸。

【方药】 硝石　矾石烧，等份

【用法】 上二味，为散，以大麦粥汁和，服方寸匕，日三服。病随大小便去，小便正黄，大便正黑，是候也。

【功用】 活血化瘀，清利湿热。

【适应证】

1.中医病证：瘀血湿热黄疸证。胁痛固定不移，或疼痛难忍，入暮尤甚，身目小便黄，日晡所发潮热，腹满或胀如水状，大便黑，或时溏，或膀胱急，或少腹满，或肢冷，额上黑或紫，足心热，或便血，或呕血，或肌肤有瘀点，舌质紫或有瘀斑，脉涩。

2.西医疾病：肝胆结石、慢性肝炎、肝硬化、肝大、脾肿大、高血压、高脂血症、前列腺结石、泌尿系感染、泌尿系结石等临床表现符合湿热瘀血证者。

【用药分析】方中硝石破积聚，散坚结，逐瘀血；矾石利水化痰，逐瘀散结；大麦粥保养胃气，缓和药性。

【用方思路】

1.硝石矾石散既是辨治瘀血湿热黄疸证的重要代表方，又是辨治诸多杂病如肝病、脾胃病、心病、肾病等的重要基础方。

2.方中硝石既可泻湿，又可散瘀；矾石既可化湿，又可消坚；大麦补益中气。从方中用药用量及调配分析得知，硝石矾石散的应用并不局限于瘀血湿热黄疸证，还可用于辨治诸多杂病，如消化、循环、泌尿、内分泌及代谢等系统疾病。

3.运用硝石矾石散辨治的病证（无论病变部位在肝胆或在脾胃）以瘀血湿热为主，其治当清热散瘀。

【随证加减】若夹郁，可与四逆散合方用之；若夹瘀热，可与桃核承气汤合方用之；若夹虚热，可与竹叶石膏汤合方用之；若夹阳虚，可与桂枝人参汤合方用之。

【注意事项】运用硝石矾石散既要辨清西医之病，又要辨清西医之病属于中医瘀血湿热证。辨西医之病可进一步了解疾病的发展演变及转变规律，辨中医之证可更好地针对西医之病选用硝石矾石散。

第八节 肝阴血虚证用方

一、酸枣仁汤

【导读】 ①学用酸枣仁汤应重视酸枣仁和茯苓的用量调配关系、酸枣仁和知母的用量调配关系。②酸枣仁汤虽是辨治心肝阴血虚证的重要代表方，但在临床中对心肝肾阴血虚证等也具有良好治疗作用。

【方歌】 酸枣仁汤甘草知，茯苓川芎合成方，主治肝阴血虚弱，失眠多梦头昏眩。

【方药】 酸枣仁二升（48 g） 甘草一两（3 g） 知母二两（6 g）茯苓二两（6 g） 川芎二两（6 g）

【用法】 上五味，以水八升，煮酸枣仁，得六升，内诸药，煮取三升，分温三服。

【功用】 补肝益血，清热定魂。

【适应证】

1.中医病证：心肝阴血虚证。虚烦心悸，失眠多梦，头晕目眩，两目干涩，指甲失泽，或急躁，手足烦热，咽干口燥，舌红少苔或薄黄，脉弦细。

2.西医疾病：神经衰弱、内分泌失调、抑郁症、围绝经期综合征等临床表现符合心肝肾阴血虚证者。

【用药分析】 方中酸枣仁补血舍魂，养心安神；茯苓益气渗利安神；知母清热滋阴；川芎理血行气；甘草益气和中。

【用方思路】

1.酸枣仁汤既是辨治心肝阴血不足证的重要代表方，又是辨治诸多杂病如心病、肝病、肾病等的重要基础方。

2.方中酸枣仁既可安神，又可补血；茯苓既可益气安神，又可利湿；川芎既行气又活血；知母既清热又益阴；甘草补益中气。从方中用药用量及调配分析得知，酸枣仁汤的应用并不局限于心肝阴血虚证，还可用于辨治诸多杂病，如精神神经、循环、内分泌及代谢等系统疾病。

3.运用酸枣仁汤辨治的病证（无论病变部位在心、在肝胆或在肾）以心肝阴血虚为主，其治当清热安神益气。

【随证加减】 若夹虚热，可与黄连阿胶汤合方用之；若夹痰热，可与小陷胸汤合方用之。

【注意事项】 运用酸枣仁汤既要辨清西医之病，又要辨清西医之病属于中医阴血虚证。辨西医之病可进一步了解疾病的发展演变及转变规律，辨中医之证可更好地针对西医之病选用酸枣仁汤。

二、芍药甘草汤

【导读】 ①学用芍药甘草汤应重视芍药和甘草的用量调配关系。②芍药甘草汤虽是辨治气血不足证的重要代表方，但在临床中对筋脉挛急等也具有良好治疗作用。

【方歌】 芍药甘草能舒筋，筋脉疼痛或挛急，酸甘养阴能益肝，胃阴不足更相宜。

【方药】 芍药四两（12 g）　甘草炙，四两（12 g）

【用法】 上二味，以水三升，煮取一升五合，去滓，分温再服。

【功用】 益气养血舒筋。

【适应证】

1.中医病证：气血不足筋急证。筋脉拘急，肌肉疼痛或跳动，筋脉或关节屈伸不利，或关节活动疼痛，两目干涩，手足心热，或倦怠乏力，舌红，脉细弱。

2.西医疾病：萎缩性胃炎、胃及十二指肠溃疡、胃扭转、胃痉挛、慢性肝炎、过敏性肠炎、肠粘连、急性水肿性胰腺炎、胆石症、不宁腿综合征、腓肠肌痉挛、颜面抽搐痉挛、脑中风后肢体痉挛、先天性或萎缩性肌强直、血栓闭塞性脉管炎、血管平滑肌痉挛、血小板减少性或过敏性紫癜、支气管炎、支气管哮喘、特发性肾出血、慢性肾盂肾炎、关节损伤、骨质增生、骨头炎、腰扭伤、急性乳腺炎、慢性盆腔炎、急性附件炎、荨麻疹、类风湿关节炎、高睾酮血症、高泌乳素血症性阳痿等临床表现符合心气血虚证者。

【用药分析】 方中芍药补血敛阴，缓急柔筋；甘草益气缓急止痛。

【用方思路】

1.芍药甘草汤既是辨治气血不足证的重要代表方，又是辨治诸多杂病如肝病、心病、肾病、脾胃病、肺病等的重要基础方。

2.方中芍药既可补血，又可缓急；甘草既可补益中气，又可生津。从方中用药用量及调配分析得知，芍药甘草汤的应用并不局限于气血不足证，还可用于辨治诸多杂病，如消化、循环、泌尿、呼吸、精神神经、内分泌及代谢等系统疾病。

3.运用芍药甘草汤辨治的病证（无论病变部位在心、在肝胆或在脾胃）以气血不足为主，其治当益气补血。

【随证加减】 若夹血虚，可与胶艾汤合方用之；若夹阴血虚，可与百合地黄汤合方用之；若夹郁，可与四逆散合方用之；若夹阳虚，可与四逆汤合方用之。

【注意事项】 运用芍药甘草汤既要辨清西医之病，又要辨清西医之病属于中医气血不足证。辨西医之病可进一步了解疾病的发展演变及转变规律，辨中医之证可更好地针对西医之病选用芍药甘草汤。

三、芍药甘草附子汤

【导读】 ①学用芍药甘草附子汤应重视芍药和甘草的用量调配关系、芍药和附子的用量调配关系。②芍药甘草附子汤虽是辨治阴虚阳损证的重要代表方，但在临床中对气血虚寒证等也具有良好治疗作用。

【方歌】 芍药甘草附子汤，益阴助阳舒筋方，阴血不足及阳虚，合理用之病能康。

【方药】 芍药 甘草炙，各三两（9 g） 附子炮，去皮，破八片，一枚（5 g）

【用法】 上三味，以水五升，煮取一升五合，去滓。分温三服。

【功用】 扶阳益阴。

【适应证】

1.中医病证：气血不足及阳筋急证。两胫拘急，或四肢关节筋脉僵硬，或手足麻木胀痛，指甲不荣，或胁痛，或目涩，恶寒，舌红、苔薄，脉细。

2.西医疾病：萎缩性胃炎、胃及十二指肠溃疡、胃扭转、胃痉挛、慢性肝炎、过敏性肠炎、肠粘连、急性水肿性胰腺炎、胆石症、不宁腿综合征、腓肠肌痉挛、颜面抽搐痉挛、脑中风后肢体痉挛、先天性或萎缩性肌强直、血栓闭塞性脉管炎、血管平滑肌痉挛、血小板减少性或过敏性紫癜、支气管炎、支气管哮喘、特发性肾出血、慢性肾盂肾炎、关节损伤、骨质增生、骨头炎、腰扭伤、急性乳腺炎、慢性盆腔炎、急性附件炎、荨麻疹、类风湿关节炎、高睾酮血症、高泌乳素血症性阳痿等临床表现符合心气血虚证者。

【用药分析】 方中芍药补血敛阴，缓急柔筋；附子温壮阳气，强健筋骨；甘草益气缓急止痛。

【用方思路】

1.芍药甘草附子汤既是辨治气血不足及阳证的重要代表方，又是辨治诸多杂病如肝病、心病、肾病、脾胃病、肺病等的重要基础方。

2.方中芍药既可补血，又可缓急；附子温通诸脏腑及营卫之阳气；甘草既可补益中气，又可生津。从方中用药用量及调配分析得知，芍药甘草附子汤的应用并不局限于气血不足伤阳证，还可用于辨治诸多杂病，如消化、循环、泌尿、呼吸、精神神经、内分泌及代谢等系统疾病。

3.运用芍药甘草附子汤辨治的病证（无论病变部位在心、在肝胆或在脾胃）以气血不足伤阳为主，其治当益气补血温阳。

【随证加减】 若夹血虚，可与胶艾汤合方用之；若夹阴血虚，可与百合地黄汤合方用之；若夹郁，可与四逆散合方用之；若夹阳虚，可与四逆汤合方用之。

【注意事项】 运用芍药甘草附子汤既要辨清西医之病，又要辨清西医之病属于中医气血不足伤阳证。辨西医之病可进一步了解疾病的发展演变及转变规律，辨中医之证可更好地针对西医之病选用芍药甘草附子汤。

四、鸡屎白散

【导读】 ①鸡屎白散的组成药物仅有一味，单用有一定局限，最好合方应用。②鸡屎白散虽是辨治阴虚湿热证的重要代表方，但在临床中对湿热肆虐证等也具有良好治疗作用。

【方歌】 鸡屎白散治转筋，筋脉拘急脉不和，益阴清热缓筋急，转筋为病病能好。

【方药】 鸡屎白

【用法】 上一味，为散，取方寸匕，以水六合，和。温服。

【功用】 益阴清热，化湿缓急。

【适应证】

1.中医病证：阴虚湿热伤筋证。筋脉拘急，肌肉抽搐，四肢劲急强直，两腿牵引疼痛，或牵引少腹疼痛，或手足心热，或急躁，或口干，舌红少苔或薄黄，脉弦数或细数。

2.西医疾病：强直性关节炎、肌肉僵硬症、腓肠肌痉挛、胃痉挛、肠痉挛等临床表现符合阴虚湿热证者。

【用药分析】 方中鸡屎白泻热存阴，缓急柔筋。

【用方思路】

1.鸡屎白散既是辨治阴虚湿热伤筋证的重要代表方，又是辨治诸多杂病如肝病、心病、肌肉关节病等的重要基础方。

2.方中鸡屎白既可滋阴，又可清热利湿。鸡屎白散的应用并不局限于阴虚湿热伤筋证，还可用于辨治诸多杂病，如精神神经、循环、运动等系统疾病。

3.运用鸡屎白散辨治的病证（无论病变部位在脾胃、在肝胆或在肾）以阴虚湿热伤筋为主，其治当滋阴清热。

【随证加减】 若夹湿热甚，可与栀子柏皮汤合方用之；若夹寒痰，可与赤丸合方用之；若夹气血不足，可与芍药甘草汤合方用之。

【注意事项】 运用鸡屎白散既要辨清西医之病，又要辨清西医之病属于中医湿热伤筋证。辨西医之病可进一步了解疾病的发展演变及转变规律，辨中医之证可更好地针对西医之病选用鸡屎白散。

第九节　肝脾兼证用方

一、当归芍药散

【导读】 ①学用当归芍药散应重视当归和芍药的用量调配关系、白术和当归的用量调配关系、茯苓和泽泻的用量调配关系。②当归芍药散虽是辨治肝脾气血虚证的重要代表方，但在临床中对肝脾气血虚夹湿证等也具有良好治疗作用。

【方歌】 当归芍药散川芎，茯苓白术泽泻同，主治妊娠腹痛证，疏理肝脾有奇功。

【方药】 当归三两（9 g）　芍药一斤（48 g）　川芎半斤（24 g）

茯苓四两（12 g）　白术四两（12 g）　泽泻半斤（24 g）

【用法】　上六味，杵为散，取方寸匕，酒服。日三服。

【功用】　养肝调脾，调理气血。

【适应证】

1.中医病证：肝脾气血虚证。脘腹疼痛，或小腹疼痛，或腹中急痛，或绵绵作痛，胁肋胀痛，饮食减退，大便不调，头目眩晕，情志不畅，四肢困乏，舌淡，苔薄白，脉沉弦。

2.西医疾病：习惯性流产、子宫内膜炎、慢性宫颈炎、慢性盆腔炎、缺铁性贫血、营养性巨幼细胞贫血、再生障碍性贫血、溶血性贫血、紫癜性疾病、凝血障碍性疾病、弥散性血管内凝血等临床表现符合肝脾气血虚证者。

【用药分析】　方中当归补血活血；重用芍药补血敛阴；川芎活血行气；白术健脾益气；茯苓健脾利湿；泽泻清利湿浊；酒能活血通脉。

【用方思路】

1.当归芍药散既是辨治肝脾气血虚证的重要代表方，又是辨治诸多杂病如心病、肝病、妇科病、男科病、皮肤病等的重要基础方。

2.方中当归、芍药既可补血，又可活血；川芎既可行气，又可活血；白术、茯苓既健脾又治湿；泽泻渗利湿浊。从方中用药用量及调配分析得知，当归芍药散的应用并不局限于肝脾气血虚证，还可用于辨治诸多杂病，如循环、皮肤、内分泌及代谢等系统疾病。

3.运用当归芍药散辨治的病证（无论病变部位在心、在肝胆或在妇科）以肝脾气血虚为主，其治当益气补血。

【随证加减】　若夹郁，可与四逆散合方用之；若夹瘀，可与桂枝茯苓丸合方用之；若夹痰热，可与小陷胸汤合方用之。应用时还必须结合病变主次酌情调整方药用量。

【注意事项】　运用当归芍药散既要辨清西医之病，又要辨清西医之病属于中医气血虚夹湿证。辨西医之病可进一步了解疾病的发展演变及转变规律，辨中医之证可更好地针对西医之病选用当归芍药散。

二、麻黄升麻汤

【导读】①学用麻黄升麻汤应重视麻黄和升麻的用量调配关系、当归和芍药的用量调配关系、石膏和知母的用量调配关系、葳蕤和天冬的用量调配关系。②麻黄升麻汤虽是辨治肝脾兼证的重要代表方，但在临床中对寒热夹杂证等也具有良好治疗作用。

【方歌】麻黄升麻汤当归，知母黄芩葳蕤芍，天冬桂枝茯苓草，石膏白术干姜好。

【方药】麻黄去节，二两半（7.5 g）　升麻一两一分（3.7 g）　当归一两一分（3.7 g）　知母十八铢（2.2 g）　黄芩十八铢（2.2 g）　葳蕤十八铢（2.2 g）　芍药六铢（0.8 g）　天门冬去心，六铢（0.8 g）　桂枝去皮，六铢（0.8 g）　茯苓六铢（0.8 g）　甘草炙，六铢（0.8 g）　石膏碎，绵裹，六铢（0.8 g）　白术六铢（0.8 g）　干姜六铢（0.8 g）

【用法】上十四味，以水一斗，先煮麻黄一两沸，去上沫，内诸药，煮取三升，去滓。分温三服。相去如炊三斗米顷，令尽，汗出愈。

【功用】发越肝阳，温暖脾阳。

【适应证】

1.中医病证：肝热阳郁证与脾寒阳虚证相兼。手足厥逆，咽喉不利，唾脓血，泄利不止，或口干，口渴，四肢困乏，寸脉沉迟，尺脉不至。

2.西医疾病：慢性肝炎、慢性胃炎、慢性结肠炎、溃疡性结肠炎、支气管炎、肺脓肿、更年期综合征等临床表现符合肝热脾寒证者。

【用药分析】方中麻黄宣散郁滞；升麻透发郁阳；黄芩清热燥湿；石膏清热泻火；知母清热益阴；当归补血活血；葳蕤滋补

阴津；芍药补血敛阴；天冬滋阴生津；桂枝温通阳气；茯苓益气渗湿；白术健脾燥湿；干姜温中散寒；甘草益气和中。

【用方思路】

1.麻黄升麻汤既是辨治肝热脾寒证或肺热脾寒证的重要代表方，又是辨治诸多杂病如脾胃病、肺病、肝病、肾病等的重要基础方。

2.方中麻黄、升麻既可升散，又可宣发；石膏、知母、黄芩既可清热，又可助阴；桂枝、干姜既可温通，又可助阳；白术、茯苓既健脾又治湿；葳蕤、天冬既可滋阴，又可清热；当归、芍药既可补血，又可活血；甘草益气和中。从方中用药用量及调配分析得知，麻黄升麻汤的应用并不局限于肝热脾寒证或肺热脾寒证，还可用于辨治诸多杂病，如消化、循环、精神神经、内分泌及代谢等系统疾病。

3.运用麻黄升麻汤辨治的病证（无论病变部位在心、在肝胆或在肾）以寒热夹虚为主，其治当清热散寒，益气补血。

【随证加减】 若夹郁，可与四逆散合方用之；若夹寒痰，可与赤丸合方用之；若夹阳虚，可与四逆汤合方用之。应用时还必须结合病变主次酌情调整方药用量。

【注意事项】 运用麻黄升麻汤既要辨清西医之病，又要辨清西医之病属于中医寒热夹虚证。辨西医之病可进一步了解疾病的发展演变及转变规律，辨中医之证可更好地针对西医之病选用麻黄升麻汤。

第/七/章　肾/病/证/用/方

　　学用肾病证用方，既要知道肾病证用方是主治肾病证的基本方，又要知道其主治并不局限于肾病证，还包括其他病证。用方选方的基本思路与方法是根据病变证机而选用方药，无论是肾病证还是其他病证，只要病变证机符合方药主治，即可选用方药治疗。

第一节　肾阳虚证用方

一、天雄散

　　【导读】　①学用天雄散应重视天雄和桂枝的用量调配关系、白术和龙骨的用量调配关系、天雄和龙骨的用量调配关系。②天雄散虽是辨治肾阳虚失精证的重要代表方，但在临床中对阳虚不固证等也具有良好治疗作用。

　　【方歌】　天雄散中白桂龙，阳虚失精此方崇，腰酸膝软有恶寒，温肾益阳能摄精。

　　【方药】　天雄炮，三两（9 g）　白术八两（24 g）　桂枝六两

（18 g）　龙骨三两（9 g）

【用法】　上四味，杵为散，酒服半钱匕。日三服。不知，稍增之。

【功用】　温肾益阳摄精。

【适应证】

1.中医病证：肾阳虚失精证。梦中失精，或阳痿，或无梦失精，腰酸腿软，恶寒，发脱齿动，或健忘，或头晕，或耳鸣，舌淡、苔薄，脉沉弱。

2.西医疾病：男子不育症、前列腺炎、前列腺肥大、乳糜尿、性功能减退、重症肌无力、神经衰弱、老年性尿频等临床表现符合肾阳虚证者。

【用药分析】　方中天雄温阳散寒；白术健脾益气；桂枝温阳通经；龙骨固涩安神；酒能活血行气。

【用方思路】

1.天雄散既是辨治肾阳虚不固证的重要代表方，又是辨治诸多杂病如肾病、心病、头部疾病等的重要基础方。

2.方中附子、桂枝既可散寒，又可壮阳；白术既可健脾，又可助阳；龙骨既可潜阳，又可固肾。从方中用药用量及调配分析得知，天雄散的应用并不局限于肾阳虚不固证，还可用于辨治诸多杂病，如生殖、循环、内分泌及代谢、精神神经等系统疾病。

3.运用天雄散辨治的病证（无论病变部位在心或在肾）以阳虚不固为主，其治当温壮阳气固精。

【随证加减】　若夹瘀，可与桂枝茯苓丸合方用之；若夹郁，可与四逆散合方用之；若夹阴虚，可与百合地黄汤合方用之。应用时还必须结合病变主次酌情调整方药用量。

【注意事项】　运用天雄散既要辨清西医之病，又要辨清西医之病属于中医阳虚不固证。辨西医之病可进一步了解疾病的发展演变及转变规律，辨中医之证可更好地针对西医之病选用天雄散。

二、干姜附子汤

【导读】 ①学用干姜附子汤应重视干姜和附子的用量调配关系。②干姜附子汤虽是辨治肾阳虚烦躁证的重要代表方,但在临床中对心脾阳虚证等也具有良好治疗作用。

【方歌】 温肾干姜附子汤,主治肾阳虚弱证,昼日烦躁夜安静,温阳散寒功效等。

【方药】 干姜一两(3g) 附子生用,去皮,切八片,一枚(5g)

【用法】 上二味,以水三升,煮取一升,去滓。顿服。

【功用】 温阳散寒。

【适应证】

1.中医病证:肾阳虚烦躁证。昼日烦躁不得卧,夜而安静,或恶寒,或手足冷,或汗出,舌淡、苔薄,脉沉微。

2.西医疾病:心力衰竭,心肌梗死,休克,急、慢性肠胃炎,风湿性关节炎等临床表现符合阳虚证者。

【用药分析】 方中干姜温中散寒;附子温壮阳气。

【用方思路】

1.干姜附子汤既是辨治肾阳虚烦躁证的重要代表方,又是辨治诸多杂病如肾病、心病、内分泌病、皮肤病等的重要基础方。

2.方中附子、干姜可温壮五脏六腑之阳。从方中用药用量及调配分析得知,干姜附子汤的应用并不局限于肾阳虚内寒证,还可用于辨治诸多杂病,如生殖、循环、内分泌及代谢等系统疾病及皮肤病。

3.运用干姜附子汤辨治的病证(无论病变部位在心、在脾胃或在肾)以阳虚为主,其治当温壮阳气。

【随证加减】 若夹阴伤,可与百合地黄汤合方用之;若夹血虚,可与胶艾汤合方用之;若夹气虚,可与理中丸合方用之。应用时还必须结合病变主次酌情调整方药用量。

【注意事项】 运用干姜附子汤既要辨清西医之病,又要辨清西医之病属于中医阳虚内寒证。辨西医之病可进一步了解疾病的发展演变及转变规律，辨中医之证可更好地针对西医之病选用干姜附子汤。

三、桃花汤

【导读】 ①学用桃花汤应重视干姜和赤石脂的用量调配关系、干姜和粳米的用量调配关系。②桃花汤虽是辨治肾阳虚滑脱证的重要代表方，但在临床中对脾阳虚失血证等也具有良好治疗作用。

【方歌】 桃花汤中干姜米，赤石脂用法奇异，主治阳虚便脓血，温阳固脱最相宜。

【方药】 赤石脂一半全用，一半筛末，一斤（48 g） 干姜一两（3 g） 粳米一升（24 g）

【用法】 上三味，以水七升，煮米令熟，去滓。温服七合，内赤石脂末方寸匕，日三服。若一服愈，余勿服。

【功用】 温涩固脱。

【适应证】

1.中医病证：肾阳虚滑脱证。腹痛，喜温喜按，小便不利，下利不止，便脓血，恶寒，腰酸，舌淡，脉弱。

2.西医疾病：慢性结肠炎、慢性痢疾、阿米巴痢疾、消化道出血、心肌缺血、脉管炎、功能性子宫出血等临床表现符合阳虚滑脱证者。

【用药分析】 方中干姜温阳散寒；赤石脂温涩固脱；粳米益气和中。

【用方思路】

1.桃花汤既是辨治阳虚便脓血证的重要代表方，又是辨治诸多杂病如肾病、脾胃病、心病、妇科病等的重要基础方。

2.方中干姜可温壮五脏六腑之阳；粳米可补五脏六腑之气；赤石脂既可固涩，又可益血。从方中用药用量及调配分析得知，桃花汤的应用并不局限于阳虚便脓血证，还可用于辨治诸多杂病，如消化、循环、内分泌系统疾病和妇科病等。

3.运用桃花汤辨治的病证（无论病变部位在肾、在脾胃或在心）以阳虚为主，其治当温涩固脱。

【随证加减】 若夹阴伤，可与黄连阿胶汤合方用之；若夹湿热，可与葛根芩连汤合方用之；若夹阳虚，可与桂枝人参汤合方用之。应用时还必须结合病变主次酌情调整方药用量。

【注意事项】 运用桃花汤既要辨清西医之病，又要辨清西医之病属于中医阳虚便脓血证。辨西医之病可进一步了解疾病的发展演变及转变规律，辨中医之证可更好地针对西医之病选用桃花汤。

第二节　肾阳虚水气证用方

一、真武汤

【导读】 ①学用真武汤应重视附子和生姜的用量调配关系、白术和茯苓的用量调配关系、附子和芍药的用量调配关系。②真武汤虽是辨治肾阳虚水泛证的重要代表方，但在临床中对心脾阳虚水泛证等也具有良好治疗作用。

【方歌】 真武汤温阳利水，茯苓芍术附子姜，心肾阳虚水气证，审证准确效果良。

【方药】 茯苓三两（9g）　芍药三两（9g）　生姜切，三两（9g）白术二两（6g）　附子炮，去皮，破八片，一枚（5g）

【用法】 上五味，以水八升，煮取三升，去滓。温服七合，日三服。若咳者，加五味子半升，细辛、干姜各一两；若小便利者，去茯苓；若下利者，去芍药，加干姜二两；若呕者，去附子，加生姜足前成半斤。

【功用】 温阳利水。

【适应证】

1.中医病证：阳虚水泛证。小便不利，或小便利，肢体水肿，或四肢沉重疼痛，腹痛，或腰痛，下利，心悸，头晕目眩，舌淡、苔白，脉沉弱。

2.西医疾病：心脏病水肿、慢性肾小球肾炎、慢性肾盂肾炎、肾衰竭、肾病综合征等临床表现符合阳虚水泛证者。

【用药分析】 方中附子温壮肾阳，使水有所主；白术健脾燥湿，使水有所制；生姜宣散水气；茯苓淡渗利水；芍药既能敛阴和营，又能利水气，并能引阳药入阴，更能制约附子温燥之性。

【用方思路】

1.真武汤既是辨治阳虚水泛证的重要代表方，又是辨治诸多杂病如肾病、心病、皮肤病等的重要基础方。

2.方中附子可温壮五脏六腑之阳；茯苓可利五脏六腑之水；白术既可益气，又可治水；生姜既可行散，又可利水；芍药既可收敛，又可缓急。从方中用药用量及调配分析得知，真武汤的应用并不局限于阳虚水泛证，还可用于辨治诸多杂病，如泌尿、消化、循环、内分泌及代谢等系统疾病。

3.运用真武汤辨治的病证（无论病变部位在肾、在心或在脾胃）以阳虚水泛为主，其治当温阳利水。

【随证加减】 若夹脾胃阳虚，可与理中丸合方用之；若夹阴虚，可与猪苓汤合方用之；若夹湿热，可与牡蛎泽泻散合方用之。应用时还必须结合病变主次酌情调整方药用量。

【注意事项】 运用真武汤既要辨清西医之病，又要辨清西医之病属于中医阳虚水泛证。辨西医之病可进一步了解疾病的发展演变及转变规律，辨中医之证可更好地针对西医之病选用真武汤。

二、栝楼瞿麦丸

【导读】 ①学用栝楼瞿麦丸应重视附子和栝楼根的用量调配关系、山药和茯苓的用量调配关系、附子和茯苓的用量调配关系。②栝楼瞿麦丸虽是辨治肾虚水气证的重要代表方，但在临床中对心脾阳虚水气证等也具有良好治疗作用。

【方歌】 栝楼瞿麦山苓附，小便不利有水气，其人苦渴最相宜，温肾润燥功效奇。

【方药】 栝楼根二两（6g） 茯苓三两（9g） 薯蓣三两（9g）附子炮，一枚（5g） 瞿麦一两（3g）

【用法】 上五味，末之，炼蜜丸，梧子大，饮服三丸，日三服。不知，增至七八丸，以小便利，腹中温为知。

【功用】 温肾润燥，益气化水。

【适应证】

1.中医病证：肾虚水气证。小便不利，腰酸腿软，或少腹拘急，或腹中冷，或水肿，或面色萎白，口渴，或口渴不欲饮，但欲热饮，舌淡、苔薄，脉沉细。

2.西医疾病：慢性肾小球肾炎、心源性水肿、前列腺肥大、前列腺炎、尿路感染、慢性膀胱炎、糖尿病、甲状腺功能亢进症、尿崩症等临床表现符合阳虚水气证者。

【用药分析】 方中栝楼根养阴生津；山药益气化阴；附子温阳化气；茯苓益气渗利；瞿麦利水散瘀。

【用方思路】

1.栝楼瞿麦丸既是辨治阳虚水气证的重要代表方，又是辨治诸多杂病如肾病、心病、脾胃病等的重要基础方。

2.方中附子可温壮五脏六腑之阳；瞿麦、茯苓可利五脏六腑之水；天花粉既可益阴，又可清热；山药可补五脏六腑之气。从方中用药用量及调配分析得知，栝楼瞿麦丸的应用并不局限于阳虚水气证，还可用于辨治诸多杂病，如泌尿、消化、循环、内分泌及代谢等系统疾病。

3.运用栝楼瞿麦丸辨治的病证（无论病变部位在肾、在心或在脾胃）以阳虚水气为主，其治当温阳化水。

【随证加减】 若夹瘀，可与桂枝茯苓丸合方用之；若夹郁，可与四逆散合方用之；若夹郁热，可与栀子豉汤合方用之。应用时还必须结合病变主次酌情调整方药用量。

【注意事项】 运用栝楼瞿麦丸既要辨清西医之病，又要辨清西医之病属于中医阳虚水气证。辨西医之病可进一步了解疾病的发展演变及转变规律，辨中医之证可更好地针对西医之病选用栝楼瞿麦丸。

三、茯苓桂枝甘草大枣汤

【导读】 ①学用茯苓桂枝甘草大枣汤应重视茯苓和桂枝的用量调配关系、大枣和茯苓的用量调配关系、甘草和大枣的用量调配关系。②茯苓桂枝甘草大枣汤虽是辨治肾虚水气上冲证的重要代表方，但在临床中对阳虚痰湿证等也具有良好治疗作用。

【方歌】 治水苓桂枣草汤，脐下悸动此方准，功用助阳又化水，先煮茯苓甘烂水。

【方药】 茯苓半斤（24 g） 桂枝去皮，四两（12 g） 甘草炙，二两（6 g） 大枣擘，十五枚

【用法】 上四味，以甘烂水一斗，先煮茯苓减二升，内诸药，煮取三升，去滓。温服一升，日三服。作甘烂水法，取水二斗，置大盆内，以勺扬之，水上有珠子五六千颗相逐，取用之。

【功用】 助肾气，利水气。

【适应证】

1.中医病证：肾虚水气上冲证。小便不利，脐下悸动，气上冲至脐而止，少腹拘急，畏寒，舌淡、苔薄而滑，脉沉或弱。

2.西医疾病：慢性肾小球肾炎、肾盂肾炎、慢性胃炎、慢性结肠炎、前列腺炎、心源性水肿、特发性水肿、慢性盆腔炎等临

床表现符合阳虚水气上冲证者。

【用药分析】 方中茯苓益气利湿；桂枝温阳化气；大枣、甘草补益中气。

【用方思路】

1.苓桂枣草汤既是辨治阳虚水气上冲证的重要代表方，又是辨治诸多杂病如心病、肾病、皮肤病等的重要基础方。

2.方中桂枝既可通经，又可温壮五脏六腑之阳；茯苓可利五脏六腑之水；大枣、甘草可补五脏六腑之气。从方中用药用量及调配分析得知，苓桂枣草汤的应用并不局限于阳虚水气上冲证，还可用于辨治诸多杂病，如泌尿、消化、循环、内分泌等系统疾病。

3.运用苓桂枣草汤辨治的病证（无论病变部位在肾、在心或在脾胃）以阳虚水气上冲为主，其治当温阳化水降逆。

【随证加减】 若夹阳虚，可与四逆汤合方用之；若夹郁，可与四逆散合方用之；若夹痰热，可与小陷胸汤合方用之。应用时还必须结合病变主次酌情调整方药用量。

【注意事项】 运用苓桂枣草汤既要辨清西医之病，又要辨清西医之病属于中医阳虚水气上冲证。辨西医之病可进一步了解疾病的发展演变及转变规律，辨中医之证可更好地针对西医之病选用苓桂枣草汤。

第三节 肾虚寒湿证用方

一、附子汤

【导读】 ①学用附子汤应重视附子和人参的用量调配关系、人参和白术的用量调配关系、白术和芍药的用量调配关系。②附子汤虽是辨治肾阳虚寒湿证的重要代表方，但在临床中对心脾阳虚湿浊证等也具有良好治疗作用。

【方歌】附子汤参苓术芍，身体疼痛手足寒，妊娠宫寒腹痛证，温暖肾阳非一般。

【方药】附子炮，去皮，破八片二枚（10 g）　茯苓三两（9 g）人参二两（6 g）　白术四两（12 g）　芍药三两（9 g）

【用法】上五味，以水八升，煮取三升，去滓。温服一升，日三服。

【功用】温暖肾阳，驱逐寒湿。

【适应证】

1.中医病证：肾阳虚寒湿证。身体疼痛，骨节疼痛，手足寒冷，口中和，脉沉。

2.西医疾病：风湿性关节炎、类风湿关节炎、风湿热、心脏病水肿、慢性肾小球肾炎、慢性肾盂肾炎等临床表现符合肾阳虚寒湿证者。

【用药分析】方中附子温壮阳气；白术健脾益气；人参大补元气；茯苓健脾渗湿；芍药敛阴缓急。

【用方思路】

1.附子汤既是辨治阳虚寒湿证的重要代表方，又是辨治诸多杂病如肾病、心病、肌肉关节病等的重要基础方。

2.方中附子既可温阳，又可化湿；茯苓可利五脏六腑及营卫之水湿；白术、人参可补五脏六腑及营卫之气；芍药既可补血，又可缓急。从方中用药用量及调配分析得知，附子汤的应用并不局限于阳虚寒湿证，还可用于辨治诸多杂病，如运动、泌尿、消化、循环等系统疾病。

3.运用附子汤辨治的病证（无论病变部位在肾、在心或在脾胃）以阳虚寒湿为主，其治当温阳益气化湿。

【随证加减】若夹瘀，可与桂枝茯苓丸合方用之；若夹寒痰，可与赤丸合方用之；若夹阳虚，可与桂枝人参汤合方用之。应用时还必须结合病变主次酌情调整方药用量。

【注意事项】 运用附子汤既要辨清西医之病，又要辨清西医之病属于中医阳虚寒湿证。辨西医之病可进一步了解疾病的发展演变及转变规律，辨中医之证可更好地针对西医之病选用附子汤。

二、甘草干姜茯苓白术汤（甘姜苓术汤）

【导读】 ①学用甘姜苓术汤应重视甘草和白术的用量调配关系、甘草和干姜的用量调配关系。②甘姜苓术汤虽是辨治肾著寒湿证的重要代表方，但在临床中对心脾阳虚寒湿证等也具有良好治疗作用。

【方歌】 肾著甘姜苓术汤，暖阳散寒除湿方，腰中冷痛身体重，加减变通此方彰。

【方药】 甘草 白术各二两（6 g） 干姜 茯苓各四两（12 g）

【用法】 上四味，以水五升，煮取三升。分温三服。腰中即温。

【功用】 温补肾阳，散寒除湿。

【适应证】

1.中医病证：肾著寒湿证。腰中冷痛困重，如坐水中，身体沉重，形如水状，或腰痛俯仰困难，不渴，小便自利，舌淡、苔薄或滑腻，脉沉。

2.西医疾病：坐骨神经痛、风湿性关节炎、腰肌劳损等临床表现符合肾著寒湿证者。

【用药分析】 方中甘草益气和中；干姜温中散寒；茯苓健脾渗湿；白术健脾燥湿。

【用方思路】

1.甘姜苓术汤既是辨治肾著寒湿证的重要代表方，又是辨治诸多杂病如脾胃病、肾病、肺病、心病、关节肌肉病等的重要基础方。

2.方中干姜既可温阳，又可通透；白术、茯苓既可益气，又可治湿；甘草可补五脏六腑及营卫之气。从方中用药用量及调配分析得知，甘姜苓术汤的应用并不局限于肾著寒湿证，还可用于辨治诸多杂病，如运动、泌尿、消化、循环等系统疾病。

3.运用甘姜苓术汤辨治的病证（无论病变部位在肾、在心或在脾胃）以寒湿为主，其治当温阳益气化湿。

【随证加减】 若夹瘀，可与桂枝茯苓丸合方用之；若夹寒痰，可与赤丸合方用之；若夹寒瘀，可与温经汤合方用之。应用时还必须结合病变主次酌情调整方药用量。

【注意事项】 运用甘姜苓术汤既要辨清西医之病，又要辨清西医之病属于中医寒湿之证。辨西医之病可进一步了解疾病的发展演变及转变规律，辨中医之证可更好地针对西医之病选用甘姜苓术汤。

第四节 肾寒气逆证用方

一、桂枝加桂汤

【导读】 ①学用桂枝加桂汤应重视桂枝和芍药的用量调配关系、桂枝和甘草的用量调配关系。②桂枝加桂汤虽是辨治肾寒气逆证的重要代表方，但在临床中对心脾阳虚气逆证等也具有良好治疗作用。

【方歌】 桂枝加桂治奔豚，桂枝汤桂增二两，肾寒气逆上冲心，温阳平冲降逆良。

【方药】 桂枝去皮，五两（15 g） 芍药三两（9 g） 甘草炙，二两（6 g） 生姜切，三两（9 g） 大枣擘，十二枚

【用法】 上五味，以水七升，煮取三升，去滓。温服一升。本云：桂枝汤，今加桂满五两，所以加桂者，以泄奔豚气也。

【功用】 温通心肾，平冲降逆。

【适应证】

1.中医病证：肾寒气逆证。腰膝酸软，恶寒，气从少腹上冲于心或咽喉，或少腹不仁，受凉或食冷加重，舌淡、苔薄，脉沉。

2.西医疾病：自主神经功能紊乱、神经衰弱、慢性肾小球肾炎、冠心病、风湿性心脏病等临床表现符合肾寒气逆证者。

【用药分析】 方中桂枝温阳平冲降逆；芍药益营敛阴缓急；生姜辛温通阳；大枣补益中气；甘草益气和中。

【用方思路】

1.桂枝加桂汤既是辨治肾寒气逆证的重要代表方，又是辨治诸多杂病如心病、肾病、肝病、皮肤病等的重要基础方。

2.方中桂枝、生姜既可行散，又可平冲；芍药既可益营，又可敛降；大枣、甘草可补五脏六腑及营卫之气。从方中用药用量及调配分析得知，桂枝加桂汤的应用并不局限于肾寒气逆证，还可用于辨治诸多杂病如循环、泌尿、内分泌及代谢等系统疾病。

3.运用桂枝加桂汤辨治的病证（无论病变部位在肾、在心或在脾胃）以肾寒气逆为主，其治当温阳益气平冲。

【随证加减】 若夹湿热，可与栀子柏皮汤合方用之；若夹寒湿，可与甘姜苓术汤合方用之；若夹气郁，可与四逆散合方用之；若夹阳虚，可与四逆汤合方用之。应用时还必须结合病变主次酌情调整方药用量。

【注意事项】 运用桂枝加桂汤既要辨清西医之病，又要辨清西医之病属于中医寒气上逆证。辨西医之病可进一步了解疾病的发展演变及转变规律，辨中医之证可更好地针对西医之病选用桂枝加桂汤。

二、头风摩散

【导读】 ①学用头风摩散应重视附子和盐的用量调配关系。②头风摩散虽是辨治肾寒头痛证的重要代表方，但在临床中对关节疼痛寒证等也具有良好治疗作用。

【方歌】 头风摩散治头痛，方药组成盐附子，外用制法有讲究，肾虚寒邪此方至。

【方药】 大附子炮，一枚（8 g）　盐等份

【用法】 上二味，为散，沐了，以方寸匕，已摩疾上，令药力行。

【功用】 温肾逐寒，通经止痛。

【适应证】

1.中医病证：肾寒头痛证。头痛，或空痛，或受凉加重，或小便不利，汗出，或无汗，恶寒，或目眩，或腰背冷痛，舌淡、苔薄白，脉沉或迟。

2.西医疾病：三叉神经痛、神经性头痛、血管神经性头痛、顽固性头痛、心肌缺血、风湿性心脏病、脉管炎等临床表现符合寒凝不通证者。

【用药分析】 方中附子温阳散寒止痛；盐软坚散结。

【用方思路】

1.头风摩散既是辨治肾寒头痛证的重要代表方，又是辨治诸多杂病如肾病、心病、肺病等的重要基础方。

2.方中附子可温壮五脏六腑及营卫之阳气。从方中用药用量及调配分析得知，头风摩散的应用并不局限于肾寒头痛证，还可用于辨治诸多杂病，如精神神经、内分泌、循环等系统疾病。

3.运用头风摩散辨治的病证（无论病变部位在肾、在心或在肺）以肾寒头痛为主，其治当温阳止痛。

【随证加减】 若夹郁，可与四逆散合方用之；若夹瘀，可与桂枝茯苓丸合方用之；若夹湿热，可与栀子柏皮汤合方用之；若夹风寒，可与麻黄汤合方用之。应用时还必须结合病变主次酌情调整方药用量。

【注意事项】 运用头风摩散既要辨清西医之病，又要辨清西医之病属于中医寒凝证。辨西医之病可进一步了解疾病的发展演

变及转变规律，辨中医之证可更好地针对西医之病选用头风摩
散。

第五节 肾阴虚热证用方

一、猪苓汤

【导读】 ①学用猪苓汤应重视猪苓和茯苓的用量调配关系、
阿胶和滑石的用量调配关系、泽泻和阿胶的用量调配关系。②猪
苓汤虽是辨治阴虚水气证的重要代表方，但在临床中对水气热证
等也具有良好治疗作用。

【方歌】 猪苓汤中用茯苓，泽泻滑石阿胶秉，阴虚有热水气
证，育阴利水热能平。

【方药】 猪苓去皮 茯苓 泽泻 阿胶 滑石碎，各一两（3g）

【用法】 上五味，以水四升，先煮四味，取二升，去滓。内
阿胶烊消。温服七合，日三服。

【功用】 清热育阴利水。

【适应证】

1.中医病证：阴虚水气证。小便不利，或尿血，发热，渴欲
饮水，心烦，失眠，或下利，或呕吐，或咳嗽，舌红少苔，脉细
或弱。

2.西医疾病：慢性肾小球肾炎、慢性肾盂肾炎、肾病综合
征、肾衰竭、肾积水、泌尿系感染等临床表现符合阴虚水气证
者。

【用药分析】 方中猪苓利水清热；阿胶养血益阴润燥；泽泻
泻热利水；茯苓健脾益气，利水渗湿；滑石利水清热。

【用方思路】

1.猪苓汤既是辨治阴虚水气证的重要代表方，又是辨治诸多

杂病如肾病、心病、脾胃病等的重要基础方。

2.方中阿胶既可补血，又可滋阴；泽泻、茯苓、猪苓、滑石既能清热，又能利水。从方中用药用量及调配分析得知，猪苓汤的应用并不局限于阴虚水气证，还可用于辨治诸多杂病，如泌尿、循环、内分泌及代谢等系统疾病。

3.运用猪苓汤辨治的病证（无论病变部位在肾、在心或在肝）以阴虚水气为主，其治当利水补血益阴。

【随证加减】 若夹湿热，可与牡蛎泽泻散合方用之；若夹瘀热，可与抵当汤合方用之；若夹痰热，可与小陷胸汤合方用之。应用时还必须结合病变主次酌情调整方药用量。

【注意事项】 运用猪苓汤既要辨清西医之病，又要辨清西医之病属于中医阴虚水气证。辨西医之病可进一步了解疾病的发展演变及转变规律，辨中医之证可更好地针对西医之病选用猪苓汤。

二、猪肤汤

【导读】 ①学用猪肤汤应重视猪肤和白蜜的用量调配关系、猪肤和白粉的用量调配关系。②猪肤汤虽是辨治阴虚内热证的重要代表方，但在临床中对阴虚津伤证等也具有良好治疗作用。

【方歌】 肾虚内热猪肤汤，白蜜白粉合成方，心烦胸满与下利，主治咽痛功效彰。

【方药】 猪肤一斤（48 g）

【用法】 上一味，以水一斗，煮取五升，去滓。加白蜜一升，白粉五合，熬香，和令相得，温分六服。

【功用】 滋阴润燥。

【适应证】

1.中医病证：肾阴虚内热证。咽痛，口干，下利，心烦，胸满，舌红少津，脉细数。

2.西医疾病：慢性咽炎、口腔溃疡、牙龈出血、牙周炎、自

253

主神经功能紊乱、脑神经衰弱等临床表现符合阴虚内热证者。

【用药分析】 方中猪肤润肺滋肾，育阴润燥；白蜜滋阴清热，生津止渴；白粉（大米粉）益中气，补肾气，和津液。

【用方思路】

1.猪肤汤既是辨治阴虚内热证的重要代表方，又是辨治诸多杂病如肾病、心病、肝病、肺病等的重要基础方。

2.方中猪肤既可滋阴，又可清热；白蜜、白粉既能益气，又能化阴。从方中用药用量及调配分析得知，猪肤汤的应用并不局限于阴虚内热证，还可用于辨治诸多杂病，如泌尿、循环、内分泌及代谢等系统疾病。

3.运用猪肤汤辨治的病证（无论病变部位在肾、在心或在肝）以阴虚为主，其治当益阴化气。

【随证加减】 若夹血热，可与百合地黄汤合方用之；若夹血虚者，可与胶艾汤合方用之，若夹湿热，可与栀子柏皮汤合方用之。应用时还必须结合病变主次酌情调整方药用量。

【注意事项】 运用猪肤汤既要辨清西医之病，又要辨清西医之病属于中医阴虚证。辨西医之病可进一步了解疾病的发展演变及转变规律，辨中医之证可更好地针对西医之病选用猪肤汤。

第六节 肾阴阳俱虚证用方

一、肾气丸（崔氏八味丸、八味肾气丸）

【导读】 ①学用肾气丸应重视干地黄、牡丹皮和泽泻的用量调配关系，干地黄、附子和桂枝的用量调配关系，茯苓和泽泻的用量调配关系、桂枝和附子的用量调配关系。②肾气丸虽是辨治肾阴阳俱虚证的重要代表方，但在临床中对寒热夹杂证等也具有良好治疗作用。

【方歌】 肾气丸治阴阳虚，干地山药及山萸，丹皮苓泽加桂附，引火归原阴阳复。

【方药】 干地黄八两（24 g） 薯蓣（山药）四两（12 g） 山茱萸四两（12 g） 泽泻三两（9 g） 茯苓三两（9 g） 牡丹皮三两（9 g） 桂枝一两（3 g） 附子炮，一两（3 g）

【用法】 上八味，末之，炼蜜和丸，梧子大，酒下十五丸，加至二十五丸，日再服。

【功用】 温补肾阳，滋补肾阴。

【适应证】

1.中医病证：①肾阴阳俱虚证。腰痛，下半身冷，少腹拘急，阳痿滑泄，小便不利，或小便反多，或口舌生疮，舌质淡而胖，苔薄或燥，脉沉弱。②消渴，脚气，痰饮，转胞。

2.西医疾病：肾小球肾炎、尿毒症、神经性膀胱炎、冠心病、糖尿病、睾丸发育不良、子宫发育不良、围绝经期综合征、多发性骨髓炎、腰椎增生等临床表现符合肾阴阳俱虚证者。

【用药分析】 方中干地黄滋补阴津，清热凉血；附子温壮阳气；桂枝温阳通经；山药健脾益气；山茱萸温阳固精；泽泻渗利浊腻；茯苓益气渗利；牡丹皮清热凉血；酒助阳行血；蜜益气缓急。

【用方思路】

1.肾气丸既是辨治肾阴阳俱虚证的重要代表方，又是辨治诸多杂病如肾病、心病、肝病、头部疾病等的重要基础方。

2.方中干地黄既可滋阴，又可凉血；山药既能益气，又能化阴；山茱萸既能温阳，又能固精；泽泻既能清热，又能利湿；牡丹皮既能凉血，又能散瘀；茯苓既能益气，又能利水；附子、桂枝既能温阳，又能通经。从方中用药用量及调配分析得知，肾气丸的应用并不局限于肾阴阳俱虚证，还可用于辨治诸多杂病，如泌尿、运动、精神神经、内分泌及代谢、循环等系统疾病。

3.运用肾气丸辨治的病证（无论病变部位在肾、在心或在肝）以肾阴阳俱虚为主，其治当温阳益阴。

【随证加减】 若夹郁，可与四逆散合方用之；若夹寒痰，可与赤丸合方用之，若夹瘀血，可与桂枝茯苓丸合方用之。应用时还必须结合病变主次酌情调整方药用量。

【注意事项】 运用肾气丸既要辨清西医之病，又要辨清西医之病属于中医阴阳俱虚证。辨西医之病可进一步了解疾病的发展演变及转变规律，辨中医之证可更好地针对西医之病选用肾气丸。

二、茯苓四逆汤

【导读】 ①学用茯苓四逆汤应重视茯苓和人参的用量调配关系、附子和干姜的用量调配关系、人参和甘草的用量调配关系。②茯苓四逆汤虽是辨治肾阳肾气虚证的重要代表方，但在临床中对气虚寒证等也具有良好治疗作用。

【方歌】 茯苓四逆汤人参，附子甘草与干姜，温补肾阳益肾阴，主治烦躁功如将。

【方药】 茯苓四两（12 g） 人参一两（3 g） 附子生用，去皮，破八片，一枚（5 g） 甘草炙，二两（6 g） 干姜一两半（4.5 g）

【用法】 上五味，以水五升，煮取三升，去滓。温服七合，日三服。

【功用】 扶阳益阴。

【适应证】

1.中医病证：肾阳肾气虚证。心烦，急躁，失眠或不得卧，腰膝酸软，恶寒，舌淡，苔薄，脉微弱。

2.西医疾病：心力衰竭、心肌梗死、心肌缺血、休克、肝昏迷、肾衰竭、急性肠胃炎等临床表现符合肾阳肾气虚证者。

【用药分析】 方中茯苓益气安神；附子温壮阳气；干姜温中化阳；人参大补元气，安定精神；甘草补益中气。

【用方思路】

1.茯苓四逆汤既是辨治肾阳肾气虚证的重要代表方，又是辨治诸多杂病如心病、肾病、脾胃病等的重要基础方。

2.方中茯苓既可益气，又可安神；附子、干姜既能温阳，又能温通；甘草既能益气，又能生津。从方中用药用量及调配分析得知，肾气丸的应用并不局限于肾阳肾气虚证，还可用于辨治诸多杂病，如循环、泌尿、运动、精神神经、内分泌及代谢等系统疾病。

3.运用茯苓四逆汤辨治的病证（无论病变部位在肾、在心或在脾胃）以肾阳肾气虚为主，其治当温阳益气。

【随证加减】 若夹郁，可与四逆散合方用之；若夹寒痰，可与赤丸合方用之；若夹阴虚，可与百合地黄汤合方用之。应用时还必须结合病变主次酌情调整方药用量。

【注意事项】 运用茯苓四逆汤既要辨清西医之病，又要辨清西医之病属于中医阳虚气虚证。辨西医之病可进一步了解疾病的发展演变及转变规律，辨中医之证可更好地针对西医之病选用茯苓四逆汤。

第七节 肾中浊邪阴阳易证用方

烧裈散

【导读】 ①烧裈散的组成药物仅有一味，单用很难取得最佳治疗效果，最好合方应用。②烧裈散虽是辨治肾浊阴阳易证的重要代表方，但在临床中对浊气内伏证等也具有良好治疗作用。

【方歌】 烧裈散治阴阳易，男女阴病皆可宜，肾中浊邪在阴中，导邪外出功效奇。

【方药】 妇人中裈近隐处，剪烧作灰

【用法】 上一味，以水服方寸匕，日三服。小便即利，阴头微肿，此为愈也。妇人病，取男子裈，烧，服。

【功用】 导邪外出。

【适应证】

1.中医病证：肾浊阴阳易证。身体重，少气，少腹里急，或阴中拘急，热上冲胸，头重不欲举，眼中生花，膝胫拘急，舌红、苔薄黄，脉沉。

2.西医疾病：女子阴道炎、男子龟头炎及淋病等临床表现符合肾浊阴阳易证者。

【用药分析】 方中烧裈导泻肾中浊邪。

【用方思路】

1.烧裈散既是辨治肾浊阴阳易证的重要代表方，又是辨治诸多杂病如肾病、皮肤病等的重要基础方。

2.方中烧裈既可益气，又可导邪。烧裈散的应用并不局限于肾浊阴阳易证，还可用于辨治诸多杂病如泌尿、生殖等系统疾病。

3.运用烧裈散辨治的病证（无论病变部位在肾或在皮肤）以肾浊为主，其治当导邪。

【随证加减】 若夹痰热，可与小陷胸汤合方用之；若夹寒痰，可与赤丸合方用之；若夹瘀热，可与桃核承气汤合方用之；若夹湿热，可与牡蛎泽泻散合方用之。应用时还必须结合病变主次酌情调整方药用量。

【注意事项】 运用烧裈散既要辨清西医之病，又要辨清西医之病属于中医浊邪证。辨西医之病可进一步了解疾病的发展演变及转变规律，辨中医之证可更好地针对西医之病选用烧裈散。

第八节 肾虚胃热证用方

附子泻心汤

【导读】 ①学用附子泻心汤应重视附子和大黄的用量调配关系、附子和黄连的用量调配关系、附子和黄芩的用量调配关系。②附子泻心汤虽是辨治肾虚胃热证的重要代表方，但在临床中对湿热夹寒证等也具有良好治疗作用。

【方歌】 附子泻心汤大黄，黄连黄芩合成方，汗出恶寒心下痞，泻热消痞能益阳。

【方药】 大黄二两（6 g）　黄连一两（3 g）　黄芩一两（3 g）附子炮，去皮，破，别煮取汁，一枚（5 g）

【用法】 上四味，切三味，以麻沸汤二升渍之，须臾，绞去汁，内附子汁，分温再服。

【功用】 泻热消痞，扶阳益正。

【适应证】

1.中医病证：肾虚胃热痞证。心下痞满，按之濡软，胃脘灼热；恶寒，汗出，或腰酸，舌红，苔黄，脉沉弱。

2.西医疾病：急、慢性胃炎，细菌性痢疾，复发性口腔溃疡，上消化道大出血，高血压，血管神经性头痛等临床表现符合肾虚胃热痞证者。

【用药分析】 方中附子温壮阳气；大黄清泻积热；黄连、黄芩清热燥湿。

【用方思路】

1.附子泻心汤既是辨治肾虚胃热证的重要代表方，又是辨治诸多杂病如脾胃病、心病、肾病、皮肤病等的重要基础方。

2.方中附子既可温营卫，又可温脏腑；大黄既可泻热，又可泻结；黄连、黄芩既可清热，又可燥湿。从方中用药用量及调配分析得知，附子泻心汤的应用并不局限于肾虚胃热证，还可用于辨治诸多杂病，如消化、内分泌及代谢、循环等系统疾病。

3.运用附子泻心汤辨治的病证（无论病变部位在肾或在心）以湿热阳虚为主，其治当温阳泻热。

【随证加减】 若夹郁，可与橘枳姜汤合方用之；若夹瘀，桂枝茯苓丸合方用之。应用时还必须结合病变主次酌情调整方药用量。

【注意事项】 运用附子泻心汤既要辨清西医之病，又要辨清西医之病属于中医湿热阳虚证。辨西医之病可进一步了解疾病的发展演变及转变规律，辨中医之证可更好地针对西医之病选用附子泻心汤。

第/八/章　胆/病/证/用/方

　　学用胆病证用方，既要知道胆病证用方是主治胆病证的基本方，又要知道其主治并不局限于胆病证，还包括其他病证。用方选方的基本思路与方法是根据病变证机而选用方药，无论是胆病证还是其他病证，只要病变证机符合方药主治，即可选用方药治疗。

第一节　胆热证用方

一、小柴胡汤

　　【导读】①学用小柴胡汤应重视柴胡和黄芩的用量调配关系、半夏和生姜的用量调配关系、人参和甘草的用量调配关系。②小柴胡汤虽是辨治少阳夹杂证的重要代表方，但在临床中对热入血室证等也具有良好治疗作用。

　　【方歌】小柴胡汤治少阳，半夏人参甘草芳，更有黄芩大枣姜，清调益气此方彰。

【方药】 柴胡半斤（24 g）　黄芩三两（9 g）　人参三两（9 g）半夏洗，半升（12 g）　甘草炙，三两（9 g）　生姜切，三两（9 g）大枣擘，十二枚

【用法】 上七味，以水一斗二升，煮取六升，去滓。再煎取三升，温服一升，日三服。若胸中烦而不呕者，去半夏、人参，加栝楼实一枚；若渴，去半夏，加人参，合前成四两半，栝楼根四两；若腹中痛者，去黄芩，加芍药三两；若胁下痞硬，去大枣，加牡蛎四两；若心下悸，小便不利者，去黄芩，加茯苓四两；若不渴，外有微热者，去人参，加桂枝三两，温覆微汗愈；若咳者，去人参、大枣、生姜，加五味子半升、干姜二两。

【功用】 清胆热，调气机，益正气。

【适应证】

1.中医病证：①少阳胆热气郁证（少阳夹杂证）。往来寒热，胸胁苦满，默默（表情沉默，不欲言语）不欲饮食，心烦，喜呕，口苦，咽干，目眩，苔薄黄，脉细弦或沉紧。②热入血室证。经水适来或适断，如疟状，如结胸状，如有所见所闻。③黄疸，或疟疾，或内伤杂病而见少阳夹杂证者。

2.西医疾病：慢性肝炎、原发性肝癌、脂肪肝、胆囊炎、胰腺炎、肝硬化、慢性胃炎、胃及十二指肠溃疡、抑郁症、心肌炎等临床表现符合少阳胆热气郁证者。

【用药分析】 方中柴胡清疏少阳；黄芩清泻少阳；半夏醒脾和中降逆；生姜宣散郁结；人参、甘草、大枣益气补中。

【用方思路】

1.小柴胡汤既是辨治寒热夹虚证的重要代表方，又是辨治诸多杂病如肝胆病、脾胃病、心病、肺病、肾病等的重要基础方。

2.方中柴胡既可清热，又可疏散；黄芩既可清热，又可燥湿；半夏既可醒脾，又可降逆；生姜既可温通，又可降逆；人参、大枣、甘草可补益五脏六腑及营卫之气。从方中用药用量及调配分析得知，小柴胡汤的应用并不局限于郁热夹气虚证，还可

用于辨治诸多杂病，如消化、呼吸、精神神经、内分泌及代谢、循环等系统疾病。

3.运用小柴胡汤辨治的病证（无论病变部位在肝胆、在心或在脾胃）以寒热夹虚为主，其治当清热调气益气。

【随证加减】 若夹营卫不和，可与桂枝汤合方用之；若夹阳虚，可与四逆汤合方用之；若夹虚热，可与竹叶石膏汤合方用之。应用时还必须结合病变主次酌情调整方药用量。

【注意事项】 运用小柴胡汤既要辨清西医之病，又要辨清西医之病属于中医寒热夹虚证。辨西医之病可进一步了解疾病的发展演变及转变规律，辨中医之证可更好地针对西医之病选用小柴胡汤。

二、黄芩汤

【导读】 ①学用黄芩汤应重视黄芩和芍药的用量调配关系、黄芩和大枣的用量调配关系、芍药和甘草的用量调配关系。②黄芩汤虽是辨治少阳热利证的重要代表方，但在临床中对气血虚下利证等也具有良好治疗作用。

【方歌】 黄芩汤治少阳利，大枣甘草芍药立，少阳下利利不爽，清热止利功效谛。

【方药】 黄芩三两（9 g）　芍药二两（6 g）　甘草炙，二两（6 g）大枣擘，十二枚

【用法】 上四味，以水一斗，煮取三升，去滓。温服一升，日再夜一服。

【功用】 清胆热，利大肠。

【适应证】

1.中医病证：少阳郁热伤气血证。下利不爽，肛门灼热，或泄利下重，不欲饮食，口苦，或表情沉默，舌红、苔黄，脉弦数。

2.西医疾病：细菌性痢疾、阿米巴痢疾、急性肠炎、过敏性

肠炎、肠胃神经症、急性胆囊炎、胆石症感染、免疫能力低下等临床表现符合少阳热利证者。

【用药分析】 方中黄芩清热燥湿；芍药益营缓急；大枣、甘草补益中气。

【用方思路】

1.黄芩汤既是辨治郁热伤气血证的重要代表方，又是辨治诸多杂病如肝胆病、脾胃病、心病等的重要基础方。

2.方中黄芩既可清热，又可燥湿；芍药既可补血，又可缓急；大枣、甘草可补益五脏六腑及营卫之气。从方中用药用量及调配分析得知，黄芩汤的应用并不局限于郁热伤气血证，还可用于辨治诸多杂病，如消化、精神神经、内分泌及代谢等系统疾病。

3.运用黄芩汤辨治的病证（无论病变部位在肝胆或在心）以郁热伤气血为主，其治当清热益气补血。

【随证加减】 若夹血热，可与百合地黄汤合方用之；若夹热毒迫血，可与白头翁汤合方用之；若夹阳虚，可与四逆汤合方用之。应用时还必须结合病变主次酌情调整方药用量。

【注意事项】 运用黄芩汤既要辨清西医之病，又要辨清西医之病属于中医郁热伤气血证。辨西医之病可进一步了解疾病的发展演变及转变规律，辨中医之证可更好地针对西医之病选用黄芩汤。

三、黄芩加半夏生姜汤

【导读】 ①学用黄芩加半夏生姜汤应重视黄芩和芍药的用量调配关系、黄芩和半夏的用量调配关系、芍药和生姜的用量调配关系。②黄芩加半夏生姜汤虽是辨治胆胃气逆证的重要代表方，但在临床中对胆胃下利证等也具有良好治疗作用。

【方歌】 黄芩加半夏生姜，汤有大枣甘芍加，主治胆胃不和证，清胆温胃效果佳。

【方药】 黄芩三两（9 g）　芍药二两（6 g）　甘草炙，二两（6 g）
大枣擘，十二枚　半夏洗，半升（12 g）　生姜切，一两半（4.5 g）

【用法】 上六味，以水一斗，煮取三升，去滓。温服一升，
日再夜一服。

【功用】 清热降逆，调补气血。

【适应证】

1.中医病证：郁热伤气血夹气逆证。口苦，呕吐，或吐酸吐
苦，心下支结，或痞硬，胁痛或烦满，或下利，或胃脘疼痛，心
烦，舌红、苔薄黄，脉弦。

2.西医疾病：急性肠胃炎、慢性胆囊炎、慢性肝炎、肠胃神
经症、胆石症感染、免疫能力低下等临床表现符合少阳热利证
者。

【用药分析】 方中黄芩清热燥湿；芍药益营缓急；半夏降逆
和胃；生姜醒脾和胃；大枣、甘草补益中气。

【用方思路】

1.黄芩加半夏生姜汤既是辨治郁热气逆伤气血证的重要代表
方，又是辨治诸多杂病如肝胆病、脾胃病、心病等的重要基础
方。

2.方中黄芩既可清热，又可燥湿；芍药既可补血，又可缓
急；半夏、生姜既可调理脾胃气机，又可调理肝胆气机，既可降
逆，又可升清；大枣、甘草可补益五脏六腑及营卫之气。从方中
用药用量及调配分析得知，黄芩加半夏生姜汤的应用并不局限于
郁热伤气血证，还可用于辨治诸多杂病，如消化、精神神经、内
分泌及代谢等系统疾病。

3.运用黄芩加半夏生姜汤辨治的病证（无论病变部位在肝胆
或在心）以郁热气逆伤气血为主，其治当清热益气补血。

【随证加减】 若夹血热，可与百合地黄汤合方用之；若夹热
毒迫血，可与白头翁汤合方用之；若夹阳虚，可与四逆汤合方用
之；若夹寒呕，可与橘皮汤合方用之。应用时还必须结合病变主

次酌情调整方药用量。

【注意事项】 运用黄芩加半夏生姜汤既要辨清西医之病，又要辨清西医之病属于中医郁热气逆伤气血证。辨西医之病可进一步了解疾病的发展演变及转变规律，辨中医之证可更好地针对西医之病选用黄芩加半夏生姜汤。

第二节 少阳阳明兼证用方

一、大柴胡汤

【导读】 ①学用大柴胡汤应重视柴胡和黄芩的用量调配关系、大黄和枳实的用量调配关系、柴胡和大黄的用量调配关系、半夏和芍药的用量调配关系。②大柴胡汤虽是辨治阳明少阳热证的重要代表方，但在临床中对心胆郁热证等也具有良好治疗作用。

【方歌】 大柴胡汤用大黄，枳实芩夏芍枣姜，少阳阳明证相兼，清胆泻胃功效良。

【方药】 柴胡半斤（24 g） 黄芩三两（9 g） 芍药三两（9 g）半夏洗，半升（12 g） 生姜切，五两（15 g） 枳实炙，四枚（4 g）大枣擘，十二枚 大黄二两（6 g）

【用法】 上七（八）味，以水一斗二升，煮取六升，去滓。再煎，温服一升，日三服。一方，加大黄二两，若不加，恐不为大柴胡汤（编者注：后十字可能是叔和批注文）。

【功用】 清胆和胃，降逆消痞。

【适应证】

1.中医病证：少阳阳明合病（少阳阳明热结证）。往来寒热，胸胁苦满，呕不止，郁郁微烦，心下痞硬，或心下满痛，或大便干结，或胁热下利，舌红、苔薄黄，脉弦数有力。

2.西医疾病：胆绞痛，胆石症，急、慢性胆囊炎，胆道蛔虫症，慢性胆囊炎，急、慢性胰腺炎，急、慢性病毒性肝炎（乙型、丙型、甲型），肝硬化，胆汁反流性胃炎，冠心病等临床表现符合阳明少阳热证者。

【用药分析】 方中柴胡清透郁热；黄芩清泻郁热；大黄清泻热结；枳实行气导滞；半夏醒脾降逆；生姜和胃调中；芍药和营缓急；大枣益气缓急。

【用方思路】

1.大柴胡汤既是辨治少阳阳明热结证的重要代表方，又是辨治诸多杂病如肝胆病、脾胃病、心病、肾病、皮肤病等的重要基础方。

2.方中柴胡既可清热，又可疏散；黄芩既可清热，又可燥湿；大黄既可泻热，又可通结；芍药既可补血，又可缓急；半夏、生姜既降逆，又温通；枳实既可行气，又可降泄；大枣可补益五脏六腑及营卫之气。从方中用药用量及调配分析得知，大柴胡汤的应用并不局限于少阳阳明热结证，还可用于辨治诸多杂病，如消化、精神神经、内分泌及代谢、泌尿、循环等系统疾病。

3.运用大柴胡汤辨治的病证（无论病变部位在肝胆、在心或在脾胃）以少阳阳明郁热为主，其治当泻热行气降逆。

【随证加减】 若夹痰热，可与小陷胸汤合方用之；若夹寒痰，可与赤丸合方用之；若夹瘀，可桂枝茯苓丸合方用之；若夹血热，可与百合地黄汤合方用之。应用时还必须结合病变主次酌情调整方药用量。

【注意事项】 运用大柴胡汤既要辨清西医之病，又要辨清西医之病属于中医少阳阳明郁热证。辨西医之病可进一步了解疾病的发展演变及转变规律，辨中医之证可更好地针对西医之病选用大柴胡汤。

二、柴胡加芒硝汤

【导读】 ①学用柴胡加芒硝汤应重视柴胡和黄芩的用量调配关系、柴胡和芒硝的用量调配关系、人参和甘草的用量调配关系、黄芩和芒硝的用量调配关系。②柴胡加芒硝汤虽是辨治阳明少阳热证的重要代表方，但在临床中对心胆郁热证等也具有良好治疗作用。

【方歌】 小柴胡汤加芒硝，少阳胆热胸胁满，阳明便硬或下利，主治病证功效显。

【方药】 柴胡二两十六铢（8 g）　黄芩一两（3 g）　人参一两（3 g）　甘草炙，一两（3 g）　生姜切，一两（3 g）　半夏二十铢（2.1 g）大枣擘，四枚　芒硝二两（6 g）

【用法】 上八味，以水四升，煮取二升，去滓。内芒硝，更煮微沸，分温再服，不解，更作。

【功用】 清胆热，和肠胃。

【适应证】

1.中医病证：少阳阳明热结轻证。胸胁痞满或痞硬，大便硬，或下利，日晡潮热，呕吐，或腹痛拒按，口苦、口干、舌红、苔黄、脉弦或数。

2.西医疾病：急性胆囊炎，急性胰腺炎，胃溃疡穿孔，急、慢性胃炎，流行性腮腺炎，扁桃体炎等临床表现符合少阳阳明热结轻证者。

【用药分析】 方中柴胡清胆热，疏胆气；黄芩清泻胆热；半夏醒脾和胃，降泄浊逆；生姜醒脾和胃降逆；芒硝清泻郁热；人参、大枣、甘草补益中气。

【用方思路】

1.柴胡加芒硝汤既是辨治少阳阳明热结轻证的重要代表方，又是辨治诸多杂病如肝胆病、脾胃病、心病、肾病、皮肤病等的重要基础方。

2.方中柴胡既可清热，又可疏散；黄芩既可清热，又可燥湿；芒硝既可泻热，又可软坚；半夏、生姜既降逆，又温通；人参、甘草、大枣可补益五脏六腑及营卫之气。从方中用药用量及调配分析得知，柴胡加芒硝汤的应用并不局限于少阳阳明热结轻证，还可用于辨治诸多杂病，如消化、精神神经、内分泌及代谢、泌尿、循环等系统疾病。

3.运用柴胡加芒硝汤辨治的病证（无论病变部位在肝胆、在心或在脾胃）以少阳阳明热结为主，其治当泻热行气降逆。

【随证加减】 若夹阳虚，可与四逆汤合方用之；若夹瘀，可与桂枝茯苓丸合方用之；若夹气郁，可与橘枳姜汤合方用之。应用时还必须结合病变主次酌情调整方药用量。

【注意事项】 运用柴胡加芒硝汤既要辨清西医之病，又要辨清西医之病属于中医少阳阳明热结轻证。辨西医之病可进一步了解疾病的发展演变及转变规律，辨中医之证可更好地针对西医之病选用柴胡加芒硝汤。

第三节　胆心热证用方

柴胡加龙骨牡蛎汤

【导读】 ①学用柴胡加龙骨牡蛎汤应重视柴胡和黄芩的用量调配关系、龙骨和牡蛎的用量调配关系、人参和大黄的用量调配关系、桂枝和茯苓的用量调配关系。②柴胡加龙骨牡蛎汤虽是辨治胆心热证的重要代表方，但在临床中对肝胆郁热证等也具有良好治疗作用。

【方歌】 柴胡加龙骨牡蛎，人参黄芩铅生姜，桂枝茯苓半夏黄，大枣煎煮益心神。

【方药】 柴胡四两（12 g）　龙骨一两半（4.5 g）　黄芩一两半

（4.5 g）　生姜切，一两半（4.5 g）　铅丹一两半（4.5 g）　人参一两半（4.5 g）　桂枝去皮，一两半（4.5 g）　茯苓一两半（4.5 g）　半夏洗，二合（6 g）　大黄二两（6 g）　牡蛎熬，一两半（4.5 g）　大枣擘，六枚

【用法】上十二味，以水八升，煮取四升，内大黄，切如棋子，更煮一两沸，去滓。温服一升。本云：柴胡汤，今加龙骨等。

【功用】清胆调气，清心安神。

【适应证】

1.中医病证：胆心郁热证。胸满，心烦，易惊，谵语，一身尽重，不可转侧，小便不利，舌红、苔薄黄，脉数或细；癫痫。

2.西医疾病：急性胆囊炎，急性胰腺炎，胃溃疡穿孔，急、慢性胃炎，流行性腮腺炎，扁桃体炎等临床表现符合少阳阳明热结轻证者。

【用药分析】方中柴胡清胆热，调气机；龙骨重镇安神；黄芩清泻郁热；茯苓宁心安神，兼益心气；牡蛎清热潜阳安神；铅丹泻热解毒，镇惊降逆；桂枝通阳化气；半夏醒脾降逆；生姜和胃调中；人参、大枣益气补中。

【用方思路】

1.柴胡加龙骨牡蛎汤既是辨治胆心郁热证的重要代表方，又是辨治诸多杂病如心病、肾病、肝胆病等的重要基础方。

2.方中柴胡既可清热，又可疏散；黄芩既可清热，又可燥湿；大黄既可泻热，又可通透；半夏、生姜既降逆，又温通；龙骨、牡蛎既可潜阳，又可安神；茯苓既可益气，又可安神；桂枝既可通阳，又可通经；铅丹既可重镇降逆，又可化痰；人参、大枣可补益五脏六腑及营卫之气。从方中用药用量及调配分析得知，柴胡加龙骨牡蛎汤的应用并不局限于胆心郁热证，还可用于辨治诸多杂病，如精神神经、内分泌及代谢、循环等系统疾病。

3.运用柴胡加龙骨牡蛎汤辨治的病证（无论病变部位在肝胆、在心或在肾）以胆心郁热为主，其治当清热降逆安神。

【随证加减】 若夹痰热，可与小陷胸汤合方用之；若夹瘀，可与桂枝茯苓丸合方用之；若夹瘀热，可与桃核承气汤合方用之。应用时还必须结合病变主次酌情调整方药用量。

【注意事项】 运用柴胡加龙骨牡蛎汤既要辨清西医之病，又要辨清西医之病属于中医胆心郁热证。辨西医之病可进一步了解疾病的发展演变及转变规律，辨中医之证可更好地针对西医之病选用柴胡加龙骨牡蛎汤。

第四节 胆热水气证用方

柴胡桂枝干姜汤

【导读】 ①学用柴胡桂枝干姜汤应重视柴胡和桂枝的用量调配关系、黄芩和牡蛎的用量调配关系、栝楼根和干姜的用量调配关系。②柴胡桂枝干姜汤虽是辨治胆热水气证的重要代表方，但在临床中对胆热伤阴证等也具有良好治疗作用。

【方歌】 柴胡桂枝干姜汤，栝楼牡蛎黄芩草，小便不利头汗出，清胆化饮功效好。

【方药】 柴胡半斤（24 g） 桂枝去皮，三两（9 g） 干姜二两（6 g） 栝楼根四两（12 g） 黄芩三两（9 g） 牡蛎熬，三两（9 g）甘草炙，二两（6 g）

【用法】 上七味，以水一斗二升，煮取六升，去滓。再煎取三升，温服一升，日三服。初服微烦，复服，汗出便愈。

【功用】 清热调气，温化水饮。

【适应证】

1.中医病证：胆热阳郁伤阴或水气证。胸胁满或疼痛，小便不利，口渴，或干呕，头汗出，往来寒热，心烦，舌红、苔薄黄，脉弦。

2.西医疾病：内分泌性疾病、免疫性疾病、肾病综合征、肾小球肾炎、心脏病心力衰竭、抑郁症、精神分裂症、癔症等临床表现符合胆热阳郁水气证者。

【用药分析】 方中柴胡清胆热，调气机；黄芩清泻胆热；栝楼根清热利饮；牡蛎软坚散结；桂枝通阳化饮；干姜温阳化饮；甘草益气和中，顾护脾胃。

【用方思路】

1.柴胡桂枝干姜汤既是辨治胆热阳郁伤阴或水气证的重要代表方，又是辨治诸多杂病如心病、肝胆病、脾胃病等的重要基础方。

2.方中柴胡既可清热，又可疏散；黄芩既可清热，又可燥湿；天花粉既可清热，又可益阴；桂枝、干姜既温阳，又化饮；牡蛎既潜阳，又软坚；甘草可补益五脏六腑及营卫之气。从方中用药用量及调配分析得知，柴胡桂枝干姜汤的应用并不局限于胆热阳郁伤阴或水气证，还可用于辨治诸多杂病，如消化、精神神经、内分泌及代谢、循环等系统疾病。

3.运用柴胡桂枝干姜汤辨治的病证（无论病变部位在肝胆、在心或在脾胃）以胆热阳郁伤阴或水气证为主，其治当清热通阳降逆。

【随证加减】 若夹郁，可与橘枳姜汤合方用之；若夹虚热，可与白虎加人参汤合方用之；若夹阳虚，可与四逆汤合方用之。应用时还必须结合病变主次酌情调整方药用量。

【注意事项】 运用柴胡桂枝干姜汤既要辨清西医之病，又要辨清西医之病属于中医热郁伤阴或夹水气证。辨西医之病可进一步了解疾病的发展演变及转变规律，辨中医之证可更好地针对西医之病选用柴胡桂枝干姜汤。

第/九/章 大/肠/病/证/用/方

　　学用大肠病证用方，既要知道大肠病证用方是主治大肠病证的基本方，又要知道其主治并不局限于大肠证，还包括其他病证。用方选方的基本思路与方法是根据病变证机而选用方药，无论是大肠病证还是其他病证，只要病变证机符合方药主治，即可选用方药治疗。

第一节　大肠热结证用方

一、大承气汤

　　【导读】　①学用大承气汤应重视大黄和芒硝的用量调配关系、枳实和厚朴的用量调配关系、大黄和厚朴的用量调配关系。②大承气汤虽是辨治阳明热结证的重要代表方，但在临床中对热结伤筋证等也具有良好治疗作用。

　　【方歌】　大承气汤用大黄，枳实厚朴芒硝囊，谵语潮热腹满痛，攻下实热力能当。去硝名为小承气，调胃只有硝黄草。

【方药】 大黄酒洗，四两（12 g） 厚朴炙，去皮，半斤（24 g）
枳实炙，五枚（5 g） 芒硝三合（8 g）

【用法】 上四味，以水一斗，先煮二物，取五升，去滓，内
大黄，更煮取二升，去滓。内芒硝，更上微火一两沸，分温再
服。得下，余勿服。

【功用】 推陈致新，峻下热结。

【适应证】

1.中医病证：①阳明热结证。大便不通，腹中转气，脘腹痞
满，绕脐痛，拒按，烦躁，谵语，潮热，手足濈然汗出，舌红，
苔黄燥起刺，脉沉实。②阳明热结旁流证。自利清水，色纯青，
腹痛，舌红、苔黄燥起刺，脉沉实。③热厥证或热极痉证，或热
极发狂证。

2.西医疾病：肠梗阻、急性出血性坏死性胰腺炎、急性阑尾
炎、急性梗阻性化脓性胆囊炎、细菌性痢疾、胃自主神经功能紊
乱、病毒性肝炎等临床表现符合阳明热结证者。

【用药分析】 方中大黄苦寒硬攻，泻热通便；芒硝咸寒软坚，
泻热通便；枳实辛寒，行气降浊；厚朴苦温，行气下气。

【用方思路】

1.大承气汤既是辨治阳明热结重证的重要代表方，又是辨治
诸多杂病如脾胃病、心病、肺病、肝病、大肠病、肾病等的重要
基础方。

2.方中大黄、芒硝既可泻热，又可通结；枳实、厚朴既可行
上焦之气，又可降中、下焦之气。从方中用药用量及调配分析得
知，大承气汤的应用并不局限于阳明热结重证，还可用于辨治诸
多杂病，如消化、呼吸、精神神经、内分泌及代谢、循环等系统
疾病。

3.运用大承气汤辨治的病证（无论病变部位在脾胃、在心或
在肝肾）以热结为主，其治当泻热散结。

【随证加减】 运用大承气汤，若夹阳虚者，可与四逆汤合方

用之；若夹瘀者，可与桂枝茯苓丸合方用之；若夹痰热，可与小陷胸汤合方用之。应用时还必须结合病变主次酌情调整方药用量。

【注意事项】 运用大承气汤既要辨清西医之病，又要辨清西医之病属于中医热结证。辨西医之病可进一步了解疾病的发展演变及转变规律，辨中医之证可更好地针对西医之病选用大承气汤。

二、小承气汤

【导读】 ①学用小承气汤应重视大黄和厚朴的用量调配关系、枳实和厚朴的用量调配关系。②大承气汤虽是辨治阳明热结证的重要代表方，但在临床中对热结伤筋证等也具有良好治疗作用。

【方药】 大黄酒洗，四两（12 g）　厚朴炙，去皮，二两（6 g）　枳实大者，炙，三枚（5 g）

【用法】 上三味，以水四升，煮取一升二合，去滓。分温二服。初服当更衣，不尔者，尽饮之，若更衣者，勿服之。

【功用】 泻热行气通便。

【适应证】

1.中医病证：阳明热结轻证。谵语，潮热，汗出，不大便或大便硬，腹胀满、疼痛拒按，舌红、苔黄，脉沉或滑；或阳明热结旁流轻证，或阳明热结重证兼正气不足。

2.西医疾病：肠梗阻、急性出血性坏死性胰腺炎、急性阑尾炎、急性梗阻性化脓性胆囊炎、细菌性痢疾、胃自主神经功能紊乱、病毒性肝炎等临床表现符合阳明热结轻证者。

【用药分析】 方中大黄清泻热结，推陈致新；枳实行气消痞，破积除滞；厚朴温通气机。

【用方思路】

1.小承气汤既是辨治阳明热结轻证的重要代表方，又是辨治诸多杂病如脾胃病、心病、肺病、肝病、大肠病、肾病等的重要基础方。

2.方中大黄既可泻热，又可通结；枳实、厚朴既可行上焦之气，又可降中、下焦之气。从方中用药用量及调配分析得知，小承气汤的应用并不局限于阳明热结轻证，还可用于辨治诸多杂病，如消化、呼吸、精神神经、内分泌及代谢、循环等系统疾病。

3.运用小承气汤辨治的病证（无论病变部位在脾胃、在心或在肝肾）以热结为主，其治当清热泻结。

【随证加减】若夹阳虚，可与四逆汤合方用之；若夹瘀，可与桂枝茯苓丸合方用之；若夹痰热，可与小陷胸汤合方用之。应用时还必须结合病变主次酌情调整方药用量。

【注意事项】运用小承气汤既要辨清西医之病，又要辨清西医之病属于中医热结证。辨西医之病可进一步了解疾病的发展演变及转变规律，辨中医之证可更好地针对西医之病选用小承气汤。

三、调胃承气汤

【导读】①学用调胃承气汤应重视大黄和芒硝的用量调配关系、大黄和甘草的用量调配关系。②调胃承气汤虽是辨治阳明热结缓证的重要代表方，但在临床中对心肝郁热证等也具有良好治疗作用。

【方药】大黄酒洗，四两（12 g）　芒硝半升（12 g）　甘草炙，二两（6 g）

【用法】上三味，以水三升，煮取一升，去滓。内芒硝，更上火微煮，令沸，少少温服之（编者注：此用法是《伤寒论》第29条所言）。温顿服之（编者注：此四字是《伤寒论》第207条所言）。

【功用】泻热和胃，兼以益气。

【适应证】

1.中医病证：①阳明热结缓证。腹胀满，或疼痛或按之痛，心烦，蒸蒸发热，或呕吐，舌红，苔黄，脉沉。②阳明热结夹虚证。

2.西医疾病：肠梗阻、急性出血性坏死性胰腺炎、急性阑尾炎、急性梗阻性化脓性胆囊炎、细菌性痢疾、胃自主神经功能紊乱、病毒性肝炎等临床表现符合阳明热结缓证者。

【用药分析】 方中大黄泻热通便；芒硝软坚泻热；甘草益气和中。

【用方思路】

1.调胃承气汤既是辨治阳明热结夹虚证的重要代表方，又是辨治诸多杂病如脾胃病、心病、肺病、肝病、大肠病、肾病等的重要基础方。

2.方中大黄、芒硝既可泻热，又可通结；甘草可补诸脏腑及营卫之气。从方中用药用量及调配分析得知，调胃承气汤的应用并不局限于阳明热结夹虚证，还可用于辨治诸多杂病，如消化、呼吸、精神神经、内分泌及代谢、循环等系统疾病。

3.运用调胃承气汤辨治的病证（无论病变部位在脾胃、在心或在肝肾）以热结夹虚为主，其治当清热泻结。

【随证加减】 若夹阳虚，可与桂枝人参汤合方用之；若夹瘀，可与桂枝茯苓丸合方用之；若夹痰热，可与小陷胸汤合方用之。应用时还必须结合病变主次酌情调整方药用量。

【注意事项】 运用调胃承气汤既要辨清西医之病，又要辨清西医之病属于中医热结夹虚证。辨西医之病可进一步了解疾病的发展演变及转变规律，辨中医之证可更好地针对西医之病选用小承气汤。

四、厚朴三物汤

【导读】 ①学用厚朴三物汤应重视大黄和枳实的用量调配关

系、大黄和厚朴的用量调配关系。②厚朴三物汤虽是辨治阳明热结气闭证的重要代表方，但在临床中对心肝或心肺热结气闭证等也具有良好治疗作用。

【方歌】 气闭厚朴三物汤，八两厚朴四大黄，枳实五枚合成方，此方用量最相当。

【方药】 大黄酒洗，四两（12 g）　　厚朴炙，去皮，八两（24 g）
枳实炙，五枚（5 g）

【用法】 上三味，以水一斗二升，先煮二味，取五升，内大黄，煮取二升。温服一升。以利为度。

【功用】 行气泻实，除满通便。

【适应证】

1.中医病证：阳明热结气闭证。腹大满不通，疼痛居次，大便不通，小便不利，或气喘，或昏冒，或发热，舌红、苔黄，脉沉滑。

2.西医疾病：急、慢性胃炎，肠胃功能紊乱，细菌性痢疾，肠胀气，胃扩张，慢性肠胃炎，肠梗阻，支气管炎，肺气肿等临床表现符合阳明热结气闭证者。

【用药分析】 方中厚朴苦温下气；大黄泻热涤浊；枳实行气降逆。

【用方思路】

1.厚朴三物汤既是辨治阳明热结气闭证的重要代表方，又是辨治诸多杂病如肠胃病、心病、肺病等的重要基础方。

2.方中大黄既可泻热，又可通结；厚朴、枳实既可行气，又可降泄。从方中用药用量及调配分析得知，厚朴三物汤的应用并不局限于阳明热结气闭证，还可用于辨治诸多杂病，如消化、呼吸、精神神经、内分泌及代谢、循环等系统疾病。

3.运用厚朴三物汤辨治的病证（无论病变部位在脾胃、在心或在肺）以热结气闭为主，其治当清热泻结。

【随证加减】 若夹寒，可与四逆汤合方用之；若夹痰热，可与小陷胸汤合方用之；若夹气血虚，可与芍药甘草汤合方用之。应用时还必须结合病变主次酌情调整方药用量。

【注意事项】 运用厚朴三物汤既要辨清西医之病，又要辨清西医之病属于中医热结气闭证。辨西医之病可进一步了解疾病的发展演变及转变规律，辨中医之证可更好地针对西医之病选用厚朴三物汤。

五、厚朴大黄汤

【导读】 ①学用厚朴大黄汤应重视大黄和枳实的用量调配关系、大黄和厚朴的用量调配关系。②厚朴大黄汤虽是辨治阳明热结支饮证的重要代表方，但在临床中对心肝或心肺热结支饮证等也具有良好治疗作用。

【方歌】 支饮厚朴大黄汤，六两大黄四枳实，厚朴一尺除痰饮，泻热行气化痰实。

【方药】 大黄六两（18 g）　厚朴一尺（约30 g）　枳实四枚（4 g）

【用法】 上三味，以水五升，煮取二升。分温再服。

【功用】 泻热行气，化饮涤实。

【适应证】

1.中医病证：阳明热结支饮证。胸、脘腹胀满疼痛，短气，不得卧，或气喘，大便不通，舌红、苔黄腻，脉滑。

2.西医疾病：急、慢性胃炎，肠梗阻，肠麻痹，结核性胸膜炎，结核性腹膜炎，急性支气管肺炎，慢性支气管炎，肺气肿等临床表现符合阳明热结支饮证者。

【用药分析】 方中厚朴苦温下气，芳香化饮；大黄泻热涤饮；枳实行气降逆化饮。

【用方思路】

1.厚朴大黄汤既是辨治阳明热结支饮证的重要代表方，又是辨治诸多杂病如肠胃病、心病、肺病、肾病等的重要基础方。

2.方中大黄既可泻热，又可通结涤饮；厚朴、枳实既可行气，又可气化水饮。从方中用药用量及调配分析得知，厚朴大黄汤的应用并不局限于阳明热结支饮证，还可用于辨治诸多杂病，如消化、呼吸、精神神经、内分泌及代谢、循环等系统疾病。

3.运用厚朴大黄汤辨治的病证（无论病变部位在脾胃、在心或在肝胆）以热结支饮为主，其治当清热泻结。

【随证加减】 若夹阳虚，可与桂枝人参汤合方用之；若夹瘀，可与桂枝茯苓丸合方用之；若夹血热，可与百合地黄汤合方用之。应用时还必须结合病变主次酌情调整方药用量。

【注意事项】 运用厚朴大黄汤既要辨清西医之病，又要辨清西医之病属于中医热结夹饮证。辨西医之病可进一步了解疾病的发展演变及转变规律，辨中医之证可更好地针对西医之病选用厚朴大黄汤。

第二节　大肠寒结证用方

一、大黄附子汤

【导读】 ①学用大黄附子汤应重视大黄和附子的用量调配关系、大黄和细辛的用量调配关系。②大黄附子汤虽是辨治阳明寒结证的重要代表方，但在临床中对寒结夹热证等也具有良好治疗作用。

【方歌】 大黄附子汤细辛，阳虚寒结便不通，手足不温有发热，通阳通便能温肾。

【方药】 大黄三两（9 g）　附子炮，三枚（15 g）　细辛二两（6 g）

【用法】 上三味，以水五升，煮取二升。分温三服。若强人煮取二升半，分温三服。服后如人行四五里，进一服。

【功用】 温肾通便，通阳散寒。

【适应证】

1.中医病证：寒积阻滞证（寒结证）。腹痛，便秘，胁下偏痛，发热，手足不温，口淡，或腰酸腿软，舌淡、苔薄白，脉弦迟。

2.西医疾病：慢性结肠炎、慢性细菌性痢疾、慢性盆腔炎、慢性胆囊炎、胆囊术后综合征、慢性阑尾炎等临床表现符合寒结证者。

【用药分析】 方中附子温壮阳气，驱逐阴寒；大黄泻下通便；细辛温阳散寒止痛。

【用方思路】

1.大黄附子汤既是辨治寒结证的重要代表方，又是辨治诸多杂病如心病、肺病、肾病等的重要基础方。

2.方中大黄既可通泻，又可兼治郁热；附子、细辛既可温通，又可壮阳止痛。从方中用药用量及调配分析得知，大黄附子汤的应用并不局限于寒结证，还可用于辨治诸多杂病，如消化、呼吸、内分泌及代谢、循环等系统疾病。

3.运用大黄附子汤辨治的病证（无论病变部位在脾胃、在心或在肺）以寒结为主，其治当温阳通结。

【随证加减】 若夹阳虚，可与桂枝人参汤合方用之；若夹寒痰，可与赤丸合方用之；若夹郁热，可与栀子豉汤合方用之。应用时还必须结合病变主次酌情调整方药用量。

【注意事项】 运用大黄附子汤既要辨清西医之病，又要辨清西医之病属于中医寒结或夹热证。辨西医之病可进一步了解疾病的发展演变及转变规律，辨中医之证可更好地针对西医之病选用大黄附子汤。

二、三物备急丸

【导读】 ①学用三物备急丸应重视大黄和干姜的用量调配关系、大黄和巴豆的用量调配关系。②三物备急丸虽是辨治阳明寒结气闭证的重要代表方，但在临床中对寒结气闭夹热证等也具有良好治疗作用。

【方歌】 仲景三物备急丸，大黄巴豆与干姜，脘腹疼痛如针刺，面青口噤皆能挡。

【方药】 大黄　干姜　巴豆各等份（3 g）

【用法】 上皆须精新，多少随意。先捣大黄、干姜，下筛为散。别研巴豆，如脂，内散中，合捣千杵。即尔用之为散亦好，下蜜为丸，密器贮之，莫令歇气。若中恶客忤，心腹胀满刺痛，口噤气急，停尸卒死者，以暖水、苦酒服大豆许三枚，老小量之，扶头起，令得下喉，须臾未醒，更与三枚，腹中鸣转，得吐利便愈。若口已噤，可先和成汁，倾口中令从齿间得入至良。

【功用】 攻逐寒积，通达腑气。

【适应证】

1.中医病证：寒结夹痰证。猝然脘腹胀满疼痛，痛如针刺，口噤不开，面青气急，大便不通，小便清白，或绕脐痛，或手足不温，舌淡、苔薄白或白腻，脉沉紧。

2.西医疾病：肠梗阻、肠胃蠕动迟缓症、慢性结肠炎、慢性细菌性痢疾、慢性盆腔炎、慢性胆囊炎、胆囊术后综合征、慢性阑尾炎等临床表现符合寒结重证者。

【用药分析】 方中巴豆攻逐寒结；干姜温阳散寒；大黄泻下通便。

【用方思路】

1.三物备急丸既是辨治寒结夹痰证的重要代表方，又是辨治诸多杂病如心病、肺病、肾病等的重要基础方。

2.方中大黄既可通泻，又可治郁热；干姜既可温通，又可止痛；巴豆既通泻，又化痰。从方中用药用量及调配分析得知，三物备急丸的应用并不局限于寒结夹痰证，还可用于辨治诸多杂病，如消化、呼吸、精神神经、内分泌及代谢、循环等系统疾病。

3.运用三物备急丸辨治的病证（无论病变部位在脾胃、在心或在肾）以寒结夹痰为主，其治当温阳通结化痰。

【随证加减】 若夹热，可与小承气汤合方用之；若夹瘀热，可与桃核承气汤合方用之；若夹阳虚，可与桂枝人参汤合方用之。应用时还必须结合病变主次酌情调整方药用量。

【注意事项】 运用三物备急丸既要辨清西医之病，又要辨清西医之病属于中医寒结夹痰证。辨西医之病可进一步了解疾病的发展演变及转变规律，辨中医之证可更好地针对西医之病选用三物备急丸。

第三节 大肠热结津亏证用方

一、猪膏发煎

【导读】 ①学用猪膏发煎应重视猪膏和乱发的用量调配关系。②猪膏发煎虽是辨治津亏瘀血燥结证的重要代表方，但在临床中对瘀血证等也具有良好治疗作用。

【方歌】 猪膏发煎主治多，肠胃燥热与阴吹，瘀血发黄病难治，乱发化瘀效力准。

【方药】 猪膏半斤（24 g） 乱发如鸡子大，三枚（10 g）

【用法】 上二味，和膏中煎之，发消药成。分再服。病从小便出。

【功用】 清润肠道，化瘀通便。

【适应证】

1.中医病证：大肠津亏瘀血燥结证。大便干涩难行，或不大便，口舌干燥，少腹急结疼痛，或固定不移，按之有物，或推之不移，舌红边有紫点，脉涩。

2.西医疾病：病毒性肝炎、肝硬化腹水、老年性便秘、慢性附件炎、慢性盆腔炎等临床表现符合津亏瘀血燥结证者。

【用药分析】 方中猪膏（即猪脂油）生津润燥，清热通便，凉血育阴；乱发化瘀散结，利湿退黄，通利血脉。

【用方思路】

1.猪膏发煎既是辨治大肠瘀血燥结证的重要代表方，又是辨治诸多杂病如脾胃病、肝病、妇科病等的重要基础方。

2.方中猪膏既可滋阴，又可通泻；乱发既可化瘀，又可利湿。从方中用药用量及调配分析得知，猪膏发煎的应用并不局限于大肠瘀血燥结证，还可用于辨治诸多杂病，如消化、内分泌及代谢、循环等系统疾病。

3.运用猪膏发煎辨治的病证（无论病变部位在脾胃、在心或在肝胆）以瘀血燥结为主，其治当润燥化痰。

【随证加减】 若夹痰热，可与小陷胸汤合方用之；若夹寒痰，可与赤丸合方用之；若夹气郁，可与橘枳姜汤合方用之；若夹湿热，可与白头翁汤合方用之。应用时还必须结合病变主次酌情调整方药用量。

【注意事项】 运用猪膏发煎既要辨清西医之病，又要辨清西医之病属于中医瘀热燥结证。辨西医之病可进一步了解疾病的发展演变及转变规律，辨中医之证可更好地针对西医之病选用猪膏发煎。

二、蜜煎导

【导读】 ①蜜煎导的组成药物仅有一味，单用比较少，临证若能合方用之，疗效会更好。②蜜煎导虽是辨治津亏热结证的重要代表方，但在临床中对阴津亏损证等也具有良好治疗作用。

【方歌】 蜜煎导润肠通便，大便欲行而不得，大便虽硬不可攻，外用内服功效增。

【方药】 食蜜七合（50 mL）

【用法】 上一味，于铜器内，微火煎，当须凝如饴状，搅之勿令焦著，欲可丸，并手捻作挺，令头锐，大如指，长二寸许，当热时急作，冷则硬，以内谷道中，以手急抱，欲大便时乃去之。

【功用】 润肠通便。

【适应证】

1.中医病证：大肠津亏热结证。大便干硬，欲大便而不得，口舌干燥，小便少，头晕目眩，面色不荣，肌肤枯燥，或腹痛，或腹胀，舌红、苔薄黄或少，脉细数。

2.西医疾病：习惯性便秘、老年性便秘、产后便秘、出血引起的便秘、痔疮、慢性附件炎、慢性盆腔炎、前列腺炎等临床表现符合津亏热结证者。

【用药分析】 方中蜂蜜滋阴生津润燥。

【用方思路】

1.蜜煎导既是辨治大肠燥结证的重要代表方，又是辨治诸多杂病如脾胃病、大肠病、心病、妇科病等的重要基础方。

2.方中食蜜既可滋阴，又可益气。蜜煎导的应用并不局限于津亏燥结证，还可用于辨治诸多杂病，如消化、内分泌及代谢、循环等系统疾病。

3.运用蜜煎导辨治的病证（无论病变部位在脾胃、在心或在大肠）以津亏燥结为主，其治当润燥生津。

【随证加减】 若夹瘀，可与桂枝茯苓丸合方用之；若夹郁，可与四逆散合方用之；若夹热结，可与大黄甘草汤合方用之。应用时还必须结合病变主次酌情调整方药用量。

【注意事项】 运用蜜煎导既要辨清西医之病，又要辨清西医之病属于中医津亏燥结证。辨西医之病可进一步了解疾病的发展演变及转变规律，辨中医之证可更好地针对西医之病选用蜜煎导。

三、猪胆汁方（大猪胆汁方）

【导读】 ①学用猪胆汁方应重视猪胆汁和醋的用量调配关系。②猪胆汁方虽是辨治津亏燥热证的重要代表方，但在临床中对阴津热结证等也具有良好治疗作用。

【方歌】 大猪胆汁用醋方，主治津亏燥热证，大便不行小便少，清润导便功效诚。

【方药】 猪胆一枚

【用法】 大猪胆汁一枚，泻汁，和少许法醋，以灌谷道内，如一食顷，当大便出宿食恶物，甚效。

【功用】 清热润下导便。

【适应证】

1.中医病证：大肠燥热内结证。不大便，或欲大便而不得，小便少，心烦，急躁，身热，或腹胀，口干，舌燥，舌红少津，脉虚或细。

2.西医疾病：习惯性便秘、老年性便秘、产后便秘、出血引起的便秘、痔疮、神经性皮炎、咽炎、前列腺炎等临床表现符合津亏燥热证者。

【用药分析】 方中猪胆汁清热育阴，润肠通便；醋生津泻热，滋阴润肠。

【用方思路】

1.猪胆汁方既是辨治大肠燥热证的重要代表方，又是辨治诸多杂病如脾胃病、大肠病、皮肤病等的重要基础方。

2.方中猪胆汁既可清热，又可育阴。猪胆汁方的应用并不局限于大肠燥热证，还可用于辨治诸多杂病，如消化、内分泌及代谢系统疾病和皮肤病等。

3.运用猪胆汁方辨治的病证（无论病变部位在脾胃或在皮肤）以燥热为主，其治当润燥清热。

【随证加减】 若夹血热，可与百合地黄汤合方用之；若夹郁热，可与栀子厚朴汤合方用之；若夹湿热，可与葛根芩连汤合方用之；若夹阳虚，可与桂枝人参汤合方用之。应用时还必须结合病变主次酌情调整方药用量。

【注意事项】 运用猪胆汁方既要辨清西医之病，又要辨清西医之病属于中医燥热内结证。辨西医之病可进一步了解疾病的发展演变及转变规律，辨中医之证可更好地针对西医之病选用猪胆汁方。

四、土瓜根汁方

【导读】 ①土瓜根汁方的组成药物仅有一味，单用比较少，临证若能合方用之，疗效会更好。②土瓜根汁方虽是辨治瘀热内结证的重要代表方，但在临床中对阴津燥热内结证等也具有良好治疗作用。

【方歌】 仲景土瓜根汁方，清热润燥功效良，滋肠通便治燥热，大便不行自通畅。

【方药】 土瓜根二十两（60 g）（编者注：仲景方无用量，此处为编者所加）

【用法】 上一味，以水四升，煮取二升，去滓。本方之用有二法：温服一升，分二服。又纳灌肛门内，急抱，欲大便时乃去之（编者注：仲景未言用法，此处为编者所加）。

【功用】 清热润燥，滋肠通便。

【适应证】

1.中医病证：大肠瘀热内结证。不大便，欲大便不行，心烦，身热，面色不荣，口干，烦躁，或腹满，或腹痛，舌红少津，脉虚。

2.西医疾病：习惯性便秘、老年性便秘、产后便秘、出血引起的便秘、痔疮、神经性皮炎、咽炎、前列腺炎、盆腔炎等临床表现符合津亏燥热证者。

【用药分析】 方中土瓜根汁清热益阴，生津润燥。

【用方思路】

1.土瓜根汁方既是辨治大肠瘀热内结证的重要代表方，又是辨治诸多杂病如脾胃病、大肠病、心病、男科病、妇科病等的重要基础方。

2.方中土瓜根汁既可清热，又可化瘀，更可通泻。土瓜根汁方的应用并不局限于大肠瘀热内结证，还可用于辨治诸多杂病，如消化、男科、妇科、内分泌及代谢、循环等系统疾病。

3.运用土瓜根汁方辨治的病证（无论病变部位在脾胃、在心或在肝胆）以瘀热为主，其治当化瘀清热。

【随证加减】 若夹郁，可与橘枳姜汤合方用之；若夹痰热，可与小陷胸汤合方用之；若夹血热，可与百合地黄汤合方用之。应用时还必须结合病变主次酌情调整方药用量。

【注意事项】 运用土瓜根汁方既要辨清西医之病，又要辨清西医之病属于中医瘀热内结证。辨西医之病可进一步了解疾病的发展演变及转变规律，辨中医之证可更好地针对西医之病选用土瓜根汁方。

第四节 大肠热利证用方

一、葛根黄芩黄连汤

【导读】 ①学用葛根黄芩黄连汤应重视葛根和黄连的用量调配关系、黄连和黄芩的用量调配关系、葛根和甘草的用量调配关系。②葛根黄芩黄连汤虽是辨治大肠热利证的重要代表方，但在临床中对表里兼证等也具有良好治疗作用。

【方歌】 葛根黄芩黄连汤，再加甘草合成方，大肠热利或兼表，清热止利功最好。

【方药】 葛根半斤（24 g） 甘草炙，二两（6 g） 黄芩三两（9 g）

黄连三两（9 g）

【用法】 上四味，以水八升，先煮葛根，减二升，内诸药，煮取二升，去滓。分温再服。

【功用】 清热止利。

【适应证】

1.中医病证：大肠热利证。身热下利，胸脘烦热，口渴喜饮，喘而汗出，舌红、苔黄，脉数。

2.西医疾病：急、慢性肠炎，非特异性溃疡性结肠炎，中毒性肠炎，肠伤寒，副伤寒，细菌性痢疾，上消化道出血等临床表现符合大肠热利证者。

【用药分析】 方中葛根解热于外，清热于内；黄连、黄芩清热燥湿止利；甘草益气和中。

【用方思路】

1.葛根芩连汤既是辨治大肠热利证的重要代表方，又是辨治诸多杂病如脾胃病、大肠病、肺病等的重要基础方。

2.方中葛根既可清热，又可生津；黄连、黄芩既清热，又燥湿；甘草既补气，又生津。从方中用药用量及调配分析得知，葛根芩连汤的应用并不局限于大肠热利证，还可用于辨治诸多杂病，如消化、呼吸、内分泌及代谢等系统疾病。

3.运用葛根芩连汤辨治的病证（无论病变部位在脾胃、在心或在大肠）以湿热为主，其治当清热燥湿。

【随证加减】 若夹郁，可与四逆散合方用之；若夹瘀，可与桂枝茯苓丸合方用之；若夹阳虚，可与桂枝人参汤合方用之。应用时还必须结合病变主次酌情调整方药用量。

【注意事项】 运用葛根芩连汤既要辨清西医之病，又要辨清西医之病属于中医湿热证。辨西医之病可进一步了解疾病的发展演变及转变规律，辨中医之证可更好地针对西医之病选用葛根芩连汤。

二、紫参汤

【导读】 ①学用紫参汤应重视紫参和甘草的用量调配关系。②紫参汤虽是辨治热毒下利证的重要代表方，但在临床中对肺热证等也具有良好治疗作用。

【方歌】 紫参汤中用甘草，清热解毒止利好，腹痛剧烈便脓血，先煮紫参效更高。

【方药】 紫参半斤（24 g） 甘草三两（9 g）

【用法】 上二味，以水五升，先煮紫参，取二升，内甘草，煮取一升半。分温三服。

【功用】 清热解毒止利。

【适应证】

1.中医病证：热毒下利证。胸痛，咳嗽，腹痛剧烈而拒按，下利，便脓血，身热，舌质红、苔黄，脉数。

2.西医疾病：急、慢性肠炎，慢性非特异性溃疡性结肠炎，中毒性肠炎，肠伤寒，副伤寒，细菌性痢疾，上消化道出血，支气管炎，麻疹肺炎，膀胱炎，尿道炎，乙型脑炎，小儿麻痹症等临床表现符合热毒下利证者。

【用药分析】 方中紫参清热解毒，凉血止利；甘草清热解毒，益气和中，缓急止痛。

【用方思路】

1.紫参汤既是辨治热毒下利证的重要代表方，又是辨治诸多杂病如脾胃病、大肠病、肺病等的重要基础方。

2.方中紫参既可清热，又可止利；甘草既补气，又生津。从方中用药用量及调配分析得知，紫参汤的应用并不局限于热毒下利证，还可用于辨治诸多杂病，如消化、呼吸、内分泌及代谢等系统疾病。

3.运用紫参汤辨治的病证（无论病变部位在脾胃或在肺）以热毒为主，其治当清热解毒。

【随证加减】 若夹郁，可与橘枳姜汤合方用之；若夹痰热，可与小陷胸汤合方用之；若夹湿热，可与葛根芩连汤合方用之；若夹阳虚，可与四逆汤合方用之。应用时还必须结合病变主次酌情调整方药用量。

【注意事项】 运用紫参汤既要辨清西医之病，又要辨清西医之病属于中医热毒证。辨西医之病可进一步了解疾病的发展演变及转变规律，辨中医之证可更好地针对西医之病选用紫参汤。

第五节 大肠滑脱证用方

赤石脂禹余粮汤

【导读】 ①学用赤石脂禹余粮汤应重视赤石脂和禹余粮的用量调配关系。②赤石脂禹余粮汤虽是辨治大肠滑脱证的重要代表方，但在临床中对肾、膀胱不固证等也具有良好治疗作用。

【方歌】 赤石脂禹余粮汤，大肠滑脱下利方，下利不止日数行，温涩固脱有奇功。

【方药】 赤石脂碎，一斤（48 g）　太一禹余粮碎，一斤（48 g）

【用法】 上二味，以水六升，煮取二升，去滓。分温三服。

【功用】 温涩固脱止利。

【适应证】

1.中医病证：大肠滑脱证。下利，便脓血，腹痛喜按，手足不温，肛门下坠，或脱肛，体困身重，舌淡、苔薄，脉沉。

2.西医疾病：肠易激综合征、慢性肠炎、过敏性肠炎、慢性非特异性溃疡性结肠炎、阴道炎、子宫内膜炎、子宫脱垂、早泄、前列腺炎等临床表现符合滑脱不固证者。

【用药分析】 方中赤石脂甘涩酸敛，固脱止泻；禹余粮甘涩固脱止泻。

【用方思路】

1.赤石脂禹余粮汤既是辨治大肠滑脱证的重要代表方，又是辨治诸多杂病如大肠病、膀胱病、男科病、妇科病等的重要基础方。

2.方中赤石脂、禹余粮既可温固，又可益阴。从方中用药用量及调配分析得知，赤石脂禹余粮汤的应用并不局限于大肠滑脱证，还可用于辨治诸多杂病如消化、内分泌及代谢、泌尿等系统疾病。

3.运用赤石脂禹余粮汤辨治的病证（无论病变部位在脾胃或在肾）以滑脱为主，其治当固脱益阴。

【随证加减】 若夹阳虚，可与桂枝人参汤合方用之；若夹湿热，可与葛根芩连汤合方用之；若夹水气，可与五苓散合方用之。应用时还必须结合病变主次酌情调整方药用量。

【注意事项】 运用赤石脂禹余粮汤既要辨清西医之病，又要辨清西医之病属于中医滑脱证。辨西医之病可进一步了解疾病的发展演变及转变规律，辨中医之证可更好地针对西医之病选用赤石脂禹余粮汤。

第六节 大肠痰饮证用方

一、己椒苈黄丸

【导读】 ①学用己椒苈黄丸应重视防己、大黄、椒目、葶苈子的用量调配关系。②己椒苈黄丸虽是辨治大肠水结证的重要代表方，但在临床中对心肝水结证等也具有良好治疗作用。

【方歌】 己椒苈黄治水结，口舌干燥与腹满，清热利水导饮邪，肠间水气皆相宜。

【方药】 防己 椒目 葶苈熬 大黄各一两（3g）

【用法】 上四味，末之，蜜丸如梧子大，先食，饮服一丸，日三服。稍增，口中有津液。渴者加芒硝半两。

【功用】 清热利水，导饮下泄。

【适应证】

1.中医病证：大肠水结证。腹满，口舌干燥，腹中有水声，渴欲饮水，或大便干，或大便溏，小便黄赤，或腹痛，或水肿，舌红、苔黄而燥，脉弦或数。

2.西医疾病：肠结核、肝硬化腹水、脂肪肝、乳糜尿、慢性前列腺炎、心源性水肿、慢性肾小球肾炎等临床表现符合大肠水结证者。

【用药分析】 方中防己辛开苦降行水；椒目通利水道；葶苈子通调水道；大黄通泻水结。

【用方思路】

1.己椒苈黄丸既是辨治大肠水结证的重要代表方，又是辨治诸多杂病如脾胃病、肝病、肾病、心病等的重要基础方。

2.方中防己既可利水，又可祛风；葶苈子、椒目可通利三焦之水气；大黄可通利诸脏腑之热结。从方中用药用量及调配分析得知，己椒苈黄丸的应用并不局限于大肠水结证，还可用于辨治诸多杂病，如消化、泌尿、内分泌及代谢、循环等系统疾病。

3.运用己椒苈黄丸辨治的病证（无论病变部位在脾胃、在心或在肝肾）以水结为主，其治当通利水气。

【随证加减】 若夹虚，可与桂枝人参汤合方用之；若夹瘀，可与桂枝茯苓丸合方用之；若夹水气，可五苓散合方用之。应用时还必须结合病变主次酌情调整方药用量。

【注意事项】 运用己椒苈黄丸既要辨清西医之病，又要辨清西医之病属于中医水结证。辨西医之病可进一步了解疾病的发展演变及转变规律，辨中医之证可更好地针对西医之病选用己椒苈黄丸。

二、甘遂半夏汤

【导读】 ①学用甘遂半夏汤应重视甘遂和半夏的用量调配关系、甘遂和甘草的用量调配关系、芍药和甘草的用量调配关系。②甘遂半夏汤虽是辨治大肠饮结证的重要代表方，但在临床中对饮结夹虚证等也具有良好治疗作用。

【方歌】 甘遂半夏汤芍草，加蜜煎煮效果好，主治下利续坚满，药用相反疗效高。

【方药】 甘遂大者，三枚（5g） 半夏十二枚（8g） 芍药五枚（15g） 甘草炙，如指大一枚（3g）

【用法】 上四味，以水二升，煮取半升，去滓。以蜜半升，和药汁煎服八合。顿服之。

【功用】 攻逐水饮，洁净肠腑。

【适应证】

1.中医病证：饮结夹虚证。下利胶结不畅，虽利后反觉舒服，但心下仍坚满，按之似有物，肠间沥沥有水声，或便结不通，苔滑腻，脉沉滑或伏。

2.西医疾病：慢性肠炎、肠梗阻、肠结核、淋巴水肿、慢性盆腔炎、流行性出血热少尿期伴肾衰竭、结核性腹水、肾炎水肿、心源性水肿、血吸虫病等临床表现符合水热内结证者。

【用药分析】 方中甘遂攻逐水饮；半夏燥湿化饮；芍药益阴缓急；蜜、甘草益气和中。

【用方思路】

1.甘遂半夏汤既是辨治饮结夹虚证的重要代表方，又是辨治诸多杂病如脾胃病、大肠病、肾病、肝病、心病等的重要基础方。

2.方中甘遂可攻逐五脏六腑之饮结；半夏既可醒脾，又可降逆；芍药既可益阴，又可通利；甘草可益诸脏腑之气。从方中用药用量及调配分析得知，甘遂半夏汤的应用并不局限于饮结夹虚

294

证，还可用于辨治诸多杂病，如消化、泌尿、内分泌及代谢、循环等系统疾病。

3.运用甘遂半夏汤辨治的病证（无论病变部位在脾胃、在心或在肝肾）以饮结夹虚为主，其治当攻逐饮结益虚。

【随证加减】 若夹气虚，可与桂枝人参汤合方用之；若夹血虚，可与胶艾汤合方用之；若夹瘀，可与桂枝茯苓丸合方用之。应用时还必须结合病变主次酌情调整方药用量。

【注意事项】 运用甘遂半夏汤既要辨清西医之病，又要辨清西医之病属于中医饮结夹虚证。辨西医之病可进一步了解疾病的发展演变及转变规律，辨中医之证可更好地针对西医之病选用甘遂半夏汤。

第七节 肠痈证用方

一、大黄牡丹汤

【导读】 ①学用大黄牡丹汤应重视大黄和牡丹皮的用量调配关系、桃仁和冬瓜子的用量调配关系、大黄和芒硝的用量调配关系。②大黄牡丹汤虽是辨治肠痈瘀热证的重要代表方，但在临床中对妇科瘀热证等也具有良好治疗作用。

【方歌】 仲景大黄牡丹汤，桃仁瓜子芒硝囊，大肠热痈痛拒按，苔黄脉数服之康。

【方药】 大黄四两（12 g） 牡丹一两（3 g） 桃仁五十个（8.5 g）瓜子半升（12 g） 芒硝三合（8 g）

【用法】 上五味，以水六升，煮取一升，去滓。内芒硝，再煎沸。顿服之。有脓当下，如无脓，当下血。

【功用】 泻热凉血，化瘀散痈。

【适应证】

1.中医病证：肠痈瘀热证。右少腹疼痛拒按，按之痛如淋状，甚则局部肿痞，右腿屈而不伸，伸则痛剧，大便不调，小便自调或黄赤，发热，自汗恶寒，舌红、苔黄腻，脉滑数或涩。

2.西医疾病：急性阑尾炎、阑尾脓肿或结石、多发性结肠憩室症、粘连性肠梗阻、细菌性痢疾等临床表现符合肠痈瘀热证者。

【用药分析】 方中大黄泻热祛瘀；芒硝泻热软坚；牡丹皮清热凉血散瘀；桃仁活血化瘀；冬瓜子清热利湿排脓。

【用方思路】

1.大黄牡丹汤既是辨治肠痈瘀热证的重要代表方，又是辨治诸多杂病如脾胃病、心病、大肠病、膀胱病、妇科病等的重要基础方。

2.方中大黄、芒硝可攻逐五脏六腑之热结；牡丹皮既可凉血，又可散瘀；桃仁可化诸脏腑之瘀；冬瓜子既可清热，又可排脓。从方中用药用量及调配分析得知，大黄牡丹汤的应用并不局限于肠痈瘀热证，还可用于辨治诸多杂病，如消化、泌尿、内分泌、循环等系统疾病。

3.运用大黄牡丹汤辨治的病证（无论病变部位在脾胃、在心或在肝肾）以瘀热为主，其治当泻热祛瘀。

【随证加减】 若夹阳虚，可与桂枝人参汤合方用之；若夹痰热，可与小陷胸汤合方用之；若夹郁，可与橘枳姜汤合方用之。应用时还必须结合病变主次酌情调整方药用量。

【注意事项】 运用大黄牡丹汤既要辨清西医之病，又要辨清西医之病属于中医瘀热证。辨西医之病可进一步了解疾病的发展演变及转变规律，辨中医之证可更好地针对西医之病选用大黄牡丹汤。

二、薏苡附子败酱散

【导读】 ①学用薏苡附子败酱散应重视薏苡仁和附子的用量调配关系、附子和败酱草的用量调配关系。②薏苡附子败酱散虽是辨治肠痈寒湿证的重要代表方，但在临床中对妇科寒湿证等也具有良好治疗作用。

【方歌】 薏苡附子败酱散，主治肠痈寒湿证，肌肤甲错腹皮急，温阳通经消肿痛。

【方药】 薏苡仁十分（30 g） 附子二分（6 g） 败酱五分（15 g）

【用法】 上三味，杵为散，取方寸匕，以水二升，煎减半，顿服，小便当下。

【功用】 温阳通经，化瘀消肿。

【适应证】

1.中医病证：肠痈寒湿证。右少腹急结不舒，按之有物如肿状，柔软，不大便，或大便不畅，小便尚可，肌肤甲错，舌淡、苔薄白或腻，脉沉。

2.西医疾病：急性阑尾炎、阑尾脓肿或结石、多发性结肠憩室症、粘连性肠梗阻、细菌性痢疾、泌尿系感染、慢性盆腔炎、前列腺炎、心脏病等临床表现符合肠痈寒湿证者。

【用药分析】 方中薏苡仁利湿消肿；附子温阳散寒；败酱草解毒排脓。

【用方思路】

1.薏苡附子败酱散既是辨治肠痈寒湿或夹热证的重要代表方，又是辨治诸多杂病如脾胃病、大肠病、心病、肾病等的重要基础方。

2.方中附子可温壮五脏六腑之阳；薏苡仁既可利湿，又可清热；败酱草既可清热，又可排脓。从方中用药用量及调配分析得知，薏苡附子败酱散的应用并不局限于肠痈寒湿或夹热证，还可用于辨治诸多杂病，如消化、泌尿、生殖、循环等系统疾病。

3.运用薏苡附子败酱散辨治的病证（无论病变部位在脾胃、在心或在肾）以寒湿或夹热为主，其治当泻热祛瘀。

【随证加减】 若夹瘀，可与桂枝茯苓丸合方用之；若夹痰热，可与小陷胸汤合方用之；若夹寒湿，可与甘姜苓术汤合方用之。应用时还必须结合病变主次酌情调整方药用量。

【注意事项】 运用薏苡附子败酱散既要辨清西医之病，又要辨清西医之病属于中医寒湿夹热证。辨西医之病可进一步了解疾病的发展演变及转变规律，辨中医之证可更好地针对西医之病选用薏苡附子败酱散。

第/十/章　膀/胱/病/证/用/方

　　学用膀胱病证用方，既要知道膀胱病证用方是主治膀胱病证的基本方，又要知道其主治并不局限于膀胱病证，还包括其他病证。用方选方的基本思路与方法是根据病变证机而选用方药，无论是膀胱病证还是其他病证，只要病变证机符合方药的主治，即可选用方药治疗。

第一节　膀胱瘀血证用方

一、桃核承气汤

　　【导读】　①学用桃核承气汤应重视桃仁和大黄的用量调配关系、桂枝和大黄的用量调配关系、大黄和芒硝的用量调配关系。②桃核承气汤虽是辨治膀胱瘀热证的重要代表方，但在临床中对三焦瘀热证等也具有良好治疗作用。
　　【方歌】　桃核承气汤大黄，桃仁芒硝桂甘草，膀胱瘀热证如狂，活血化瘀热能抛。

【方药】 桃仁去皮尖，五十个（8.5 g） 大黄四两（12 g） 桂枝去皮，二两（6 g） 甘草炙，二两（6 g） 芒硝二两（6 g）

【用法】 上五味，以水七升，煮取二升半，去滓。内芒硝，更上火微沸，下火。先食，温服五合，日三服。当微利。

【功用】 活血化瘀，通下瘀热。

【适应证】

1.中医病证：（膀胱）瘀热证。少腹急结，或疼痛，或胀满，尿痛，尿频，尿中带血，或如狂，或心烦，或痛经，或闭经，舌红、苔黄、脉数。

2.西医疾病：肾炎尿毒症、慢性肾盂肾炎、运动性血红蛋白尿、急性间歇性卟啉病、尿路结石、精神分裂症、内分泌失调等临床表现符合瘀热证者。

【用药分析】 方中桃仁活血化瘀；桂枝温阳通经；大黄泻热祛瘀；芒硝软坚散结；甘草益气和中。

【用方思路】

1.桃核承气汤既是辨治膀胱瘀热证的重要代表方，又是辨治诸多杂病如肾病、膀胱病、心病、肝病、皮肤病等的重要基础方。

2.方中桃仁可活五脏六腑之血；桂枝既可通经，又可散瘀；大黄、芒硝既可泻热，又可祛瘀；甘草可益诸脏腑之气。从方中用药用量及调配分析得知，桃核承气汤的应用并不局限于膀胱瘀热证，还可用于辨治诸多杂病，如泌尿、生殖、循环、内分泌系统疾病和皮肤病等。

3.运用桃核承气汤辨治的病证（无论病变部位在膀胱、在心或在肝肾）以瘀热为主，其治当泻热祛瘀。

【随证加减】 若夹阳虚，可与四逆汤合方用之；若夹郁，可与四逆散合方用之；若夹寒痰，可与赤丸合方用之。应用时还必须结合病变主次酌情调整方药用量。

【注意事项】 运用桃核承气汤既要辨清西医之病，又要辨清西医之病属于中医瘀热证。辨西医之病可进一步了解疾病的发展演变及转变规律，辨中医之证可更好地针对西医之病选用桃核承气汤。

二、蒲灰散

【导读】 ①学用蒲灰散应重视蒲黄和滑石的用量调配关系。②蒲灰散虽是辨治膀胱瘀湿证的重要代表方，但在临床中对三焦瘀湿证等也具有良好治疗作用。

【方歌】 蒲灰散中用滑石，化瘀利湿通水道，小便不利尿中痛，尿中坠重皆可消。

【方药】 蒲灰七分（21 g） 滑石三分（9 g）

【用法】 上二味，杵为散，饮服方寸匕，日三服。

【功用】 化瘀利湿，通利小便。

【适应证】

1.中医病证：膀胱瘀湿证。小便不利，尿道疼痛，或尿中带血，尿道重坠，身重，或水肿，头昏，舌红、苔黄而腻，脉数。

2.西医疾病：肾小球肾炎、肾盂肾炎、膀胱炎、淋菌性尿道炎、泌尿系结石、肝硬化腹水、心源性腹水、胸膜炎、腹膜炎等临床表现符合瘀湿证者。

【用药分析】 方中蒲灰（蒲黄）活血化瘀利水；滑石清热利水。

【用方思路】

1.蒲灰散既是辨治膀胱瘀湿证的重要代表方，又是辨治诸多杂病如肝病、肾病、心病等的重要基础方。

2.方中蒲黄既可活血，又可利水；滑石既可清热，又可利水。从方中用药用量及调配分析得知，蒲灰散的应用并不局限于膀胱瘀湿证，还可用于辨治诸多杂病，如消化、泌尿、内分泌及代谢、循环等系统疾病。

3.运用蒲灰散辨治的病证（无论病变部位在膀胱、在心或在肝）以瘀湿为主，其治当化瘀利湿。

【随证加减】 若夹虚热，可与猪苓汤合方用之；若夹郁，可与四逆散合方用之；若夹湿热，可与牡蛎泽泻散合方用之。应用时还必须结合病变主次酌情调整方药用量。

【注意事项】 运用蒲灰散既要辨清西医之病，又要辨清西医之病属于中医瘀湿证。辨西医之病可进一步了解疾病的发展演变及转变规律，辨中医之证可更好地针对西医之病选用蒲灰散。

三、滑石白鱼散

【导读】 ①学用滑石白鱼散应重视白鱼和滑石的用量调配关系。②滑石白鱼散虽是辨治膀胱瘀热湿证的重要代表方，但在临床中对三焦瘀热湿证等也具有良好治疗作用。

【方歌】 滑石白鱼散乱发，化瘀利湿与清热，小便不利或带血，临证应用功效着。

【方药】 滑石二分（6 g）　　乱发烧，二分（6 g）　　白鱼二分（6 g）

【用法】 上三味，杵为散，饮服方寸匕，日三服。

【功用】 化瘀利湿清热。

【适应证】

1.中医病证：膀胱瘀水夹虚证。小便不利，或尿急，或尿痛，或尿道重坠，少腹急结或胀满，或尿中带血，身重，或身热，舌红、苔黄略腻，脉数。

2.西医疾病：慢性肾小球肾炎、肾盂肾炎、慢性膀胱炎、尿道炎、肝硬化腹水、盆腔炎、附件炎、心源性水肿等临床表现符合瘀热湿证者。

【用药分析】 方中滑石清热利湿；乱发活血化瘀利水；白鱼益气利水散瘀。

【用方思路】

1.滑石白鱼散既是辨治膀胱瘀水夹虚证的重要代表方，又是辨治诸多杂病如肾病、肝病、心病等的重要基础方。

2.方中乱发既可活血，又可利水；滑石既可清热，又可利水；白鱼既可益气，又可利湿。从方中用药用量及调配分析得知，滑石白鱼散的应用并不局限于膀胱瘀水夹虚证，还可用于辨治诸多杂病，如泌尿、消化、循环、内分泌等系统疾病。

3.运用滑石白鱼散辨治的病证（无论病变部位在膀胱、在心或在肝肾）以瘀水夹虚为主，其治当化瘀利水益虚。

【随证加减】若夹郁，可与四逆散合方用之；若夹寒，可与茯苓四逆汤合方用之；若夹血热，可与百合地黄汤合方用之。应用时还必须结合病变主次酌情调整方药用量。

【注意事项】运用滑石白鱼散既要辨清西医之病，又要辨清西医之病属于中医瘀水夹虚证。辨西医之病可进一步了解疾病的发展演变及转变规律，辨中医之证可更好地针对西医之病选用滑石白鱼散。

第二节 膀胱湿热证用方

一、牡蛎泽泻散

【导读】 ①学用牡蛎泽泻散应重视牡蛎和泽泻的用量调配关系、海藻和蜀漆的用量调配关系。②牡蛎泽泻散虽是辨治膀胱湿热证的重要代表方，但在临床中对三焦湿热证等也具有良好治疗作用。

【方歌】 牡蛎泽泻散蜀漆，葶苈商陆海栝楼，膀胱湿热外水气，清热利水散结瘰。

【方药】 牡蛎熬 泽泻 蜀漆暖水洗,去腥 葶苈子熬 商陆根熬 海藻洗去咸 栝楼根各等份

【用法】 上七味，异捣，下筛为散，更于臼中治之，白饮和，服方寸匕，日三服。小便利，止后服。

【功用】 清热利水，软坚散结。

【适应证】

1.中医病证：膀胱湿热证。小便不利，或不通，欲尿不得，少腹疼痛或拒按，或尿时痛甚，身热，小便黄，舌红、苔黄略腻，脉滑或数。

2.西医疾病：肾小球肾炎、肾盂肾炎、急性膀胱炎、黏液性水肿、肝硬化腹水、胸膜炎或腹膜炎之积水、心源性水肿、龟头炎及水肿、子宫内膜炎、盆腔炎、前列腺炎等临床表现符合湿热证者。

【用药分析】 方中牡蛎软坚散结；泽泻利水通淋；蜀漆涤痰化饮；葶苈子泻肺行水；商陆根攻逐水气；海藻软坚利水；栝楼根滋养阴津。

【用方思路】

1.牡蛎泽泻散既是辨治膀胱湿热证的重要代表方，又是辨治诸多杂病如肾病、肝病、心病、皮肤病、妇科病、男科病等的重要基础方。

2.方中泽泻、商陆、蜀漆可清利脏腑之湿热；牡蛎既可软坚，又可敛阴；葶苈子既可降气，又可利水；海藻既可软坚，又可利水；天花粉既可益阴，又可化湿。从方中用药用量及调配分析得知，牡蛎泽泻散的应用并不局限于膀胱湿热证，还可用于辨治诸多杂病，如泌尿、内分泌等系统疾病。

3.运用牡蛎泽泻散辨治的病证（无论病变部位在膀胱、在心或在肝肾）以湿热为主，其治当清热利湿。

【随证加减】 若夹阳虚，可与四逆汤合方用之；若夹瘀，可与蒲黄散合方用之；若夹痰热，可与小陷胸汤合方用之。应用时还必须结合病变主次酌情调整方药用量。

【注意事项】 运用牡蛎泽泻散既要辨清西医之病，又要辨清西医之病属于中医湿热证。辨西医之病可进一步了解疾病的发展演变及转变规律，辨中医之证可更好地针对西医之病选用牡蛎泽泻散。

二、当归贝母苦参丸

【导读】 ①学用当归贝母苦参丸应重视当归和贝母的用量调配关系、贝母和苦参的用量调配关系。②当归贝母苦参丸虽是辨治膀胱湿热血虚证的重要代表方，但在临床中对三焦湿热血虚证等也具有良好治疗作用。

【方歌】 当归贝母苦参丸，主治妊娠小便难，膀胱湿热有血虚，清热利湿能通窍。

【方药】 当归 贝母 苦参各四两（12 g）

【用法】 上三味，末之，炼蜜丸，如小豆大，饮服三丸，加至十丸。

【功用】 清热利湿，补血通窍。

【适应证】

1.中医病证：膀胱湿热血虚证。小便难或不利，或涩痛，少腹胀痛，或空痛，面色不荣，舌淡红、苔薄，脉弱。

2.西医疾病：阴囊湿疹、阴道炎、布氏杆菌病、急性膀胱炎、心动过速、心律不齐、慢性支气管炎等临床表现符合湿热血虚证者。

【用药分析】 方中当归补血活血；贝母降泄湿热；苦参清热燥湿行水；蜜能缓急和中。

【用方思路】

1.当归贝母苦参丸既是辨治膀胱湿热血虚证的重要代表方，又是辨治诸多杂病如肾病、肝病、心病、妇科病、男科病等的重要基础方。

2.方中当归既可补血，又可活血；贝母既可化痰，又可清热；苦参既可清热，又可燥湿。从方中用药用量及调配分析得知，当归贝母苦参丸的应用并不局限于膀胱湿热血虚证，还可用于辨治诸多杂病，如泌尿、内分泌系统疾病及妇科病、男科病等。

3.运用当归贝母苦参丸辨治的病证（无论病变部位在肾、在心或在肝）以湿热血虚为主，其治当清热利湿补血。

【随证加减】 若夹湿热，可与牡蛎泽泻散合方用之；若夹瘀，可与桂枝茯苓丸合方用之。应用时还必须结合病变主次酌情调整方药用量。

【注意事项】 运用当归贝母苦参丸既要辨清西医之病，又要辨清西医之病属于中医湿热血虚证。辨西医之病可进一步了解疾病的发展演变及转变规律，辨中医之证可更好地针对西医之病选用当归贝母苦参丸。

三、茯苓戎盐汤

【导读】 ①学用茯苓戎盐汤应重视茯苓和白术的用量调配关系、茯苓和戎盐的用量调配关系。②茯苓戎盐汤虽是辨治膀胱气虚湿热证的重要代表方，但在临床中对三焦气虚湿热证等也具有良好治疗作用。

【方歌】 茯苓戎盐汤白术，主治湿热夹气虚，小便不利尿未尽，清热益气能利水。

【方药】 茯苓半斤（24 g） 白术二两（6 g） 戎盐弹丸大一枚（15 g）

【用法】 上三味（编者注：上三味之后用法乃《四部备要》补注），先将茯苓、白术煎成，入戎盐煎，分三服。

【功用】 清热益气，扶正利水。

【适应证】

1.中医病证：膀胱气虚湿热证。小便不利，或尿后余淋未尽，前阴重坠，四肢无力，身倦，喜卧，少腹胀痛，舌红、苔黄，脉弱。

2.西医疾病：急、慢性膀胱炎，急性肾盂肾炎、膀胱炎，急、慢性尿道炎，慢性肠炎，慢性胃炎等临床表现符合气虚湿热证者。

【用药分析】 方中茯苓益气利湿；戎盐通窍利湿泻热；白术健脾益气燥湿。

【用方思路】

1.既是辨治膀胱气虚湿热证的重要代表方，又是辨治诸多杂病如肾病、脾胃病、妇科病等的重要基础方。

2.方中茯苓既可益气，又可利湿；白术既可健脾，又可燥湿；戎盐既可通利，又可利水。从方中用药用量及调配分析得知，茯苓戎盐汤的应用并不局限于膀胱气虚湿热证，还可用于辨治诸多杂病，如泌尿、消化、内分泌等系统疾病。

3.运用伏苓戎盐汤辨治的病证（无论病变部位在肾、在心或在妇科）以气虚湿热为主，其治当健脾益气，清热利湿。

【随证加减】 若夹阴虚，可与猪苓汤合方用之；若夹瘀热，可与桃核承气汤合方用之；若夹气血虚，可与芍药甘草汤合方用之。应用时还必须结合病变主次酌情调整方药用量。

【注意事项】 运用茯苓戎盐汤既要辨清西医之病，又要辨清西医之病属于中医气虚湿热证。辨西医之病可进一步了解疾病的发展演变及转变规律，辨中医之证可更好地针对西医之病选用茯苓戎盐汤。

第三节 膀胱水气证用方

葵子茯苓丸

【导读】 ①学用葵子茯苓丸应重视茯苓和葵子的用量调配关系。②葵子茯苓丸虽是辨治膀胱阳郁水气证的重要代表方，但在临床中对三焦阳郁水气证等也具有良好治疗作用。

【方歌】 葵子茯苓妊娠方，治身重小便不利，洒淅恶寒起头眩，利水通阳能化气。

【方药】 葵子一斤（48 g）　茯苓三两（9 g）

【用法】 上二味，杵为散，饮服方寸匕，日三服。小便利则愈。

【功用】 利水通阳化气。

【适应证】

1.中医病证：膀胱阳郁水气证。小便不利，洒淅恶寒，起即头眩，少腹胀满，身重，或水肿，舌淡、苔薄，脉沉。

2.西医疾病：膀胱炎、尿道炎、肾盂肾炎、高血压、脂肪肝、妊娠中毒症等临床表现符合阳郁水气证者。

【用药分析】 方中葵子通阳利水；茯苓健脾利水。

【用方思路】

1.葵子茯苓丸既是辨治膀胱阳郁水气证的重要代表方，又是辨治诸多杂病如肾病、肝病、心病、妇科病等的重要基础方。

2.方中茯苓既可益气，又可利湿；葵子既可通阳，又可利水。从方中用药用量及调配分析得知，葵子茯苓丸的应用并不局限于膀胱阳郁水气证，还可用于辨治诸多杂病，如泌尿、内分泌等系统疾病。

3.运用葵子茯苓丸辨治的病证（无论病变部位在肾、在心或在妇科）以阳郁水气为主，其治当通阳利水益气。

【随证加减】 若夹寒，可与真武汤合方用之；若夹热，可与猪苓汤合方用之；若夹湿热，可与栀子柏皮汤合方用之。应用时还必须结合病变主次酌情调整方药用量。

【注意事项】 运用葵子茯苓丸既要辨清西医之病，又要辨清西医之病属于中医阳郁水气证。辨西医之病可进一步了解疾病的发展演变及转变规律，辨中医之证可更好地针对西医之病选用葵子茯苓丸。

第/十/一/章　血/证/及/妇/科/病/证/用/方

　　学用血证及妇科病证用方，既要知道血证及妇科病证用方是主治血证及妇科病证的基本方，又要知道其主治并不局限于血证及妇科病证，还包括其他病证。用方选方的基本思路与方法是根据病变证机而选用方药，无论是血证及妇科病证还是其他病证，只要病变证机符合方药主治，即可选用方药治疗。

第一节　血瘀证用方

一、抵当汤

　　【导读】　①学用抵当汤应重视桃仁和大黄的用量调配关系、水蛭和虻虫的用量调配关系。②抵当汤虽是辨治下焦瘀热证的重要代表方，但在临床中对三焦瘀热证等也具有良好治疗作用。

　　【方歌】　瘀热重证抵当汤，三十水蛭与虻虫，二十桃仁三大黄，破血逐瘀功效崇。

　　【方药】　水蛭熬，三十个（60 g）　　虻虫去翅足，熬，三十个（6 g）桃仁去皮尖，二十个（4 g）　　大黄酒洗，三两（9 g）

【用法】 上四味，以水五升，煮取三升，去滓。温服一升，不下，更服。

【功用】 破血逐瘀。

【适应证】

1.中医病证：瘀热证。少腹急结或疼痛，固定不移，或拒按，不大便，或屎虽硬大便反易，其色如柏油状，发狂，或心烦，或喜忘，或起卧不安，或身黄，小便自利，舌边有瘀紫点，脉沉微。

2.西医疾病：肾炎尿毒症、慢性肾盂肾炎、运动性血红蛋白尿、急性间歇性卟啉病、尿路结石、精神分裂症、内分泌失调等临床表现符合瘀热证者。

【用药分析】 方中大黄泻热祛瘀；水蛭软坚破瘀；虻虫破血逐瘀；桃仁活血化瘀。

【用方思路】

1.抵当汤既是辨治瘀热证的重要代表方，又是辨治诸多杂病如肾病、心病、肝病等的重要基础方。

2.方中大黄既可泻热，又可祛瘀；桃仁、水蛭、虻虫可破诸脏腑之瘀。从方中用药用量及调配分析得知，抵当汤的应用并不局限于瘀热证，还可用于辨治诸多杂病，如循环、泌尿、内分泌等系统疾病。

3.运用抵当汤辨治的病证（无论是心肾疾病，还是妇科疾病）以瘀热为主，其治当泻热祛瘀。

【随证加减】 若夹郁，可与四逆散合方用之；若夹寒痰，可与赤丸合方用之；若夹水气，可与五苓散合方用之。应用时还必须结合病变主次酌情调整方药用量。

【注意事项】 运用抵当汤既要辨清西医之病，又要辨清西医之病属于中医瘀热证。辨西医之病可进一步了解疾病的发展演变及转变规律，辨中医之证可更好地针对西医之病选用抵当汤。

二、抵当丸

【导读】 ①学用抵当丸应重视桃仁和大黄的用量调配关系、水蛭和虻虫的用量调配关系。②抵当丸虽是辨治下焦瘀热证的重要代表方，但在临床中对三焦瘀热证等也具有良好治疗作用。

【方歌】 抵当丸中虻水蛭，大黄桃仁最相用，瘀血缓证少腹满，活血化瘀能消症。

【方药】 水蛭熬，二十个（40 g）　虻虫去翅足，熬，二十个（4 g）桃仁去皮尖，二十五个（5 g）　大黄三两（9 g）

【用法】 上四味，捣，分四丸，以水一升，煮一丸，取七合服之。晬时当下血，若不下，更服。

【功用】 攻下瘀血，峻药缓攻。

【适应证】

1.中医病证：下焦瘀热缓证。少腹满或硬或痛，固定不移，大便硬反易，色如漆状，喜忘，身热，舌质暗淡，脉沉或涩。

2.西医疾病：冠心病心绞痛、肺源性心脏病急性发作、脑血栓形成、脑动脉硬化、慢性结肠炎、慢性胃炎、慢性肝炎、慢性胰腺炎、急性盆腔炎、急性附件炎、胎盘滞留、子宫肌瘤、痛经、闭经、前列腺炎、前列腺肥大、睾丸结核、急性尿潴留、输尿管炎、肾盂肾炎等临床表现符合瘀热证者。

【用药分析】 方中大黄泻热祛瘀；水蛭软坚破瘀；虻虫破血逐瘀；桃仁活血化瘀。

【用方思路】

1.抵当丸既是辨治瘀热证的重要代表方，又是辨治诸多杂病如肾病、心病、肝病等的重要基础方。

2.方中大黄既可泻热，又可祛瘀；桃仁、水蛭、虻虫可破诸脏腑之瘀。从方中用药用量及调配分析得知，抵当丸的应用并不局限于瘀热证，还可用于辨治诸多杂病，如循环、泌尿、内分泌等系统疾病。

3.运用抵当丸辨治的病证（无论是心肾疾病，还是妇科疾病）以瘀热为主，其治当泻热祛瘀。

【随证加减】 若夹郁，可与四逆散、橘枳姜汤合方用之；若夹寒痰，可与四逆汤、赤丸合方用之；若夹水气，可与五苓散、真武汤合方用之。应用时还必须结合病变主次酌情调整方药用量。

【注意事项】 运用抵当丸既要辨清西医之病，又要辨清西医之病属于中医瘀热证。辨西医之病可进一步了解疾病的发展演变及转变规律，辨中医之证可更好地针对西医之病选用抵当丸。

三、下瘀血汤

【导读】 ①学用下瘀血汤应重视桃仁和大黄的用量调配关系、大黄和蟅虫的用量调配关系。②下瘀血汤虽是辨治胞中瘀热证的重要代表方，但在临床中对三焦瘀热证等也具有良好治疗作用。

【方歌】 下瘀血汤有大黄，桃仁蟅虫合成方，腹中干血著脐下，破血下瘀功效芳。

【方药】 大黄二两（6 g） 桃仁二十枚（4 g） 蟅虫熬，去足，二十枚（10 g）

【用法】 上三味，末之，炼蜜和为四丸，以酒一升，煎一丸，取八合，顿服之，新血下如豚肝。

【功用】 破血下瘀，通络止痛。

【适应证】

1.中医病证：胞中瘀热证。少腹胀满或疼痛，入夜尤甚，固定不移，拒按，或恶露不尽，经下夹血块，色紫黑，或经水不利，舌质紫或有瘀点，脉沉涩。

2.西医疾病：痛经、闭经、急性盆腔炎、急性附件炎、胎盘滞留、产后恶血不去、慢性肾炎、乙型肝炎等临床表现符合瘀热证者。

【用药分析】 方中桃仁破血通经；大黄泻热祛瘀；蟅虫破瘀

通络；酒活血行气；蜜缓和药性。

【用方思路】

1.下瘀血汤既是辨治胞宫瘀热证的重要代表方，又是辨治诸多杂病如妇科病、男科病、心病、肾病、肝病等的重要基础方。

2.方中大黄既可泻热，又可祛瘀；桃仁、䗪虫可破诸脏腑之瘀；酒通行百脉；蜜益气缓急。从方中用药用量及调配分析得知，下瘀血汤的应用并不局限于胞宫瘀热证，还可用于辨治诸多杂病，如妇科、男科疾病和循环、泌尿、内分泌等系统疾病。

3.运用下瘀血汤辨治的病证（无论是肝肾疾病，还是妇科，男科疾病）以瘀热为主，其治当泻热祛瘀。

【随证加减】 若夹寒，可与当归四逆汤合方用之；若夹郁，可与四逆散合方用之；若夹血虚，可与胶艾汤合方用之。应用时还必须结合病变主次酌情调整方药用量。

【注意事项】 运用下瘀血汤既要辨清西医之病，又要辨清西医之病属于中医瘀热证。辨西医之病可进一步了解疾病的发展演变及转变规律，辨中医之证可更好地针对西医之病选用下瘀血汤。

四、土瓜根散

【导读】 ①学用土瓜根散应重视土瓜根和芍药的用量调配关系、桂枝和䗪虫的用量调配关系。②土瓜根散虽是辨治胞中阳郁血瘀证的重要代表方，但在临床中对三焦阳郁血瘀证等也具有良好治疗作用。

【方歌】 土瓜根散䗪虫芍，桂枝化瘀又通阳，妇人阳郁血瘀证，带下经闭少腹满。

【方药】 土瓜根　芍药　桂枝　䗪虫各三两（9 g）

【用法】 上四味，杵为散，酒服方寸匕，日三服。

【功用】 化瘀通阳，调理气血。

【适应证】

1.中医病证：妇人阳郁血瘀证。经行不畅，少腹满痛或刺痛，或经行一月再现，经量少，色紫有块，带下色赤，恶寒，或手足不温，或头汗出，身热，舌紫暗，脉迟或涩。

2.西医疾病：中枢性痛经、闭经、月经不调、输卵管不全梗阻、附件炎、盆腔炎、慢性肾炎、慢性肝炎、肝硬化等临床表现符合阳郁血瘀证者。

【用药分析】 方中土瓜根活血化瘀；芍药补血敛阴；桂枝通阳散瘀；䗪虫活血破瘀；酒能行气活血，通络止痛。

【用方思路】

1.土瓜根散既是辨治胞宫阳郁血瘀证的重要代表方，又是辨治诸多杂病如妇科病、男科病、脾胃病、肝病等的重要基础方。

2.方中土瓜根既可泻热，又可祛瘀；䗪虫可破诸脏腑之瘀；桂枝既可通阳，又可通经；芍药既可益血，又可敛阴。从方中用药用量及调配分析得知，土瓜根散的应用并不局限于胞宫阳郁血瘀证，还可用于辨治诸多杂病，如妇科、男科疾病和消化、循环、泌尿、内分泌等系统疾病。

3.运用土瓜根散辨治的病证（无论是肝肾疾病，还是妇科、男科疾病）以阳郁血瘀为主，其治当通阳泻热祛瘀。

【随证加减】 若夹寒，可与当归四逆汤合方用之；若夹痰热，可与小陷胸汤合方用之；若夹寒痰，可与赤丸合方用之。应用时还必须结合病变主次酌情调整方药用量。

【注意事项】 运用土瓜根散既要辨清西医之病，又要辨清西医之病属于中医阳郁血瘀证。辨西医之病可进一步了解疾病的发展演变及转变规律，辨中医之证可更好地针对西医之病选用土瓜根散。

五、红蓝花酒

【导读】 ①红蓝花酒的组成药物仅有一味，临证最好合方应用，疗效会更好。②红蓝花酒虽是辨治妇人气血郁瘀证的重要代表方，但在临床中对男科气血郁瘀证等也具有良好治疗作用。

【方歌】 红蓝花酒行气血，腹中血气有刺痛，妇人六十二种风，服用此方皆能通。

【方药】 红蓝花一两（3 g）

【用法】 上一味，以酒一大碗，煎减半。顿服一半，未止再服。

【功用】 活血行气，化瘀止痛。

【适应证】

1.中医病证：妇人气血郁瘀证。少腹胀痛，攻冲胁肋，痛如针刺，受凉加重，或经期延至，经色紫暗夹血块，舌紫或暗，脉弦或涩。

2.西医疾病：中枢性痛经、闭经、月经不调、输卵管不全梗阻、附件炎、盆腔炎、慢性肾炎、慢性肝炎、肝硬化等临床表现符合阳郁血瘀证者。

【用药分析】 方中红蓝花活血通经止痛。

【用方思路】

1.红蓝花酒既是辨治气血郁瘀证的重要代表方，又是辨治诸多杂病如妇科病、男科病、心病、肝病等的重要基础方。

2.方中红蓝花既可活血，又可化瘀，既可通经，又可通络；酒既可活血，又可通阳。从方中用药用量及调配分析得知，红蓝花酒的应用并不局限于气血郁瘀证，还可用于辨治诸多杂病，如妇科、男科疾病和循环、内分泌等系统疾病。

3.运用红蓝花酒辨治的病证（无论是心病，还是妇科、男科疾病）以气血郁瘀为主，其治当通阳通经化瘀。

【随证加减】 若夹热，可与桃核承气汤合方用之；若夹痰热，可与小陷胸汤合方用之；若夹郁，可与四逆散合方用之。应用时还必须结合病变主次酌情调整方药用量。

【注意事项】 运用红蓝花酒既要辨清西医之病，又要辨清西医之病属于中医气血郁瘀证。辨西医之病可进一步了解疾病的发展演变及转变规律，辨中医之证可更好地针对西医之病选用红蓝花酒。

六、鳖甲煎丸

【导读】①学用鳖甲煎丸应重视鳖甲和鼠妇的用量调配关系、大黄和芍药的用量调配关系、阿胶和桃仁的用量调配关系、人参和蜣螂的用量调配关系。②鳖甲煎丸虽是辨治瘀郁痰湿证的重要代表方，但在临床中对郁瘀寒热夹杂证等也具有良好治疗作用。

【方歌】鳖甲煎丸乌芩胡，妇姜大黄芍桂葶，石厚丹麦紫夏参，虫胶蜂硝蜣螂桃。

【方药】鳖甲炙，十二分（36 g）　乌扇烧，三分（9 g）　黄芩三分（9 g）　柴胡六分（18 g）　鼠妇熬，三分（9 g）　干姜三分（9 g）　大黄三分（9 g）　芍药五分（15 g）　桂枝三分（9 g）　葶苈熬，一分（3 g）　石韦去毛，三分（9 g）　厚朴三分（9 g）　牡丹去心，五分（15 g）　瞿麦二分（6 g）　紫葳三分（9 g）　半夏一分（3 g）　人参一分（3 g）　䗪虫熬，五分（15 g）　阿胶炙，三分（9 g）　蜂窝炙，四分（12 g）　赤硝十二分（36 g）　蜣螂熬，六分（18 g）　桃仁二分（6 g）

【用法】上二十三味，为末，取煅灶下灰一斗，清酒一斛五斗，浸灰，候酒尽一半，着鳖甲于中，煮令泛烂如胶漆，绞取汁，内诸药，煎如丸，如梧子大，空心服七丸。日三服。

【功用】化瘀消癥，化痰散结。

【适应证】

1.中医病证：瘀郁痰湿证。症块或在肝，或在脾，或在肾，或在心，或在肺，或在六腑，或在茎中，或在胞中，疼痛固定，按之不移，肌肉消瘦，饮食不佳，或有寒热，或困倦，或四肢无力，女子月经不行，舌紫有瘀点，脉涩。

2.西医疾病：中枢性痛经、闭经、月经不调、输卵管不全梗阻、附件炎、盆腔炎、慢性肾炎、慢性肝炎、肝硬化等临床表现符合阳郁血瘀证者。

【用药分析】 方中鳖甲软坚散结；清酒炮制消癥破积；桂枝通经化瘀；赤硝破坚散结；䗪虫破血逐瘀；大黄泻热祛瘀；半夏燥湿化痰；阿胶滋阴养血；人参补益正气；干姜温通阳气；柴胡疏利气机；瞿麦利水化瘀；乌扇（射干）降浊痰，散结气；葶苈子破坚逐邪，泻肺利痰；芍药养血入络；桃仁破血化瘀；鼠妇破血逐瘀，消溃症瘕；蜣螂化瘀破积；紫葳化痰消积；牡丹皮散瘀通经；石韦利水祛湿；厚朴行气消痰；黄芩清解郁热；蜂窝解寒热，祛痰瘀。

【用方思路】

1.鳖甲煎丸既是辨治瘀郁痰湿证的重要代表方，又是辨治诸多杂病如心病、肝病、肺病、肾病、肺病、脾胃病、妇科病、男科病、皮肤病等的重要基础方。

2.方中鳖甲既可软坚，又可散结；清酒、赤硝、䗪虫、桃仁、鼠妇、蜣螂、紫葳可化五脏六腑之瘀；半夏、乌扇（射干）、葶苈子、石韦、瞿麦、蜂窝可化脏腑之痰；厚朴、柴胡可行诸脏腑之气；大黄既可泻热，又可祛瘀；阿胶、芍药既可滋阴，又可养血；人参补益正气；干姜、桂枝可温通诸脏腑之阳气；牡丹皮既可散瘀，又可凉血；黄芩既可清热，又可燥湿。从方中用药用量及调配分析得知，鳖甲煎丸的应用并不局限于瘀郁痰湿证，还可用于辨治诸多杂病，如循环、呼吸、泌尿、消化、生殖、内分泌及代谢等系统疾病。

3.运用鳖甲煎丸辨治的病证（无论病变部位在膀胱、在心或在肝肾）以瘀郁痰湿为主，其治当活血行气化痰。

【随证加减】 若以夹寒为主，可酌情加大干姜、桂枝用量；若以夹热为主，可酌情加大黄芩、牡丹皮用量；若以夹湿为主，可酌情加大石韦、葶苈子用量；若以夹虚为主，可酌情加大人参用量。应用时还必须结合病变主次酌情调整方药用量。

【注意事项】 运用鳖甲煎丸既要辨清西医之病，又要辨清西医之病属于中医瘀郁痰湿证。辨西医之病可进一步了解疾病的发展演变及转变规律，辨中医之证可更好地针对西医之病选用鳖甲煎丸。

七、王不留行散

【导读】 ①学用王不留行散应重视王不留行和蒴藋细叶的用量调配关系、黄芩和干姜的用量调配关系、厚朴和芍药的用量调配关系、甘草和川椒的用量调配关系。②王不留行散虽是辨治血瘀气郁证的重要代表方，但在临床中对血瘀气郁寒热夹杂证等也具有良好治疗作用。

【方歌】 王不留行草黄芩，蒴藋细叶姜芍药，桑根白皮椒厚朴，通阳理气瘀血消。

【方药】 王不留行八月八采，十分（30 g） 蒴藋细叶七月七采，十分（30 g） 桑东南根白皮三月三采，十分（30 g） 甘草十八分（54 g） 川椒除目及闭口，去汗，三分（9 g） 黄芩二分（6 g） 干姜二分（6 g） 厚朴二分（6 g） 芍药二分（6 g）

【用法】 上九味，桑根皮以上三味烧灰存性，勿令灰过；各别杵筛，合治之，为散，服方寸匕。小疮即粉之，大疮但服之，产后亦可服。如风寒，桑根勿取之。前三物皆阴干百日。

【功用】 活血理气，通阳消瘀。

【适应证】

1.中医病证：伤科、疡科、妇科瘀郁寒热夹杂证。局部紫斑或肿块，或机械性损伤肿胀，或局部疼痛，或入夜尤甚，或手足心热，或手足冷，或女子经血不畅，舌紫或有瘀点，脉沉或涩。

2.西医疾病：产后胎盘滞留、子宫内膜炎、附件炎、月经不调、肌肉损伤、肌肉疼痛、跌打损伤、肋间神经疼痛、肋软骨炎、乳腺增生、风湿结节等临床表现符合血瘀气郁证者。

【用药分析】 方中王不留行活血化瘀；蒴藋细叶活血通络消

肿；桑东南根白皮清热，主金伤；黄芩清热消肿；干姜温通血脉；芍药通络养血；川椒通阳化瘀；厚朴下气理气；甘草益气和中。

【用方思路】

1.王不留行散既是辨治瘀郁寒热夹杂证的重要代表方，又是辨治诸多杂病如心病、肝病、妇科病、男科病、皮肤病等的重要基础方。

2.方中王不留行、蒴藋细叶可活诸脏腑之血；厚朴可行诸脏腑之气；桑东南根白皮、黄芩既可清热，又可消肿；干姜、川椒可温脏腑血脉；芍药通络养血；甘草可益诸脏腑之气。从方中用药用量及调配分析得知，王不留行散的应用并不局限于瘀郁寒热夹杂证，还可用于辨治诸多杂病，如男科、妇科、皮肤疾病和循环、内分泌等系统疾病。

3.运用王不留行散辨治的病证（无论是心肝疾病，还是妇科疾病）以瘀郁寒热夹杂为主，其治当活血行气，平调寒热。

【随证加减】 若夹痰热，可与小陷胸汤合方用之；若夹虚，可与桂枝人参汤合方用之；若夹虚热，可与白虎加人参汤合方用之；若夹血热，可与百合地黄汤合方用之。应用时还必须结合病变主次酌情调整方药用量。

【注意事项】 运用王不留行散既要辨清西医之病，又要辨清西医之病属于中医郁瘀夹寒热证。辨西医之病可进一步了解疾病的发展演变及转变规律，辨中医之证可更好地针对西医之病选用王不留行散。

八、桂枝茯苓丸

【导读】 ①学用桂枝茯苓丸应重视桂枝和茯苓的用量调配关系、芍药和桃仁的用量调配关系。②桂枝茯苓丸虽是辨治胞宫症积证的重要代表方，但在临床中对症积证等也具有良好治疗作用。

【方歌】 桂枝茯苓桃芍丹，胞中症积此方宗，经水不利有症瘕，活血化瘀能消症。

【方药】 桂枝　茯苓　牡丹去心　芍药　桃仁去皮尖，熬，各等份（12 g）

【用法】 上五味，末之，炼蜜和丸，如兔屎大，每日食前服一丸。不知，加至三丸。

【功用】 活血化瘀，消症散结。

【适应证】

1.中医病证：（胞宫）症积证。经水漏下不止，血色紫黑晦暗，或经行不定期，或一月再至，或经水不行，或经期正常，少腹痞块，按之坚硬有物，或胎动不安，舌紫或边有瘀斑，脉沉或涩。

2.西医疾病：子宫肌瘤、宫外孕、卵巢囊肿、子宫内膜异位症、慢性盆腔炎、慢性附件炎，以及肿瘤、囊肿等临床表现符合症积证者。

【用药分析】 方中桂枝通经散瘀；茯苓渗利瘀浊；桃仁活血化瘀；牡丹皮凉血散瘀，芍药敛阴，兼防化瘀药伤血。

【用方思路】

1.桂枝茯苓丸既是辨治瘀水夹杂证的重要代表方，又是辨治诸多杂病如妇科病、男科病、心病、肾病、肝病、脾胃病等的重要基础方。

2.方中桂枝既可通经活血，又可温阳；茯苓可利诸脏腑之水；桃仁可活诸脏腑之血；芍药既可通络，又可养血；牡丹皮既可活血，又可清热凉血。从方中用药用量及调配分析得知，桂枝茯苓丸的应用并不局限于瘀水夹杂证，还可用于辨治诸多杂病，如循环、生殖、泌尿、内分泌等系统疾病。

3.运用桂枝茯苓丸辨治的病证（无论病变部位在心、在肝肾、在妇科或在男科）以瘀水夹杂为主，其治当活血利水。

【随证加减】 若夹热，可与桃核承气汤合方用之；若夹寒，

320

可与当归四逆汤合方用之；若夹郁，可与四逆散合方用之；若夹阳虚，可与桂枝人参汤合方用之。应用时还必须结合病变主次酌情调整方药用量。

【注意事项】运用桂枝茯苓丸既要辨清西医之病，又要辨清西医之病属于中医瘀水夹杂证。辨西医之病可进一步了解疾病的发展演变及转变规律，辨中医之证可更好地针对西医之病选用桂枝茯苓丸。

九、温经汤

【导读】①学用温经汤应重视吴茱萸和桂枝的用量调配关系、芍药和阿胶的用量调配关系、人参和半夏的用量调配关系、牡丹皮和麦冬的用量调配关系。②温经汤虽是辨治胞宫虚瘀寒证的重要代表方，但在临床中对寒瘀证等也具有良好治疗作用。

【方歌】温经归芍桂萸芎，姜夏丹皮与麦冬，参草益气胶益血，虚瘀寒证皆能医。

【方药】吴茱萸三两（9 g）　当归二两（6 g）　川芎二两（6 g）芍药二两（6 g）　人参二两（6 g）　桂枝二两（6 g）　阿胶二两（6 g）生姜二两（6 g）　牡丹皮去心，二两（6 g）　甘草二两（6 g）　半夏半升（12 g）　麦门冬去心，一升（24 g）

【用法】上十二味，以水一斗，煮取三升，分温三服。亦主妇人少腹寒，久不受胎；兼取崩中去血，或月水过多，及至期不来。

【功用】温补冲任，养血祛瘀。

【适应证】

1.中医病证：胞宫寒瘀证。少腹冷痛，受凉加重，暮即发热，唇口干燥，手足心热，经血量少、色紫暗，或婚后久不受孕，或痛经，或闭经，或崩漏，舌质暗淡或紫，脉沉迟或涩。

2.西医疾病：子宫卵巢发育不全、功能性子宫出血、围绝经期综合征、输卵管粘连、附件炎、盆腔炎、中枢神经性闭经、子宫内膜异位症等临床表现符合寒瘀证者。

【用药分析】 方中吴茱萸温阳降逆；桂枝温经散寒化瘀；当归补血活血；川芎活血行气；阿胶补血养血；芍药养血敛阴；人参益气生血；生姜温里散寒；半夏降逆燥湿；牡丹皮活血祛瘀；麦冬养阴清热；甘草益气和中。

【用方思路】

1.温经汤既是辨治胞宫寒瘀虚证的重要代表方，又是辨治诸多杂病如妇科病、男科病、心病、肾病、肌肉关节病等的重要基础方。

2.方中吴茱萸、桂枝、生姜可温诸脏腑之阳气；当归、芍药、阿胶可补诸脏腑之血；川芎既可活血，又可行气；半夏既可醒脾，又可降逆燥湿；牡丹皮、麦冬既可清热，又可益阴；人参、甘草可益诸脏腑之气。从方中用药用量及调配分析得知，温经汤的应用并不局限于胞宫寒瘀虚证，还可用于辨治诸多杂病，如循环、生殖、泌尿、内分泌等系统疾病。

3.运用温经汤辨治的病证（无论是肝肾疾病，还是妇科、男科疾病）以寒瘀虚为主，其治当散寒活血补虚。

【随证加减】 若夹郁，可与四逆散合方用之；若夹寒痰，可与赤丸合方用之；若夹郁热，可与栀子豉汤合方用之。应用时还必须结合病变主次酌情调整方药用量。

【注意事项】 运用温经汤既要辨清西医之病，又要辨清西医之病属于中医寒瘀虚证。辨西医之病可进一步了解疾病的发展演变及转变规律，辨中医之证可更好地针对西医之病选用温经汤。

十、大黄甘遂汤

【导读】 ①学用大黄甘遂汤应重视大黄和甘遂的用量调配关系、大黄和阿胶的用量调配关系、甘遂和阿胶的用量调配关系。②大黄甘遂汤虽是辨治胞宫水血证的重要代表方，但在临床中对三焦水血证等也具有良好治疗作用。

【方歌】 大黄甘遂汤阿胶，妇人少腹满如敦，小便难恶露不下，化瘀利水功效纯。

【方药】 大黄四两（12 g）　甘遂二两（6 g）　阿胶二两（6 g）

【用法】 上三味，以水三升，煮取一升，顿服之。其血当下。

【功用】 化瘀利水，洁净胞宫。

【适应证】

1.中医病证：胞宫水血证。（妇人）少腹满痛膨大如敦状，小便难，口不渴，或产后瘀血不去，恶露不尽，舌紫或暗，脉涩或脉沉。

2.西医疾病：胎盘滞留、子宫瘀血不去、恶露不尽、急性盆腔炎、附件炎、肥胖症、肝硬化腹水、神经性水肿等临床表现符合胞宫水血证者。

【用药分析】 方中大黄苦寒泻热；甘遂苦寒逐水；阿胶益血顾正。

【用方思路】

1.大黄甘遂汤既是辨治胞宫瘀热水或夹虚证的重要代表方，又是辨治诸多杂病如妇科病、男科病、心病、肾病等的重要基础方。

2.方中大黄既可泻热，又可泻瘀；甘遂可通利诸脏腑之痰水；阿胶可补诸脏腑之血。从方中用药用量及调配分析得知，大黄甘遂汤的应用并不局限于胞宫瘀热水或夹虚证，还可用于辨治诸多杂病，如生殖、循环、泌尿、内分泌等系统疾病。

3.运用大黄甘遂汤辨治的病证（无论是心肾疾病，还是妇科、男科疾病）以瘀热水或夹虚为主，其治当活血泻热补虚。

【随证加减】 若夹郁，可与四逆散合方用之；若夹寒，可与桂枝人参汤合方用之；若夹水气，可与十枣汤合方用之。应用时还必须结合病变主次酌情调整药用量。

【注意事项】 运用大黄甘遂汤既要辨清西医之病，又要辨清西医之病属于中医瘀热水或夹虚证。辨西医之病可进一步了解疾病的发展演变及转变规律，辨中医之证可更好地针对西医之病选用大黄甘遂汤。

十一、矾石丸

【导读】 ①学用矾石丸应重视矾石和杏仁的用量调配关系。②矾石丸虽是辨治胞宫瘀湿证的重要代表方，但在临床中对三焦瘀湿证等也具有良好治疗作用。

【方歌】 矾石丸中用杏仁，主治胞中湿瘀证，妇人经水闭不利，干血带下皆能治。

【功用】 化瘀燥湿，宣达气机。

【方药】 矾石烧，三分（9g） 杏仁一分（3g）

【用法】 上二味，末之，炼蜜和丸枣核大，内脏中，剧者再内之。

【适应证】

1.中医病证：胞宫瘀湿证。少腹疼痛，固定不移，按之则硬，少腹困胀重坠，或闭经，或经行不畅，或经血夹瘀块，或带下量多色白质黏，或头重，或肢体困重，舌淡或紫暗，脉沉或涩。

2.西医疾病：中枢性闭经、慢性盆腔炎、真菌性阴道炎、滴虫性阴道炎、带状疱疹、支气管哮喘等临床表现符合胞宫瘀湿证者。

【用药分析】 方中矾石清热燥湿，消肿散瘀；杏仁降利湿浊；蜂蜜滋润缓急。

【用方思路】

1.矾石丸既是辨治胞宫瘀湿证的重要代表方，又是辨治诸多杂病如妇科病、男科病、心病、皮肤病等的重要基础方。

2.方中矾石既可燥湿，又可散瘀；杏仁既可泻痰，又可润燥。从方中用药用量及调配分析得知，矾石丸的应用并不局限于胞宫瘀湿证，还可用于辨治诸多杂病，如妇科、男科疾病和循环、泌尿、内分泌等系统疾病。

3.运用矾石丸辨治的病证（无论是心病，还是妇科、男科疾病）以瘀湿为主，其治当散瘀泻湿。

【随证加减】 若夹湿热，可与牡蛎泽泻散合方用之；若夹寒湿，可与甘姜苓术汤合方用之；若夹郁，可与四逆散合方用之。应用时还必须结合病变主次酌情调整方药用量。

【注意事项】 运用矾石丸既要辨清西医之病，又要辨清西医之病属于中医瘀湿证。辨西医之病可进一步了解疾病的发展演变及转变规律，辨中医之证可更好地针对西医之病选用矾石丸。

第二节　血虚证用方

一、胶艾汤（芎归胶艾汤）

【导读】 ①学用胶艾汤应重视阿胶和艾叶的用量调配关系、芍药和干地黄的用量调配关系、阿胶和甘草的用量调配关系。②胶艾汤虽是辨治胞宫出血证的重要代表方，但在临床中对血虚证等也具有良好治疗作用。

【方歌】 胶艾汤中芎甘草，当归芍药与地黄，妇人血虚诸般证，男子血虚诸能匡。

【方药】 川芎　阿胶　甘草各二两（6 g）　艾叶　当归各三两（9 g）　芍药四两（12 g）　干地黄六两（18 g）

【用法】 上七味，以水五升，清酒三升，合煮取三升，去滓，内胶，令消尽。温服一升，日三服。不差，更作。

【功用】 补血养血，调经安胎。

【适应证】

1.中医病证：血虚出血证。出血，或经血淋漓不止，或崩漏，色淡质稀，或久不受孕，头晕目眩，心悸失眠，面色无华，两目干涩，舌淡、苔薄，脉弱。

2.西医疾病：功能性子宫出血、习惯性流产、产后子宫复旧不全、黄体功能不全、不孕症、过敏性血小板减少紫癜等临床表现符合血虚出血证者。

【用药分析】 方中阿胶补血止血；艾叶温经止血；当归补血活血；芍药补血敛阴；干地黄滋补阴血；川芎活血行气；清酒行血通脉；甘草益气和中。

【用方思路】

1.胶艾汤既是辨治血虚出血证的重要代表方，又是辨治诸多杂病如心病、肝病、肾病、脾胃病、皮肤病等的重要基础方。

2.方中阿胶既补血，又止血；当归既补血，又活血；芍药既补血，又敛阴；川芎既活血，又行气；艾叶既温经，又止血；甘草可补脏腑之气。从方中用药用量及调配分析得知，胶艾汤的应用并不局限于血虚出血证，还可用于辨治诸多杂病，如妇科、男科疾病和循环、泌尿、内分泌等系统疾病。

3.运用胶艾汤辨治的病证（无论是心肝疾病，还是妇科疾病）以血虚为主，其治当补血止血。

【随证加减】 若夹郁，可与四逆散合方用之；若夹瘀，可与桂枝茯苓丸合方用之；若夹阳虚，可与四逆汤合方用之。应用时还必须结合病变主次酌情调整方药用量。

【注意事项】 运用胶艾汤既要辨清西医之病，又要辨清西医之病属于中医血虚证。辨西医之病可进一步了解疾病的发展演变及转变规律，辨中医之证可更好地针对西医之病选用胶艾汤。

二、黄芪桂枝五物汤

【导读】 ①学用黄芪桂枝五物汤应重视黄芪和芍药的用量调配关系、芍药和桂枝的用量调配关系、黄芪和甘草的用量调配关系。②黄芪桂枝五物汤虽是辨治气血虚痹证的重要代表方，但在临床中对气血虚寒证等也具有良好治疗作用。

【方歌】 黄芪桂枝五物汤，芍药大枣与生姜，气血虚弱肌不荣，益气补血功效当。

【功用】 益气和营，温经通痹。

【方药】 黄芪三两（9g） 芍药三两（9g） 桂枝三两（9g） 生姜六两（18g） 大枣十二枚

【用法】 上五味，以水六升，煮取二升。温服七合，日三服（汤剂：水煎服）。

【适应证】

1.中医病证：气血虚痹证。肌肤麻木或疼痛，因劳累加重，头晕目眩，四肢无力，面色不荣，或汗出，或肌肉抽搐，舌淡、苔薄白，脉微涩或紧。

2.西医疾病：多发性神经根炎、末梢神经炎、面神经炎、皮肤炎、中风后遗症、上肢肌肉震颤、耳源性眩晕、过敏性血小板减少、再生障碍性贫血等临床表现符合气血虚痹证者。

【用药分析】 方中黄芪益气固卫；桂枝辛温通阳散寒；芍药益营敛阴缓急；生姜调理脾胃；大枣益气和中。

【用方思路】

1.黄芪桂枝五物汤既是辨治气血虚痹证的重要代表方，又是辨治诸多杂病如心病、肝病、肾病等的重要基础方。

2.方中黄芪、大枣可补诸脏腑及营卫之气；桂枝、生姜既可温营卫，又可温脏腑；芍药可补五脏六腑之阴血。从方中用药用量及调配分析得知，黄芪桂枝五物汤的应用并不局限于气血虚痹证，还可用于辨治诸多杂病，如妇科、男科、皮肤疾病和循环、内分泌及代谢等系统疾病。

3.运用黄芪桂枝五物汤辨治的病证（无论病变部位在心、在肝或在皮肤）以气血虚为主，其治当补益气血。

【随证加减】 若夹湿热，可与栀子柏皮汤合方用之；若夹阳虚，可与四逆汤合方用之；若夹痰，可与小陷胸汤合方用之。应用时还必须结合病变主次酌情调整方药用量。

【注意事项】 运用黄芪桂枝五物汤既要辨清西医之病，又要辨清西医之病属于中医气血虚证。辨西医之病可进一步了解疾病的发展演变及转变规律，辨中医之证可更好地针对西医之病选用黄芪桂枝五物汤。

三、当归散

【导读】 ①学用当归散应重视当归和芍药的用量调配关系、白术和黄芩的用量调配关系、白术和川芎的用量调配关系。②当归散虽是辨治血虚热证的重要代表方，但在临床中对气血虚夹热证等也具有良好治疗作用。

【方歌】 当归散中川芎芍，芩术安胎为圣药，妊娠血虚有热证，清热养胎补血好。

【方药】 当归一斤（48 g） 黄芩一斤（48 g） 芍药一斤（48 g） 川芎一斤（48 g） 白术半斤（24 g）

【用法】 上五味，杵为散，酒饮服方寸匕，日三服。妊娠常服即易产，胎无苦疾。产后百病悉主之。

【功用】 补血养胎，清热益气。

【适应证】

1.中医病证：气血虚夹热证。面色不荣，指甲不泽，肌肤枯燥，头晕目眩，心烦，手足心热，失眠，或妊娠腹痛，舌淡红、苔薄略黄，脉弱。

2.西医疾病：习惯性流产、先兆流产、月经不调、过敏性血小板减少、再生障碍性贫血、点状角膜炎等临床表现符合血虚夹热证者。

【用药分析】 方中当归补血活血；芍药补血敛阴；川芎活血行气；黄芩清热安胎；白术健脾益气安胎；酒行血通脉。

【用方思路】

1.当归散既是辨治气血虚夹热证的重要代表方，又是辨治诸多杂病如妇科病、男科病、心病、肝病、皮肤病等的重要基础方。

2.方中当归、芍药可补诸脏腑及营卫之血；川芎既可活血，又可行气；白术既可补五脏六腑之气，又可安胎；黄芩既可清热，又可安胎。从方中用药用量及调配分析得知，当归散的应用并不局限于气血虚夹热证，还可用于辨治诸多杂病，如妇科、男科疾病和循环、泌尿、内分泌等系统疾病。

3.运用当归散辨治的病证（无论是心肝疾病，还是妇科、男科疾病）以气血虚夹热为主，其治当补血益气清热。

【随证加减】 若夹郁，可与四逆散合方用之；若夹寒，可与当归四逆汤合方用之；若夹血虚，可与胶艾汤合方用之。应用时还必须结合病变主次酌情调整方药用量。

【注意事项】 运用当归散既要辨清西医之病，又要辨清西医之病属于中医气血虚夹热证。辨西医之病可进一步了解疾病的发展演变及转变规律，辨中医之证可更好地针对西医之病选用当归散。

第三节　出血证用方

一、泻心汤

【导读】 ①学用泻心汤应重视大黄和黄连的用量调配关系、黄连和黄芩的用量调配关系。②泻心汤虽是辨治血热出血证的重要代表方，但在临床中对脾胃郁热证等也具有良好治疗作用。

【方歌】 泻心汤中大连芩，清热泻火血能止，火热上攻毒血证，胃脘热痞均能医。

【方药】 大黄二两（6 g）　黄连　黄芩各一两（3 g）

【用法】 上三味，以水三升，煮取一升。顿服之。

【功用】 清热和胃，泻火止血。

【适应证】

1.中医病证：血热出血证。吐血，或鼻衄，或牙龈肿痛，或出血，或目赤肿痛，或口舌生疮，或胸中烦热，口干，鼻燥，渴欲饮水，舌红、苔黄，脉数。

2.西医疾病：细菌性痢疾、病毒性肝炎、急性肠炎、过敏性血小板减少、流行性出血热、猩红热、败血症、脓毒血症、急性泌尿系感染、乙型脑炎、病毒性心肌炎等临床表现符合血热出血证者。

【用药分析】 方中大黄泻热涤实；黄连、黄芩清热泻火凉血。

【用方思路】

1.泻心汤既是辨治血热出血证的重要代表方，又是辨治诸多杂病如心病、脾胃病、皮肤病等的重要基础方。

2.方中大黄既可泻诸脏腑及营卫之热，又可止血；黄连、黄芩既可清诸脏腑之热，又可止血。从方中用药用量及调配分析得知，泻心汤的应用并不局限于血热出血证，还可用于辨治诸多杂病，如妇科疾病和循环、泌尿、内分泌及代谢等系统疾病。

3.运用泻心汤辨治的病证（无论是心病，还是妇科疾病）以血热出血为主，其治当清热止血。

【随证加减】 若夹寒，可与胶姜汤合方用之；若夹瘀，可与桂枝茯苓丸合方用之；若夹血虚，可与胶艾汤合方用之。应用时还必须结合病变主次酌情调整方药用量。

【注意事项】 运用泻心汤既要辨清西医之病，又要辨清西医之病属于中医血热或湿热证。辨西医之病可进一步了解疾病的发展演变及转变规律，辨中医之证可更好地针对西医之病选用泻心汤。

二、赤小豆当归散

【导读】 ①学用当归赤小豆散应重视当归和赤小豆的用量调配关系。②当归赤小豆散虽是辨治血热出血证的重要代表方，但在临床中对脾胃郁热证等也具有良好治疗作用。

【方歌】 赤小豆当归散方，湿热便血经血多，口眼阴部有溃疡，清热凉血能解毒。

【方药】 赤小豆浸，令芽出，曝干，三升（72 g） 当归十两（30 g）

【用法】 上二味，杵为散，浆水服方寸匕，日三服。

【功用】 清热凉血，活血解毒。

【适应证】

1.中医病证：虚湿瘀出血证。大便下血，色鲜红、量多，先血后便，肛门坠胀，或腹痛，大便不畅或硬，舌红、苔薄黄，脉沉或数。

2.西医疾病：贝赫切特综合征、女子前阴溃烂、男子阴茎溃烂、渗液性皮肤病、尖锐湿疣、痔疮下血、肾炎、慢性胃炎等临床表现符合虚湿瘀出血证者。

【用药分析】 方中赤小豆利湿解毒排脓，兼以清热止血；当归活血补血，通经利脉。

【用方思路】

1.赤小豆当归散既是辨治虚湿瘀出血证的重要代表方，又是辨治诸多杂病如脾胃病、肝病、心病、皮肤病等的重要基础方。

2.方中赤小豆既可泻诸脏腑及营卫之湿热，又可益气利湿；当归既可补血，又可活血。从方中用药用量及调配分析得知，赤小豆当归散的应用并不局限于湿热夹虚瘀出血证，还可用于辨治诸多杂病，如妇科、男科疾病和循环、泌尿、内分泌等系统疾病。

3.运用赤小豆当归散辨治的病证（无论是心病、脾胃病，还是妇科、男科疾病）以虚湿瘀为主，其治当利湿清热活血止血。

【随证加减】 若夹阳虚，可与黄土汤合方用之；若夹湿热，可与泻心汤合方用之；若夹血热，可与百合地黄汤合方用之。应用时还必须结合病变主次酌情调整方药用量。

【注意事项】 运用赤小豆当归散既要辨清西医之病，又要辨清西医之病属于中医虚湿瘀证。辨西医之病可进一步了解疾病的发展演变及转变规律，辨中医之证可更好地针对西医之病选用赤小豆当归散。

三、黄土汤

【导读】 ①学用黄土汤应重视灶心黄土和附子的用量调配关系、干地黄和黄芩的用量调配关系、干地黄和阿胶的用量调配关系。②黄土汤虽是辨治阳虚出血证的重要代表方，但在临床中对脾胃虚寒证等也具有良好治疗作用。

【方歌】 黄土汤中术附草，地黄黄芩与阿胶，阳虚出血诸般证，温脾摄血有奇效。

【方药】 甘草三两（9 g）　 干地黄三两（9 g）　 白术三两（9 g）　 附子炮，三两（9 g）　 阿胶三两（9 g）　 黄芩三两（9 g）　 灶心黄土半斤（24 g）

【用法】 上七味，以水八升，煮取三升。分温二服。

【功用】 温脾摄血，益气养血。

【适应证】

1.中医病证：阳虚出血证。便血，或崩漏，或月经过多，或吐血，血色紫暗，面色萎黄，四肢不温，体倦，食少，或心悸，或失眠，舌淡，脉细弱。

2.西医疾病：胃及十二指肠溃疡出血、上消化道出血、功能性子宫出血、血小板减少性紫癜、再生障碍性贫血等临床表现符合阳虚出血证者。

【用药分析】 方中灶心黄土温阳止血；附子温壮阳气；白术健脾益气；阿胶补血止血；黄芩苦寒止血；甘草益气和中。

【用方思路】

1.黄土汤既是辨治阳虚出血证的重要代表方，又是辨治诸多杂病如脾胃病、肝病、肾病、心病、妇科病等的重要基础方。

2.方中灶心黄土既温阳，又止血；附子既温阳，又壮阳；阿胶、干地黄既补血，又止血；黄芩既止血，又燥湿；白术、甘草可补益诸脏腑之气。从方中用药用量及调配分析得知，黄土汤的应用并不局限于阳虚出血证，还可用于辨治诸多杂病，如消化、循环、泌尿、内分泌等系统疾病及妇科疾病。

3.运用黄土汤辨治的病证（无论是心病、脾胃病，还是妇科病）以阳虚出血为主，其治当温阳益气止血。

【随证加减】 若夹阳虚，可与理中丸合方用之；若夹瘀，可与桂枝茯苓丸合方用之；若夹湿热，可与泻心汤合方用之。应用时还必须结合病变主次酌情调整方药用量。

【注意事项】 运用黄土汤既要辨清西医之病，又要辨清西医之病属于中医阳虚出血证。辨西医之病可进一步了解疾病的发展演变及转变规律，辨中医之证可更好地针对西医之病选用黄土汤。

四、柏叶汤

【导读】 ①学用柏叶汤应重视柏叶和干姜的用量调配关系、柏叶和艾叶的用量调配关系。②柏叶汤虽是辨治阳虚出血轻证的重要代表方，但在临床中对阳虚出血夹热证等也具有良好治疗作用。

【方歌】 柏叶汤中艾干姜，温阳摄血止血良，诸多阳虚出血证，止血效应功如将。

【方药】 柏叶　干姜各三两（9 g）　艾三把（15 g）

【用法】 上三味，以水五升，取马通汁一升，合煮取一升。分温再服。

【功用】 温阳摄血，敛血归经。

【适应证】

1.中医病证：阳虚出血轻证。吐血，鼻衄，龈衄，血色淡或暗，恶寒，面色萎黄，口中和，脉虚弱。

2.西医疾病：胃及十二指肠溃疡出血、鼻腔出血、牙龈出血、上消化道出血、上呼吸道出血、慢性鼻炎、皮肤过敏等临床表现符合阳虚出血轻证者。

【用药分析】 方中柏叶凉血止血；干姜温中散寒；艾叶温中止血；马通汁凉血止血。

【用方思路】

1.柏叶汤既是辨治阳虚出血证的重要代表方，又是辨治诸多杂病如脾胃病、心病、肾病、妇科病等的重要基础方。

2.方中干姜、艾叶既温阳，又止血；柏叶既止血，又制阳热。从方中用药用量及调配分析得知，柏叶汤的应用并不局限于阳虚出血证，还可用于辨治诸多杂病，如妇科病和消化、循环、泌尿等系统疾病。

3.运用柏叶汤辨治的病证（无论是心病、脾胃病、还是妇科病）以阳虚出血为主，其治当温阳益气止血。

【随证加减】 若夹郁，可与四逆散合方用之；若夹瘀，可与桂枝茯苓丸合方用之；若夹瘀热，可与桃核承气汤合方用之。应用时还必须结合病变主次酌情调整方药用量。

【注意事项】 运用柏叶汤既要辨清西医之病，又要辨清西医之病属于中医阳虚夹热证。辨西医之病可进一步了解疾病的发展演变及转变规律，辨中医之证可更好地针对西医之病选用柏叶汤。

五、胶姜汤

【导读】 ①学用胶姜汤应重视阿胶和干姜的用量调配关系。②胶姜汤虽是辨治阳虚血少漏下证的重要代表方，但在临床中对阳虚出血虚证等也具有良好治疗作用。

【方歌】 胶姜汤是妇科方，阳虚血虚效最良，经水漏下血不止，温阳补血止血长。

【方药】 阿胶三两（9g） 干姜三两（9g）（编者注：方药及剂量引自《经方辨治疑难杂病技巧》）

【用法】 上二味，以水四升，煮干姜减一升，去滓，内胶烊化，微沸。温服一升，日三服（编者注：用法引自《经方辨治疑难杂病技巧》）。

【功用】 温阳补血止血。

【适应证】

1.中医病证：阳虚血少漏下证。经行漏下不止，上至十余日，甚者至月不尽，经血量少色黯，四肢不温，面色萎黄，恶寒，舌淡、苔薄，脉虚。

2.西医疾病：功能性子宫出血、子宫内膜炎、宫颈糜烂、支气管扩张咯血、血小板减少性紫癜等临床表现符合阳虚血少漏下证者。

【用药分析】 方中阿胶补血止血；干姜温经止血。

【用方思路】

1.胶姜汤既是辨治阳虚血少漏下证的重要代表方，又是辨治诸多杂病如妇科病、心病、肝病、肾病、脾胃病等的重要基础方。

2.方中干姜既温阳，又止血；阿胶既补血，又止血。从方中用药用量及调配分析得知，胶姜汤的应用并不局限于阳虚血少漏下证，还可用于辨治诸多杂病，如妇科疾病和循环、泌尿、消化等系统疾病。

3.运用胶姜汤辨治的病证（无论是心肝疾病，还是妇科疾病）以阳虚血少为主，其治当温阳补血止血。

【随证加减】 若夹热，可与泻心汤合方用之；若夹寒，可与桂枝人参汤合方用之；若夹郁，可与四逆散合方用之。应用时还必须结合病变主次酌情调整方药用量。

【注意事项】 运用胶姜汤既要辨清西医之病，又要辨清西医之病属于中医阳虚血少证。辨西医之病可进一步了解疾病的发展演变及转变规律，辨中医之证可更好地针对西医之病选用胶姜汤。

第四节 热毒血证用方

一、升麻鳖甲汤

【导读】 ①学用升麻鳖甲汤应重视升麻和鳖甲的用量调配关系、当归和蜀椒的用量调配关系、雄黄和甘草的用量调配关系。②升麻鳖甲汤虽是辨治热毒血证的重要代表方，但在临床中对热毒夹气血虚证等也具有良好治疗作用。

【方歌】 升麻鳖甲用当归，蜀椒甘草与雄黄，面赤斑斑如锦纹，解毒化瘀能通阳。

【方药】 升麻二两（6 g） 当归一两（3 g） 蜀椒炒，去汗，一两（3 g） 甘草二两（6 g） 雄黄研，半两（1.5 g） 鳖甲炙，手指大一枚（10 g）

【用法】 上六味，以水四升，煮取一升。顿服之。老小再服，取汗。

【功用】 解毒凉血，化瘀通阳。

【适应证】

1.中医病证：热毒阳郁血证。面赤斑斑如锦纹，咽喉痛，唾脓血，舌红或紫或有瘀点，脉数。

2.西医疾病：毒血症、败血症、红斑狼疮、白血病、再生障碍性贫血、血小板减少性紫癜、荨麻疹等临床表现符合毒热阳郁血证者。

【用药分析】 方中升麻透热解毒；鳖甲益阴软坚散结；当归补血活血；雄黄温通解毒；蜀椒温阳散结；甘草益气解毒。

【用方思路】

1.升麻鳖甲汤既是辨治热毒阳郁血证的重要代表方，又是辨治诸多杂病如肝病、肾病、心病等的重要基础方。

2.方中升麻既清热，又透散；鳖甲既软坚，又消瘀；当归既活血，又补血；蜀椒、雄黄温化郁毒；甘草既益气，又解毒。从方中用药用量及调配分析得知，升麻鳖甲汤的应用并不局限于热毒阳郁血证，还可用于辨治诸多杂病，如循环、泌尿、内分泌及代谢、运动等系统疾病。

3.运用升麻鳖甲汤辨治的病证（无论病变部位在心、在肝或在肾）以热毒阳郁为主，其治当清热通阳解毒。

【随证加减】 若夹湿热，可与泻心汤、栀子柏皮汤合方用之；若夹瘀热，可与桃核承气汤合方用之；若夹寒瘀，可与当归四逆汤合方用之。应用时还必须结合病变主次酌情调整方药用量。

【注意事项】 运用升麻鳖甲汤既要辨清西医之病，又要辨清西医之病属于中医热毒阳郁血证。辨西医之病可进一步了解疾病的发展演变及转变规律，辨中医之证可更好地针对西医之病选用升麻鳖甲汤。

二、升麻鳖甲去雄黄蜀椒汤

【导读】 ①学用升麻鳖甲去雄黄蜀椒汤应重视升麻和鳖甲的用量调配关系、当归和甘草的用量调配关系。②升麻鳖甲去雄黄蜀椒汤虽是辨治热毒血证的重要代表方，但在临床中对热毒夹气血虚证等也具有良好治疗作用。

【方歌】 升麻鳖甲治热毒，当归甘草气血昌，主治血中毒热证，解毒泻热能化瘀。

【方药】 升麻二两（6 g） 当归一两（3 g） 甘草二两（6 g）鳖甲炙，手指大一枚（10 g）

【用法】 上四味，以水四升，煮取一升。顿服之。老小再服，取汗。

【功用】 解毒清热，凉血化瘀。

【适应证】

1.中医病证：热毒血郁证。面目赤或青或肿，身疼痛，或疼

337

痛剧烈，咽喉疼痛，舌红，脉数。

2.西医疾病：毒血症、败血症、红斑狼疮、白血病、再生障碍性贫血、血小板减少性紫癜、荨麻疹等临床表现符合毒热血证者。

【用药分析】 方中升麻透热解毒；鳖甲益阴软坚散结；当归补血活血；甘草益气解毒。

【用方思路】

1.升麻鳖甲去雄黄蜀椒汤既是辨治热毒血证的重要代表方，又是辨治诸多杂病如肝病、肾病、心病等的重要基础方。

2.方中升麻既清热，又透散；鳖甲既软坚，又消瘀；当归既活血，又补血；甘草既益气，又解毒。从方中用药用量及调配分析得知，升麻鳖甲去雄黄蜀椒汤的应用并不局限于热毒血证，还可用于辨治诸多杂病，如循环、泌尿、内分泌及代谢、运动等系统疾病。

3.运用升麻鳖甲汤辨治的病证（无论是心病、肝肾疾病，还是妇科、男科疾病）以热毒血郁为主，其治当清热解毒。

【随证加减】 若夹郁，可与四逆散合方用之；若夹瘀热，可与桃核承气汤合方用之；若夹痰热，可与小陷胸汤合方用之。应用时还必须结合病变主次酌情调整方药用量。

【注意事项】 运用升麻鳖甲去雄黄蜀椒汤既要辨清西医之病，又要辨清西医之病属于中医热毒血郁证。辨西医之病可进一步了解疾病的发展演变及转变规律，辨中医之证可更好地针对西医之病选用升麻鳖甲去雄黄蜀椒汤。

第/十/二/章　痹/证/用/方

　　学用痹证用方，既要知道痹病证用方是主治痹证的基本方，又要知道其主治并不局限于痹证，还包括其他病证。用方选方的基本思路与方法是根据病变证机而选用方药，无论是痹证还是其他病证，只要病变证机符合方药主治，即可选用方药治疗。

第一节　阳虚痹证用方

一、桂枝附子汤

　　【导读】①学用桂枝附子汤应重视桂枝和附子的用量调配关系、附子和甘草的用量调配关系。②桂枝附子汤虽是辨治阳虚肌痹证的重要代表方，但在临床中对心肾阳虚证等也具有良好治疗作用。

　　【方歌】仲景桂枝附子汤，附子三枚桂枝四，甘草大枣与生姜，温阳通经散寒痹。

　　【方药】桂枝去皮，四两（12 g）　　附子炮，去皮，破，三枚（15 g）

生姜切，三两（9g）　大枣擘，十二枚　甘草炙，二两（6g）

【用法】上五味，以水六升，煮取二升，去滓。分温三服。

【功用】温阳通经，祛风散寒。

【适应证】

1.中医病证：阳虚肌痹证。身体骨节疼痛，不能自转侧，受凉加重，不呕，不渴，大便溏，小便不利，或下肢水肿，舌淡，脉浮虚而涩。

2.西医疾病：糖尿病神经病变、风湿性关节炎、类风湿关节炎、坐骨神经痛、骨质增生、慢性前列腺炎、慢性荨麻疹、心脏病等临床表现符合阳虚肌痹证者。

【用药分析】方中桂枝辛温散寒通经；附子辛热温壮阳气；生姜温通散寒；大枣、甘草益气和中。

【用方思路】

1.桂枝附子汤既是辨治阳虚肌痹证的重要代表方，又是辨治诸多杂病如肌肉关节病、心病、皮肤病等的重要基础方。

2.方中附子、桂枝既温阳，又通经；芍药既补血，又敛阴；大枣、甘草既益气，又缓急。从方中用药用量及调配分析得知，桂枝附子汤的应用并不局限于阳虚肌痹证，还可用于辨治诸多杂病，如运动、循环、内分泌等系统疾病及皮肤病。

3.运用桂枝附子汤辨治的病证（无论病变部位在心、在肝或在肾）以阳虚肌痹为主，其治当温阳通痹。

【随证加减】若夹热，可与白虎加桂枝汤合方用之；若夹寒痰，可与赤丸合方用之；若夹血虚，可与当归四逆汤合方用之。应用时还必须结合病变主次酌情调整方药用量。

【注意事项】运用桂枝附子汤既要辨清西医之病，又要辨清西医之病属于中医阳虚肌痹证。辨西医之病可进一步了解疾病的发展演变及转变规律，辨中医之证可更好地针对西医之病选用桂枝附子汤。

二、桂枝附子去桂加白术汤（白术附子汤）

【导读】 ①学用桂枝附子去桂加白术汤应重视白术和附子的用量调配关系、白术和甘草的用量调配关系。②桂枝附子去桂加白术汤虽是辨治阳虚肌痹证的重要代表方，但在临床中对心肾阳虚证等也具有良好治疗作用。

【方歌】 白术附子汤生姜，大枣甘草合成方，阳虚湿痹小便利，身体烦痛而且重。

【方药】 附子炮，去皮，破，三枚（15 g）　白术四两（12 g）生姜切，三两（9 g）　大枣擘，十二枚　甘草炙，二两（6 g）

【用法】 上五味，以水六升，煮取二升，去滓。分温三服。初一服，其人身如痹，半日许复服之，三服都尽，其人如冒状，勿怪。此以附子、白术并走皮内，逐水气未得除，故使之耳。法当加桂枝四两，此本一方二法。以大便硬，小便自利，去桂也；以大便不硬，小便不利，当加桂。附子三枚，恐多也，虚弱家及产妇，宜减服之。

【功用】 温阳通经，祛风除湿。

【适应证】

1.中医病证：阳虚肌痹证以湿为主。身体肌肤烦疼沉重，不能自转侧，受凉加重，大便硬，小便自利，舌淡，脉浮或虚。

2.西医疾病：风湿性关节炎、类风湿关节炎、坐骨神经痛、骨质增生症、慢性胃炎、慢性结肠炎、心脏病等临床表现符合阳虚肌痹证者。

【用药分析】 方中附子温阳散寒；白术健脾益气燥湿；生姜辛温通阳；大枣补益中气；甘草益气和中。

【用方思路】

1.白术附子汤既是辨治阳虚湿郁肌痹证的重要代表方，又是辨治诸多杂病如肌肉关节病、脾胃病、心病、皮肤病等的重要基础方。

2.方中附子既温阳，又通痹；芍药既补血，又敛阴；白术既益气，又燥湿；大枣、甘草既益气，又缓急。从方中用药用量及调配分析得知，白术附子汤的应用并不局限于阳虚湿郁肌痹证，还可用于辨治诸多杂病，如运动、循环、内分泌系统疾病及皮肤病等。

3.运用白术附子汤辨治的病证（无论病变部位在肝、在肾或在心）以阳虚湿郁为主，其治当温阳燥湿通痹。

【随证加减】 若夹湿热，可与栀子柏皮汤合方用之；若夹瘀，可与当归四逆汤合方用之；若夹寒痰，可与赤丸合方用之。应用时还必须结合病变主次酌情调整方药用量。

【注意事项】 运用白术附子汤既要辨清西医之病，又要辨清西医之病属于中医阳虚湿郁证。辨西医之病可进一步了解疾病的发展演变及转变规律，辨中医之证可更好地针对西医之病选用白术附子汤。

三、甘草附子汤

【导读】 ①学用甘草附子汤应重视桂枝和附子的用量调配关系、白术和附子的用量调配关系。②甘草附子汤虽是辨治阳虚骨痹证的重要代表方，但在临床中对心肾阳虚证等也具有良好治疗作用。

【方歌】 仲景甘草附子汤，白术桂枝痹证方，骨节烦痛近之剧，温阳散寒除湿当。

【方药】 甘草炙，二两（6 g）　附子炮，去皮，破，二枚（10 g）白术二两（6 g）　桂枝去皮，四两（12 g）

【用法】 上四味，以水六升，煮取三升，去滓。温服一升，日三服。初服，得微汗则解，能食，汗止，复烦者，将服五合，恐一升多者，宜服六七合为始。

【功用】 温阳散寒，通利关节。

【适应证】

1.中医病证：阳虚骨痹证。骨节疼痛，掣痛不得屈伸，近之则痛剧，受凉加剧，汗出，短气，小便不利，或身微肿，舌淡、苔薄，脉沉或弱。

2.西医疾病：风湿性关节炎、类风湿关节炎、坐骨神经痛、骨质增生症、慢性胃炎、慢性结肠炎等临床表现符合阳虚骨痹证者。

【用药分析】 方中甘草益气缓急止痛；附子温阳散寒止痛；白术健脾益气燥湿；桂枝辛温通经止痛。

【用方思路】

1.甘草附子汤既是辨治阳虚骨痹证的重要代表方，又是辨治诸多杂病如肌肉关节病、心病、肾病等的重要基础方。

2.方中附子、桂枝既温阳，又通痹；白术既益气，又燥湿；甘草既益气，又缓急。从方中用药用量及调配分析得知，甘草附子汤的应用并不局限于阳虚骨痹证，还可用于辨治诸多杂病，如运动、循环、泌尿系统疾病和皮肤病等。

3.运用甘草附子汤辨治的病证（无论病变部位在心、在肝肾或是在运动系统）以阳虚骨痹为主，其治当温阳壮骨通痹。

【随证加减】 若夹热，可与白虎加桂枝汤合方用之；若夹瘀，桂枝茯苓丸合方用之；若夹痰热，可与小陷胸汤合方用之。应用时还必须结合病变主次酌情调整方药用量。

【注意事项】 运用甘草附子汤既要辨清西医之病，又要辨清西医之病属于中医阳虚骨痹证。辨西医之病可进一步了解疾病的发展演变及转变规律，辨中医之证可更好地针对西医之病选用甘草附子汤。

第二节 气虚痹证用方

乌头汤

【导读】 ①学用乌头汤应重视乌头和麻黄的用量调配关系、黄芪和芍药的用量调配关系、芍药和麻黄的用量调配关系。②乌头汤虽是辨治气虚寒痹证的重要代表方，但在临床中对气血虚寒痹证等也具有良好治疗作用。

【方歌】 乌头汤通利关节，麻黄芍药草黄芪，乌头煎煮最讲究，气虚骨节痹证宜。

【方药】 麻黄三两（9g） 芍药三两（9g） 黄芪三两（9g）甘草炙，三两（9g） 川乌咬咀，以蜜二升，煎取一升，即出乌头，五枚（10g）

【用法】 上五味，咬咀四味，以水三升，煮取一升，去滓。内蜜煎中，更煎之。服七合。不知，尽服之。

【功用】 益气蠲邪，通利关节。

【适应证】

1.中医病证：气血虚寒痹。肌肉、关节疼痛，难以屈伸，受凉加重，少气，乏力，身倦，嗜卧，舌淡、苔薄，脉沉或涩。

2.西医疾病：风湿性关节炎、骨质增生、坐骨神经痛、腰椎间盘突出、神经性头痛等临床表现符合气虚寒湿痹证者。

【用药分析】 方中乌头逐寒除湿，通利关节；黄芪益气固表，补益营卫；麻黄宣发营卫，通利关节；芍药养血补血，缓急止痛；甘草益气补中。

【用方思路】

1.乌头汤既是辨治气血虚寒痹证的重要代表方，又是辨治诸多杂病如肌肉关节病、心病、肾病、肝病、皮肤病等的重要基础方。

2.方中乌头既温阳，又通痹；黄芪既益气，又固卫；芍药既补血，又缓急；麻黄既散寒，又通痹；甘草既益气，又缓急。从方中用药用量及调配分析得知，乌头汤的应用并不局限于气血虚寒痹证，还可用于辨治诸多杂病，如运动、循环、泌尿系统疾病和皮肤病等。

3.运用乌头汤辨治的病证（无论病变部位在心、在肝或在肾）以气血虚寒痹为主，其治当益气补血温阳通痹。

【随证加减】 若夹阳虚，可与桂枝人参汤合方用之；若夹寒瘀，可与当归四逆汤合方用之；若夹寒痰，可与赤丸合方用之。应用时还必须结合病变主次酌情调整方药用量。

【注意事项】 运用乌头汤既要辨清西医之病，又要辨清西医之病属于中医寒夹气血虚证。辨西医之病可进一步了解疾病的发展演变及转变规律，辨中医之证可更好地针对西医之病选用乌头汤。

第三节 阳虚热郁痹证用方

桂枝芍药知母汤

【导读】 ①学用桂枝芍药知母汤应重视附子和麻黄的用量调配关系、白术和芍药的用量调配关系、芍药和知母的用量调配关系。②桂枝芍药知母汤虽是辨治阳虚热郁痹证的重要代表方，但在临床中对寒热夹杂痹证等也具有良好治疗作用。

【方歌】 桂枝芍药知母汤，甘草麻黄与生姜，白术防风与附子，主治阳虚郁热证。

【方药】 桂枝四两（12 g）　芍药三两（9 g）　甘草二两（6 g）麻黄二两（6 g）　生姜五两（15 g）　白术五两（15 g）　知母四两

（12 g）　防风四两（12 g）　附子炮，二枚（10 g）

【用法】　上九味，以水七升，煮取二升。温服七合，日三服。

【功用】　温阳通经，清热益阴。

【适应证】

1.中医病证：阳虚热郁痹证。肢节疼痛，受凉加重，关节肿大，两脚肿胀，麻木不仁，或似有身体关节欲脱散，头晕，目眩，短气，心烦，急躁，或呕吐，舌红、苔薄白或薄黄，脉沉。

2.西医疾病：风湿性关节炎、类风湿关节炎、坐骨神经痛、骨质增生等临床表现符合阳虚热郁痹证者。

【用药分析】　方中桂枝温阳通经；芍药酸寒敛阴，缓急止痛；知母清解郁热；麻黄辛温散寒通络；生姜辛散通阳止痛；防风疏散风寒；附子温阳散寒止痛；白术健脾益气燥湿；甘草益气缓急。

【用方思路】

1.桂枝芍药知母汤既是辨治阳虚热郁痹证的重要代表方，又是辨治诸多杂病如肌肉关节病、心病、肾病等的重要基础方。

2.方中桂枝、麻黄、生姜、防风、附子既可温营卫筋脉骨节，又可温脏腑阳气；知母、芍药既可清热，又可益阴；白术、甘草可补诸脏腑之气。从方中用药用量及调配分析得知，桂枝芍药知母汤的应用并不局限于阳虚郁热痹证，还可用于辨治诸多杂病，如运动、循环、内分泌及代谢等系统疾病。

3.运用桂枝芍药知母汤辨治的病证（无论病变部位在肝、在肾或在心）以阳虚郁热为主，其治当温阳益气清热。

【随证加减】　若夹痰热，可与小陷胸汤合方用之；若夹瘀热，可与桃核承气汤合方用之；若夹湿热，可与栀子柏皮汤合方用之。应用时还必须结合病变主次酌情调整方药用量。

【注意事项】　运用桂枝芍药知母汤既要辨清西医之病，又要辨清西医之病属于中医阳虚郁热证。辨西医之病可进一步了解疾病的发展演变及转变规律，辨中医之证可更好地针对西医之病选用桂枝芍药知母汤。

第/十/三/章　痰/病/证/用/方

　　学用痰病证用方，既要知道痰病证用方是主治痰病证的基本方，又要知道其主治并不局限于痰病证，还包括其他病证。用方选方的基本思路与方法是根据病变证机而选用方药，无论是痰病证还是其他病证，只要病变证机符合方药主治，即可选用方药治疗。

第一节　痰郁咽喉证用方

半夏厚朴汤

　　【导读】　①学用半夏厚朴汤应重视半夏和厚朴的用量调配关系、半夏和生姜的用量调配关系、茯苓和苏叶的用量调配关系。②半夏厚朴汤虽是辨治气郁痰阻证的重要代表方，但在临床中对肺气郁闭证等也具有良好治疗作用。

　　【方歌】　半夏厚朴咽喉证，茯苓生姜共紫苏，行气化痰开郁结，痰郁咽喉证能除。

【方药】 半夏一升（24 g） 厚朴三两（9 g） 茯苓四两（12 g）生姜五两（15 g） 干苏叶二两（6 g）

【用法】 上五味，以水七升，煮取四升。分温四服，日三夜一服。

【功用】 行气散结，降逆化痰。

【适应证】

1.中医病证：①梅核气（气郁痰阻证）。咽中如有物阻，咯之不出，吞之不下，因情绪不佳而加重，胸闷，或胁痛，或咳，或呕，舌淡、苔白腻，脉弦。②肺气郁闭证。

2.西医疾病：慢性胃炎、胃及十二指肠溃疡、焦虑性神经症、精神抑郁症、过敏性哮喘、慢性咽炎、咽喉异感症、咽神经紧张综合征等临床表现符合梅核气证者。

【用药分析】 方中半夏燥湿化痰，降逆散结；厚朴下气开郁，行气化痰；茯苓健脾和胃，渗湿利痰；生姜降逆化湿，和胃化痰；干苏叶疏利气机，开郁散结。

【用方思路】

1.半夏厚朴汤既是辨治气郁痰阻证的重要代表方，又是辨治诸多杂病如咽喉病、肺病、心病、脾胃病、肝病等的重要基础方。

2.方中半夏既醒脾燥湿，又降逆化痰；厚朴、苏叶既可行气，又可解郁；生姜既可行散，又可化痰；茯苓既可益气，又可利湿。从方中用药用量及调配分析得知，半夏厚朴汤的应用并不局限于气郁痰阻证，还可用于辨治诸多杂病，如咽喉疾病和呼吸、循环、消化、内分泌等系统疾病。

3.运用半夏厚朴汤辨治的病证（无论病变部位在咽喉、在肺或在心）以气郁痰阻为主，其治当行气化痰。

【随证加减】 若夹热，可与桔梗汤合方用之；若夹气阴虚，可与麦门冬汤合方用之；若夹阳虚，可与四逆汤合方用之。应用时还必须结合病变主次酌情调整方药用量。

【注意事项】 运用半夏厚朴汤既要辨清西医之病，又要辨清西医之病属于中医痰气郁证。辨西医之病可进一步了解疾病的发展演变及转变规律，辨中医之证可更好地针对西医之病选用半夏厚朴汤。

第二节 痰阻胸膈证用方

瓜蒂散

【导读】 ①学用瓜蒂散应重视瓜蒂和赤小豆的用量调配关系、瓜蒂和香豉的用量调配关系。②瓜蒂散虽是辨治痰阻胸膈证的重要代表方，但在临床中对痰阻咽喉证等也具有良好治疗作用。

【方歌】 瓜蒂散中赤小豆，豆豉和调酸苦凑，涌吐痰食功最捷，误食毒物亦能瘳。

【方药】 瓜蒂熬黄，一分（3 g）　赤小豆一分（3 g）

【用法】 上二味，各别捣筛，为散已，合治之，取一钱匕，以香豉一合，用热汤七合，煮作稀粥，去滓。取汁和散，温，顿服之，不吐者，少少加，得快吐，乃止。诸亡血虚家，不可与瓜蒂散。

【功用】 涌吐痰实。

【适应证】

1.中医病证：痰（食或毒物）阻胸脘证。胸中痞硬，气上冲喉咽不得息，心胸烦闷不安，欲吐不出，手足寒，舌淡、苔腻或厚，脉微浮或弦迟。

2.西医疾病：精神分裂症、抑郁症、癫痫、中毒、胃扩张、病毒性肝炎、内分泌紊乱等临床表现符合痰阻胸脘证者。

【用药分析】 方中瓜蒂涌吐顽痰；赤小豆降利湿浊；香豉辛散透达。

【用方思路】

1.瓜蒂散既是辨治痰阻胸脘证的重要代表方，又是辨治诸多杂病如咽喉病、心病、头部疾病、脾胃病、精神神经疾病等的重要基础方。

2.方中瓜蒂既涌吐，又涤痰；赤小豆既降利，又益气；淡豆豉芳香透达。从方中用药用量及调配分析得知，瓜蒂散的应用并不局限于痰阻胸脘证，还可用于辨治诸多杂病，如呼吸、循环、消化、内分泌及代谢等系统疾病。

3.运用瓜蒂散辨治的病证（无论病变部位在咽喉、在胸膈或在胃）以痰阻胸脘为主，其治当涤痰。

【随证加减】 若夹郁，可与四逆散合方用之；若夹瘀热，可与下瘀血汤合方用之；若夹寒痰，可与赤丸合方用之。应用时还必须结合病变主次酌情调整方药用量。

【注意事项】 运用瓜蒂散既要辨清西医之病，又要辨清西医之病属于中医痰郁证。辨西医之病可进一步了解疾病的发展演变及转变规律，辨中医之证可更好地针对西医之病选用瓜蒂散。

第三节 痰饮牡疟证用方

蜀漆散

【导读】 ①学用蜀漆散应重视蜀漆和龙骨的用量调配关系、蜀漆和云母的用量调配关系。②蜀漆散虽是辨治阳郁牡疟证的重要代表方，但在临床中对阳郁发热证等也具有良好治疗作用。

【方歌】 阳郁牡疟蜀漆散，龙骨云母量各等，发热恶寒寒为主，寒为阳郁是病证。

【方药】 蜀漆洗，去腥　云母烧二日夜　龙骨等份

【用法】 上三味，杵为散，未发前以浆水服半钱。温疟加蜀

漆半分，临发时，服一钱匕。

【功用】 通阳化痰，除疟安神。

【适应证】

1.中医病证：阳郁痰热证。发热恶寒，寒多热少，汗出热解移时又作，胸闷、脘痞，神疲体倦，全身酸困，口中和，苔腻或略黄，脉弦。

2.西医疾病：疟疾、猩红热、抑郁症、神经衰弱、神经症等临床表现符合阳郁牡疟证者。

【用药分析】 方中蜀漆宣泄化痰；云母潜阳涤痰安神；龙骨清热化痰，重镇安神。

【用方思路】

1.蜀漆散既是辨治阳郁痰热的重要代表方，又是辨治诸多杂病如营卫病、气血病、肺病、心病、皮肤病等的重要基础方。

2.方中蜀漆既清热，又化痰；云母既化痰，又潜阳；龙骨既清热潜阳，又化痰。从方中用药用量及调配分析得知，蜀漆散的应用并不局限于阳郁痰热证，还可用于辨治诸多杂病，如呼吸、循环、内分泌及代谢等系统疾病和皮肤病。

3.运用蜀漆散辨治的病证（无论病变部位在营卫、肌肉、胸膈或在心肾）以痰热为主，其治当清热化痰。

【随证加减】 若夹郁热，可与小柴胡汤合方用之；若夹瘀热，可与桃核承气汤合方用之；若夹虚热，可与竹叶石膏汤合方用之。应用时还必须结合病变主次酌情调整方药用量。

【注意事项】 运用蜀漆散既要辨清西医之病，又要辨清西医之病属于中医痰热证。辨西医之病可进一步了解疾病的发展演变及转变规律，辨中医之证可更好地针对西医之病选用蜀漆散。

第四节 饮结胸胁脘腹证用方

一、十枣汤

【导读】①学用十枣汤应重视大戟、甘遂和芫花的用量调配关系，大戟、甘遂、芫花、大枣的用量调配关系。②十枣汤虽是辨治悬饮证的重要代表方，但在临床中对水肿证等也具有良好治疗作用。

【方歌】十枣汤攻逐水饮，大戟甘遂与芫花，悬饮水肿胸胁痛，大枣煎汤送服佳。

【方药】芫花熬　甘遂　大戟各等份

【用法】上三味，等份，分别捣为散，以水一升半，先煮大枣肥者十枚，取八合，去滓。内药末，强人服一钱匕（1.5～1.8 g），羸人服半钱，温服之，平旦服。若下少病不除者，明日更服，加半钱，得快下利后，糜粥自养。

【功用】攻逐水饮。

【适应证】

1.中医病证：①悬饮证。咳唾胸胁引痛，心下痞硬满，干呕，短气，头痛，目眩，或胸背掣痛不得息，或汗出，苔滑腻，脉沉弦。②水肿实证。一身悉肿，身半以下为重，二便不通，腹胀喘满。

2.西医疾病：胸膜炎或腹膜炎、流行性出血热少尿期伴肾衰竭、肝硬化腹水结核性腹水、肾炎水肿、心源性水肿、血吸虫病、肥胖等临床表现符合悬饮证者。

【用药分析】方中大戟偏于泻脏腑之水饮；甘遂偏于泻经隧之水饮；芫花偏于泻胸胁脘腹之水饮；大枣补益中气，缓急解毒。

【用方思路】

1.十枣汤既是辨治水饮郁结证的重要代表方，又是辨治诸多杂病如肺病、心病、肝病、肾病、皮肤病等的重要基础方。

2.方中大戟、甘遂、芫花可攻逐诸脏腑、筋骨、肌肤之水饮；大枣可补益诸脏腑之气。从方中用药用量及调配分析得知，十枣汤的应用并不局限于水饮郁结证，还可用于辨治诸多杂病，如呼吸、循环、泌尿、内分泌及代谢等系统疾病。

3.运用十枣汤辨治的病证（无论病变部位在肺、在肾或在心）以水饮为主，其治当攻逐水饮。

【随证加减】 若夹阳虚，可与四逆汤合方用之；若夹湿热，可与栀子柏皮汤合方用之；若夹寒湿，可与甘姜苓术汤合方用之。应用时还必须结合病变主次酌情调整方药用量。

【注意事项】 运用十枣汤既要辨清西医之病，又要辨清西医之病属于中医水饮郁结证。辨西医之病可进一步了解疾病的发展演变及转变规律，辨中医之证可更好地针对西医之病选用十枣汤。

二、大陷胸汤

【导读】 ①学用大陷胸汤应重视大黄和甘遂的用量调配关系、甘遂和芒硝的用量调配关系。②大陷胸汤虽是辨治热饮结胸证的重要代表方，但在临床中对水气内结证等也具有良好治疗作用。

【方歌】 大陷胸汤大黄芒，甘遂为末应冲服，心中懊侬胸胁痛，泻热逐饮破结功。

【方药】 大黄去皮，六两（18 g）　芒硝一升（24 g）　甘遂一钱匕（1.5 g）

【用法】 上三味，以水六升，先煮大黄，取二升，去滓。内芒硝，煮一两沸，内甘遂末，温服一升。得快利，止后服。

【功用】 泻热，逐水，破结。

【适应证】

1.中医病证：热饮结胸证。胸膈疼痛，或脘腹疼痛，疼痛从心下至少腹不可近，心中懊憹，烦躁，短气，头汗出，日晡发热，舌上燥而渴，舌红、苔黄腻，脉沉紧。

2.西医疾病：结核性胸膜炎或腹膜炎、肾小球肾炎、肾盂肾炎等临床表现符合热饮结胸证者。

【用药分析】 方中甘遂攻逐水饮；大黄荡涤热饮；芒硝软坚散结，泻热涤饮。

【用方思路】

1.大陷胸汤既是辨治热饮结胸证的重要代表方，又是辨治诸多杂病如心病、肾病、肝病、肺病、皮肤病等的重要基础方。

2.方中甘遂可攻逐诸脏腑、筋骨、肌肤之水饮；大黄、芒硝既可泻热，又可涤实。从方中用药用量及调配分析得知，大陷胸汤的应用并不局限于热饮结胸证，还可用于辨治诸多杂病，如呼吸、循环、泌尿、内分泌及代谢等系统疾病。

3.运用大陷胸汤辨治的病证（无论病变部位在胸膈、在脘腹或在肝肾）以热饮郁结为主，其治当泻热攻饮。

【随证加减】 若夹阳虚，可与四逆加人参汤合方用之；若夹湿热，可与栀子柏皮汤合方用之；若夹郁，可与四逆散合方用之。应用时还必须结合病变主次酌情调整方药用量。

【注意事项】 运用大陷胸汤既要辨清西医之病，又要辨清西医之病属于中医饮热证。辨西医之病可进一步了解疾病的发展演变及转变规律，辨中医之证可更好地针对西医之病选用大陷胸汤。

三、大陷胸丸

【导读】 ①学用大陷胸丸应重视大黄和葶苈子的用量调配关系、大黄和甘遂的用量调配关系、大黄和芒硝的用量调配关系、杏仁和葶苈子的用量调配关系。②大陷胸丸虽是辨治热饮结胸轻证的重要代表方，但在临床中对水气内结轻证等也具有良好治疗作用。

【方歌】 大陷胸丸用大黄，芒硝杏仁与葶苈，甘遂研末内白蜜，峻药缓用功效挺。

【方药】 大黄半斤（24 g） 葶苈子熬，半升（12 g） 芒硝半升（12 g） 杏仁去皮尖，熬黑，半升（12 g）

【用法】 上四味，捣筛二味，内杏仁、芒硝，合研如脂，和散，取如弹丸一枚，别捣甘遂一钱匕，白蜜二合，水二升，煮取一升，温，顿服之。一宿乃下，如不下，更服，取下为效，禁如药法。

【功用】 逐水破结，峻药缓攻。

【适应证】

1.中医病证：热饮结胸轻证。胸膈疼痛，短气，烦躁，心中懊恼，汗出，项强，舌红、苔黄腻，脉沉或数。

2.西医疾病：闭塞性脉管炎、结核性胸膜炎或腹膜炎、肾小球肾炎、肾盂肾炎等临床表现符合热饮结胸轻证者。

【用药分析】 方中大黄攻下实热，荡涤饮结；葶苈子清热泻肺，行水泻饮；芒硝软坚散结；杏仁温化降逆，通调水道；甘遂攻逐水饮；蜂蜜益气缓急。

【用方思路】

1.大陷胸丸既是辨治热饮结胸轻证的重要代表方，又是辨治诸多杂病如心病、肾病、肝病、肺病、皮肤病等的重要基础方。

2.方中甘遂可攻逐诸脏腑、筋骨、肌肤之水饮；大黄、芒硝既可泻热，又可涤实；葶苈子既泻肺，又行水；杏仁既降泄，又润燥。从方中用药用量及调配分析得知，大陷胸丸的应用并不局限于热饮结胸轻证，还可用于辨治诸多杂病，如呼吸、循环、泌尿、内分泌及代谢等系统疾病。

3.运用大陷胸丸辨治的病证（无论病变部位在胸膈或在脘腹）以热饮郁结为主，其治当泻热攻饮。

【随证加减】 若夹寒，可与四逆汤合方用之；若夹虚热，可与竹叶石膏汤合方用之；若夹气血虚，可与芍药甘草汤合方用之。应用时还必须结合病变主次酌情调整方药用量。

【注意事项】 运用大陷胸丸既要辨清西医之病，又要辨清西医之病属于中医热饮证。辨西医之病可进一步了解疾病的发展演变及转变规律，辨中医之证可更好地针对西医之病选用大陷胸丸。

四、三物白散

【导读】 ①学用三物白散应重视巴豆和桔梗的用量调配关系、巴豆和贝母的用量调配关系。②三物白散虽是辨治寒饮结胸证的重要代表方，但在临床中对痰水内结证等也具有良好治疗作用。

【方歌】 三物白散寒结胸，桔梗贝母与巴豆，心下痞硬胸胁痛，恶寒苔白助药粥。

【方药】 桔梗三分 (9 g)　巴豆去皮尖，熬黑，研如脂，一分 (3 g)　贝母三分 (9 g)

【用法】 上三味，为散，内巴豆，更于白中杵之，与白饮和服。强人半钱匕，羸者减之。病在膈上必吐，在膈下必利，不利，进热粥一杯，利过不止，进冷粥一杯。身热皮粟不解，欲引衣自覆，若以水潠之、洗之，益令热劫不得出，当汗而不汗，则烦。假令汗出已，腹中痛，与芍药三两，如上法。

【功用】 温逐寒饮，除痰散结。

【适应证】

1.中医病证：寒饮结胸证。胸中疼痛，短气，或心下石硬而疼痛，或从心下至少腹硬满疼痛而不可按，或咳，或喘，或恶寒，或不大便，舌淡、苔薄或腻，脉沉紧。

2.西医疾病：肺脓肿、肺间质纤维化、支气管炎、哮喘、渗出性胸膜炎、渗出性腹膜炎、肝硬化腹水、肾小球肾炎、肾病综合征等临床表现符合寒饮结胸证者。

【用药分析】 方中巴豆逐寒涤饮；贝母降逆化痰；桔梗宣利化痰。

【用方思路】

1.三物白散既是辨治寒饮结胸或夹热证的重要代表方，又是辨治诸多杂病如心病、肾病、肝病、肺病、皮肤病等的重要基础方。

2.方中巴豆可攻逐诸脏腑、筋骨、肌肤之寒饮；贝母既可清热，又可化痰；桔梗既宣发，又化痰。从方中用药用量及调配分析得知，三物白散的应用并不局限于寒饮结胸或夹热证，还可用于辨治诸多杂病，如呼吸、循环、泌尿、内分泌及代谢等系统疾病。

3.运用三物白散辨治的病证（无论病变部位在胸膈或在脘腹）以寒饮郁结或夹热为主，其治当温逐寒饮。

【随证加减】 若夹郁，可与四逆散合方用之；若夹寒瘀，可与当归四逆汤合方用之；若夹瘀热，可与桃核承气汤合方用之。应用时还必须结合病变主次酌情调整方药用量。

【注意事项】 运用三物白散既要辨清西医之病，又要辨清西医之病属于中医寒饮或夹热证。辨西医之病可进一步了解疾病的发展演变及转变规律，辨中医之证可更好地针对西医之病选用三物白散。

第五节　膈间水饮证用方

一、木防己汤

【导读】 ①学用木防己汤应重视木防己和人参的用量调配关系、木防己和石膏的用量调配关系、桂枝和人参的用量调配关系。②木防己汤虽是辨治胸膈阳郁热饮证的重要代表方，但在临床中对郁热夹虚证等也具有良好治疗作用。

【方歌】 木防己汤用人参，石膏桂枝合成方，胸闷而满心烦喘，化饮清热能通阳。

【方药】 木防己三两（9 g）　石膏十二枚，鸡子大（48 g）　桂枝二两（6 g）　人参四两（12 g）

【用法】 上四味，以水六升，煮取二升。分温再服。

【功用】 通阳化饮，清热益气。

【适应证】

1.中医病证：膈间阳郁热饮夹虚证。胸闷而满，心烦，气喘，心下痞硬坚，面色黧黑，短气，乏力，舌红、苔黄腻，脉迟或沉。

2.西医疾病：冠心病、心功能不全、高血压、肺气肿、肺间质纤维化、支气管哮喘、胸腔积水等临床表现符合膈间阳郁热饮夹虚证者。

【用药分析】 方中木防己清热利湿化饮；石膏清热泻火；桂枝温阳化饮；人参补益中气。

【用方思路】

1.木防己汤既是辨治膈间阳郁热饮夹虚证的重要代表方，又是辨治诸多杂病如心病、脾胃病、肺病、肾病等的重要基础方。

2.方中木防己既可降泄肌肤营卫之水，又可降泄诸脏腑之水；石膏既可清营卫之热，又可泻脏腑之热；人参可补诸脏腑及营卫之气；桂枝既可通阳，又可温化。从方中用药用量及调配分析得知，木防己汤的应用并不局限于膈间阳郁热饮夹虚证，还可用于辨治诸多杂病，如呼吸、循环、消化、内分泌及代谢等系统疾病。

3.运用木防己汤辨治的病证（无论病变部位在胸膈、在肺或在心）以膈间阳郁热饮夹虚为主，其治当清热通阳化饮。

【随证加减】 若夹郁，可与枳实薤白桂枝汤合方用之；若夹瘀，可与桂枝茯苓丸合方用之；若夹阳虚，可与理中丸合方用

358

之。应用时还必须结合病变主次酌情调整方药用量。

【注意事项】 运用木防己汤既要辨清西医之病，又要辨清西医之病属于中医热饮夹虚证。辨西医之病可进一步了解疾病的发展演变及转变规律，辨中医之证可更好地针对西医之病选用木防己汤。

二、木防己去石膏加茯苓芒硝汤

【导读】 ①学用木防己去石膏加茯苓芒硝汤应重视木防己和人参的用量调配关系、木防己和茯苓的用量调配关系、茯苓和人参的用量调配关系。②木防己去石膏加茯苓芒硝汤虽是辨治胸膈阳郁热饮重证的重要代表方，但在临床中对郁热夹虚重证等也具有良好治疗作用。

【方歌】 木防己汤去石膏，加茯苓芒硝桂参，胸膈满闷而疼痛，通阳破饮利水缜。

【方药】 木防己二两（6 g）　桂枝二两（6 g）　人参四两（12 g）　芒硝三合（9 g）　茯苓四两（12 g）

【用法】 上五味，以水六升，煮取二升，去滓。内芒硝，再微煎。分温再服，微利则愈。

【功用】 通阳破饮，益气利水。

【适应证】

1.中医病证：膈间阳郁饮结夹虚重证。胸满闷而痛，胸中滞塞，气喘，短气，身倦，心下坚满或疼痛，小便不利，面色黧黑，舌淡质胖苔黄或夹白，脉沉弦。

2.西医疾病：冠心病、心功能不全、高血压、肺气肿、肺间质纤维化、支气管哮喘、胸腔积水等临床表现符合膈间阳郁热饮夹虚重证者。

【用药分析】 方中木防己清热利湿化饮；茯苓健脾利湿；芒硝软坚泻热；桂枝温阳化饮；人参补益中气。

【用方思路】

1.木防己去石膏加茯苓芒硝汤既是辨治膈间阳郁热饮夹虚重证如心病、脾胃病、肺病、肾病等的重要代表方，又是辨治诸多杂病的重要基础方。

2.方中木防己可降泄肌肤营卫之水，又可降泄诸脏腑之水；芒硝既可泻脏腑营卫之热，又可软坚散结；人参、茯苓可补诸脏腑及营卫之气；桂枝既可通阳，又可温化。从方中用药用量及调配分析得知，木防己去石膏加茯苓芒硝汤的应用并不局限于膈间阳郁热饮夹虚重证，还可用于辨治诸多杂病，如呼吸、循环、消化、内分泌及代谢等系统疾病。

3.运用木防己去石膏加茯苓芒硝汤辨治的病证（无论病变部位在胸膈、在肺或在心）以膈间阳郁热饮夹虚为主，其治当清热通阳泻饮益虚。

【随证加减】 若夹胃郁，可与橘枳姜汤合方用之；若夹肝郁，可与四逆散合方用之；若夹心郁，可与枳实薤白桂枝汤合方用之。应用时还必须结合病变主次酌情调整方药用量。

【注意事项】 运用木防己去石膏加芒硝汤既要辨清西医之病，又要辨清西医之病属于中医热饮夹虚证。辨西医之病可进一步了解疾病的发展演变及转变规律，辨中医之证可更好地针对西医之病选用木防己去石膏加茯苓芒硝汤。

三、猪苓散

【导读】 ①学用猪苓散应重视猪苓和茯苓的用量调配关系、茯苓和白术的用量调配关系。②猪苓散虽是辨治膈间饮停呕吐证的重要代表方，但在临床中对脾胃水气呕吐证等也具有良好治疗作用。

【方歌】 猪苓散用茯苓术，主治饮停上逆证，病在膈上呕思水，利水散饮功效等。

【方药】 猪苓　茯苓　白术各等份

【用法】 上三味，杵为散，饮服方寸匕，日三服。

【功用】 利水化饮，健脾燥湿。

【适应证】

1.中医病证：膈间气虚饮停上逆证。呕吐清稀涎水，呕后喜饮，或胸满，或胸闷，膈间逆满，或口渴，舌淡、苔薄，脉沉。

2.西医疾病：心律不齐、高血压、高脂血症、慢性胃炎、幽门水肿、贲门痉挛等临床表现符合膈间气虚饮停呕吐证者。

【用药分析】 方中猪苓利水清热；茯苓健脾益气，利水渗湿；白术健脾燥湿。

【用方思路】

1.猪苓散既是辨治膈间气虚饮停上逆证的重要代表方，又是辨治诸多杂病如心病、肺病、脾胃病、肾病等的重要基础方。

2.方中猪苓、茯苓可渗利诸脏腑之水；白术、茯苓既可补诸脏腑及营卫之气，又可治诸脏腑及营卫之水。从方中用药用量及调配分析得知，猪苓散的应用并不局限于膈间气虚饮停呕吐证，还可用于辨治诸多杂病，如呼吸、循环、消化、泌尿、内分泌及代谢等系统疾病。

3.运用猪苓散辨治的病证（无论病变部位在胸膈、在肺或在心）以膈间气虚饮停上逆为主，其治当泻饮益气。

【随证加减】 若夹阳虚，可与真武汤合方用之；若夹阴虚，可与百合地黄汤合方用之；若夹湿热，可与牡蛎泽泻散合方用之。应用时还必须结合病变主次酌情调整方药用量。

【注意事项】 运用猪苓散既要辨清西医之病，又要辨清西医之病属于中医气虚饮停上逆证。辨西医之病可进一步了解疾病的发展演变及转变规律，辨中医之证可更好地针对西医之病选用猪苓散。

第六节 风痰证用方

藜芦甘草汤

【导读】 ①学用藜芦甘草汤应重视藜芦和甘草的用量调配关系。②藜芦甘草汤虽是辨治风痰证的重要代表方，但在临床中对风痰夹虚证等也具有良好治疗作用。

【方歌】 藜芦甘草治风痰，化痰息风和筋脉。手指臂肿颤挛急，口眼㖞斜皆能瘥。

【方药】 藜芦一两（3 g）　甘草二两（6 g）（编者注：仲景原方无用量，此处为编者所加）

【用法】 以水二升，煮取一升五合，分二服，温服之（编者注：仲景未言用法，此处为编者所加）。

【功用】 化痰息风，和畅筋脉。

【适应证】

1.中医病证：筋脉风痰证。手指、臂肿动，或肌肉颤动，或手足麻木不仁，或筋脉拘急或疼痛，或口眼㖞斜，舌淡、苔薄，脉滑。

2.西医疾病：帕金森病、高血压、高脂血症、脑动脉硬化、肌肉或关节僵硬等临床表现符合风痰证者。

【用药分析】 方中藜芦荡涤顽痰，息风止痉；甘草益气缓急。

【用方思路】

1.藜芦甘草汤既是辨治筋脉风痰证的重要代表方，又是辨治诸多杂病如心病、肝病、肾病、肌肉皮肤病等的重要基础方。

2.方中藜芦既可祛风，又可涤痰；甘草既可补诸脏腑及营卫之气，又可益诸脏腑及营卫之津。从方中用药用量及调配分析得知，藜芦甘草汤的应用并不局限于筋脉风痰证，还可用于辨治诸多杂病，如精神神经、循环、内分泌及代谢、运动等系统疾病。

3.运用藜芦甘草汤辨治的病证（无论病变部位在心、在肝或在皮肤）以风痰为主，其治当息风化痰益气。

【随证加减】 若夹郁热，可与小柴胡汤合方用之；若夹阳虚，可与茯苓四逆汤合方用之；若夹虚热，可与白虎加人参汤合方用之。应用时还必须结合病变主次酌情调整方药用量。

【注意事项】 运用藜芦甘草汤既要辨清西医之病，又要辨清西医之病属于中医风痰证。辨西医之病可进一步了解疾病的发展演变及转变规律，辨中医之证可更好地针对西医之病选用藜芦甘草汤。

第/十/四/章　咽/痛/证/用/方

学用咽痛证用方，既要知道咽痛证用方是主治咽痛证的基本方，又要知道其主治并不局限于咽痛证，还包括其他病证。用方选方的基本思路与方法是根据病变证机而选用方药，无论是咽痛证还是其他病证，只要病变证机符合方药主治，即可选用方药治疗。

一、甘草汤

【导读】　①甘草汤的组成药物仅有一味，合方应用疗效会更好。②甘草汤虽是辨治咽痛热证的重要代表方，但在临床中对气虚夹热证等也具有良好治疗作用。

【方歌】　甘草汤是咽痛方，临证加减精而详，红肿热痛火热攻，清热利咽功效良。

【方药】　甘草二两 (6 g)

【用法】　上一味，以水三升，煮取一升半，去滓。温服七合，日二服。

【功用】　清热利咽。

【适应证】

1. 中医病证：咽痛热证。咽痛，咽部红肿炽热，舌红、苔黄，脉数。

2. 西医疾病：急性咽炎、急性扁桃体炎、急性腮腺炎、消化疾病、呼吸疾病、内分泌疾病等临床表现符合气虚夹热证者。

【用药分析】 方中生甘草清热益气，缓急止痛。

【用方思路】

1. 甘草汤既是辨治咽痛热证的重要代表方，又是辨治诸多杂病如咽喉病、心病、肝病、肺病、脾胃病、肾病等的重要基础方。

2. 方中生甘草既可清诸脏腑及营卫之热，又可益诸脏腑及营卫之气阴。从方中用药用量及调配分析得知，甘草汤的应用并不局限于热伤气阴证，还可用于辨治诸多杂病，如咽喉、生殖、呼吸、循环、消化、内分泌及代谢等。

3. 辨治的病证（无论病变部位在心、在肺、在肝或在脾胃）以热伤气阴为主，其治当清热益气生津。

【随证加减】 若夹郁，可与四逆散合方用之；若夹瘀，可与桂枝茯苓丸合方用之；若夹郁热，可与栀子豉汤合方用之；若夹寒痰，可与赤丸合方用之。应用时还必须结合病变主次酌情调整方药用量。

【注意事项】 运用甘草汤既要辨清西医之病，又要辨清西医之病属于中医热伤气阴证。辨西医之病可进一步了解疾病的发展演变及转变规律，辨中医之证可更好地针对西医之病选用甘草汤。

二、苦酒汤

【导读】 ①学用苦酒汤应重视半夏和醋的用量调配关系、半夏和鸡子黄的用量调配关系。②苦酒汤虽是辨治痰热伤咽证的重要代表方，但在临床中对痰热伤津证等也具有良好治疗作用。

【方歌】 苦酒汤中鸡半夏，不能语言咽中伤，声不出者或嘶哑，清热涤痰能敛疮。

【方药】 半夏洗，碎如枣核，十四枚（5 g） 鸡子去黄，内上苦酒，着鸡子壳中，一枚

【用法】 上二味，内半夏，著苦酒中，以鸡子壳置刀环中，安火上，令三沸，去滓。少少含咽之。不差，更作三剂。

【功用】 清热涤痰，敛疮消肿。

【适应证】

1.中医病证：痰热伤咽证。咽痛，咽中溃烂，或咽中痰阻，或咳吐黄痰，或咽痛灼热，语言不利，声音嘶哑，舌红、苔黄腻，脉数或滑。

2.西医疾病：急性咽炎、急性扁桃体炎、急性腮腺炎、消化疾病、呼吸疾病、内分泌疾病等临床表现符合痰热咽伤证者。

【用药分析】 方中苦酒泻热利咽；半夏燥湿利咽；鸡子壳收敛利咽；鸡子清清热利咽。

【用方思路】

1.苦酒汤既是辨治痰热咽伤证的重要代表方，又是辨治诸多杂病如咽喉病、肺病等的重要基础方。

2.方中苦酒既可泻诸脏腑及营卫之热，又可益阴生津；半夏既醒脾，又化痰；鸡子壳既收敛，又降利；鸡子清既益阴，又清利。从方中用药用量及调配分析得知，苦酒汤的应用并不局限于痰热咽伤证，还可用于辨治诸多杂病，如咽喉、呼吸、内分泌及代谢等系统疾病。

3.运用苦酒汤辨治的病证（无论病变部位在咽喉或在肺）以痰热伤咽为主，其治当清热化痰益阴。

【随证加减】 若夹寒，可与半夏散及汤合方用之；若夹痰，可与半夏厚朴汤合方用之；若夹郁热，可与桔梗汤合方用之。应用时还必须结合病变主次酌情调整方药用量。

【注意事项】 运用苦酒汤既要辨清西医之病，又要辨清西医

之病属于中医痰热伤咽证。辨西医之病可进一步了解疾病的发展演变及转变规律，辨中医之证可更好地针对西医之病选用苦酒汤。

三、半夏散及汤

【导读】 ①学用半夏散及汤应重视半夏和桂枝的用量调配关系、半夏和甘草的用量调配关系。②半夏散及汤虽是辨治咽痛寒证的重要代表方，但在临床中对寒痰证等也具有良好治疗作用。

【方歌】 咽痛半夏散及汤，桂枝甘草效堪夸，寒客咽痛不可忽，涤痰通阳功效大。

【方药】 半夏洗　桂枝去皮　甘草炙

【用法】 上三味，等份，各别捣筛已，合治之。白饮和，服方寸匕，日三服。若不能服散者，以水一升，煎七沸，内散两方寸匕，更煮三沸，下火，令小冷。少少咽之。半夏有毒，不当散服。

【功用】 散寒通阳，涤痰开结。

【适应证】

1.中医病证：寒痰咽痛证。咽痛，或咽中如有物阻，或咳白痰，咽部红肿不明显，或咽干不欲饮水，舌淡、苔白，脉紧。

2.西医疾病：急、慢性咽炎，扁桃体炎，支气管炎，支气管哮喘等临床表现符合寒痰咽痛证者。

【用药分析】 方中半夏利咽降逆；桂枝温通阳气；甘草益气利咽，缓急止痛。

【用方思路】

1.半夏散及汤既是辨治寒痰咽痛证的重要代表方，又是辨治诸多杂病如咽喉病、肺病、心病等的重要基础方。

2.方中半夏既醒脾，又化痰；桂枝既可温阳，又可通利；甘草既益气，又缓急。从方中用药用量及调配分析得知，半夏散及汤的应用并不局限于寒痰咽痛证，还可用于辨治诸多杂病，如咽喉疾病和呼吸、循环、消化等系统疾病。

3.运用半夏散及汤辨治的病证（无论病变部位在胸膈、在肺、在心、在肝或在脾胃）以寒痰为主，其治当温化寒痰。

【随证加减】 若夹肝郁，可与四逆散合方用之；若夹心郁，可与枳实薤白桂枝汤合方用之；若夹瘀，可与桂枝茯苓丸合方用之。应用时还必须结合病变主次酌情调整方药用量。

【注意事项】 运用半夏散及汤既要辨清西医之病，又要辨清西医之病属于中医寒痰郁结证。辨西医之病可进一步了解疾病的发展演变及转变规律，辨中医之证可更好地针对西医之病选用半夏散及汤。

第/十/五/章　虫/证/用/方

　　结合临床，中药治疗肠道寄生虫病不像西药那样效果显著，对肠道寄生虫病最好采用西药或中西药结合治疗，以取得最佳治疗效果。

甘草粉蜜汤

　　【导读】 ①学用甘草粉蜜汤应重视甘草粉的用量调配关系、甘草蜜的用量调配关系。②甘草粉蜜汤虽是辨治虫证的重要代表方，但在临床中对气虚郁毒证等也具有良好治疗作用。

　　【方歌】 杀虫甘草粉蜜汤，缓急安中能止痛，脘腹疼痛令吐涎，服用本方有奇功。

　　【方药】 甘草二两（6 g）　粉一两（3 g）　蜜四两（12 g）

　　【用法】 上三味，以水三升，先煮甘草，取二升，去滓。内粉、蜜，搅令和，煎如薄粥。温服一升，差即止。

　　【功用】 缓急安中，杀虫止痛。

　　【适应证】

　　1.中医病证：虫证。脘腹疼痛，时作时止，痛甚则吐清水，舌质红、苔黄，脉紧或浮滑。

369

2.西医疾病：绦虫病、蛲虫病、钩虫病、蛔虫病、蛔虫性肠梗阻、蛔虫毒素引起的精神神经系统症状、过敏性皮炎、支气管炎、支气管哮喘等临床表现符合虫证或气虚郁毒证者。

【用药分析】 方中甘草益气缓急；轻粉或铅粉驱虫杀虫；蜂蜜味甘，诱虫食药。

【用方思路】

1.甘草粉蜜汤既是辨治虫证的重要代表方，又是辨治诸多杂病如虫病、肺病、皮肤病等的重要基础方。

2.方中轻粉或铅粉杀诸虫或解毒；蜜、甘草既益气，又诱虫食之。从方中用药用量及调配分析得知，甘草粉蜜汤的应用并不局限于虫证，还可用于辨治诸多杂病，如虫病及呼吸、内分泌等系统疾病。

3.运用甘草粉蜜汤辨治的病证（无论病变部位在肠中、在肺或在脾胃）以虫或郁毒伤气为主，其治当解毒益气。

【随证加减】 若夹阳虚，可与四逆汤合方用之；若夹郁热，可与栀子豉汤合方用之；若夹热结，可与大承气汤合方用之；若夹寒结，可与大黄附子汤合方用之。应用时还必须结合病变主次酌情调整方药用量。

【注意事项】 运用甘草粉蜜汤既要辨清西医之病，又要辨清西医之病属于中医郁毒伤气证。辨西医之病可进一步了解疾病的发展演变及转变规律，辨中医之证可更好地针对西医之病选用甘草粉蜜汤。

第/十/六/章　外/治/用/方

学用外治病证用方，既要知道外治病证用方是主治外治病证的基本方，又要知道其主治并不局限于外治病证，还包括其他病证。用方选方的基本思路与方法是根据病变证机而选用方药，无论是外治病证还是其他病证，只要病变证机符合方药主治，即可选用方药治疗。

一、苦参汤

【导读】　①苦参汤的组成药物仅有一味，单用比较少，最好合方应用。②苦参汤虽是辨治湿热证的重要代表方，但在临床中对热毒证等也具有良好治疗作用。

【方歌】　皮肤瘙痒苦参汤，男女阴部最相当，湿热浸淫带下黄，清热解毒效果长。

【方药】　苦参十两（30 g）（编者注：方药及用量引自《经方辨治疑难杂病技巧》）

【用法】　上一味，以水二斗半，煮取一斗半，去滓。分早晚熏洗（编者注：用法引自《经方辨治疑难杂病技巧》）。

【功用】　清热解毒，燥湿泄邪。

【适应证】

1.中医病证：湿热浸淫证。阴部瘙痒或溃烂，或口腔溃烂，或流渗出物，或疼痛，女子带下黄浊，男子淫黄浊物，或风疹，或湿疹，或牛皮癣，舌红，口干，苔黄，脉滑。

2.西医疾病：滴虫性阴道炎、真菌性阴道炎、淋病、尖锐湿疣、梅毒、过敏性皮炎、皮肤真菌病、银屑病、病毒性疱疹、贝赫切特综合征、室性心动过速、心律失常等临床表现符合湿热证或气虚郁毒证者。

【用药分析】 方中苦参清热燥湿解毒。

【用方思路】

1.苦参汤既是辨治湿热证的重要代表方，又是辨治诸多杂病如皮肤病、妇科病、男科病、口腔病等的重要基础方。

2.方中苦参既可辨治肌肤营卫湿热，又可辨治脏腑之湿热。苦参汤的应用并不局限于湿热证，还可用于辨治诸多杂病，如妇科、男科、皮肤、口腔等疾病。

3.运用苦参汤辨治的病证（无论病变部位在口腔或在皮肤）以湿热为主，其治当清热燥湿。

【随证加减】 若夹寒，可与蛇床子散合方用之；若夹阳虚，可与天雄散合方用之；若夹寒痰，可与赤丸合方用之。应用时还必须结合病变主次酌情调整方药用量。

【注意事项】 运用苦参汤既要辨清西医之病，又要辨清西医之病属于中医湿热证。辨西医之病可进一步了解疾病的发展演变及转变规律，辨中医之证可更好地针对西医之病选用苦参汤。

二、狼牙汤

【导读】 ①狼牙汤的组成药物仅有一味，单用比较少，最好合方应用。②狼牙汤虽是辨治湿热证的重要代表方，但在临床中对湿毒证等也具有良好治疗作用。

【方歌】 妇人阴病狼牙汤，湿热阴痒或糜烂，带下黄浊或阴湿，清热燥湿能敛疮。

【方药】 狼牙三两（9 g）

【用法】 上一味，以水四升，煮取半升，以绵缠箸如茧，浸汤沥阴中，日四遍。

【功用】 清热燥湿，解毒敛疮。

【适应证】

1.中医病证：阴中湿热疮证。阴中瘙痒，或溃烂，灼热疼痛，带下黄浊淋漓不止，舌红、苔薄黄或腻，脉滑数。

2.西医疾病：淋病、真菌性阴道炎、滴虫性阴道炎、阴道溃疡、尖锐湿疣、带下病、过敏性皮炎、皮肤真菌病、银屑病、病毒性疱疹、阴囊湿疹、前列腺炎等临床表现符合湿热证者。

【用药分析】 方中狼牙清热解毒，燥湿敛疮。

【用方思路】

1.狼牙汤既是辨治湿热疮毒证的重要代表方，又是辨治诸多杂病如皮肤病、妇科病、男科病、口腔病等的重要基础方。

2.方中狼牙既可辨治肌肤营卫湿热疮，又可辨治脏腑之湿热疮。狼牙汤的应用并不局限于湿热疮毒证，还可用于辨治诸多杂病，如妇科、男科、皮肤、口腔等疾病。

3.运用狼牙汤辨治的病证（无论是胸膈病变、还是妇科或男科疾病）以湿热为主，其治当清热燥湿。

【随证加减】 若病变证机以湿热为主，可与牡蛎泽泻散合方用之；若夹寒湿，可与甘姜苓术汤合方用之；若夹瘀热，可与桃核承气汤合方用之。应用时还必须结合病变主次酌情调整方药用量。

【注意事项】 运用狼牙汤既要辨清西医之病，又要辨清西医之病属于中医湿热证。辨西医之病可进一步了解疾病的发展演变及转变规律，辨中医之证可更好地针对西医之病选用狼牙汤。

三、蛇床子散

【导读】 ①蛇床子散的组成药物仅有一味，单用比较少，最好合方应用。②蛇床子散虽是辨治寒湿证的重要代表方，但在临床中对阳虚证等也具有良好治疗作用。

【方歌】 蛇床子散主寒湿，主治阴中瘙痒证，外用内服结合用，温肾散寒化虫等。

【方药】 蛇床子仁

【用法】 上一味，末之，以白粉少许，和令相得，如枣大，棉裹内之，自然温。

【功用】 温肾散寒，燥湿化虫。

【适应证】

1.中医病证：寒湿下注证。前阴瘙痒，带下量多色白，腰膝酸软，或湿疹，或湿疮，或恶寒，舌淡、苔薄，脉迟。

2.西医疾病：淋病、真菌性阴道炎、滴虫性阴道炎、阴道溃疡、尖锐湿疣、带下病、过敏性皮炎、皮肤真菌病、银屑病、病毒性疱疹等临床表现符合寒湿证者。

【用药分析】 方中蛇床子温阳散寒，燥湿止痒。

【用方思路】

1.运用蛇床子散既是辨治寒湿证的重要代表方，又是辨治诸多杂病如皮肤病、妇科病、男科病、肾病等的重要基础方。

2.方中蛇床子既可辨治肌肤营卫寒湿，又可辨治脏腑之寒湿。蛇床子散的应用并不局限于寒湿证，还可用于辨治诸多杂病，如妇科、男科、皮肤等疾病。

3.运用蛇床子散辨治的病证（无论是肾病，还是妇科、男科疾病）以寒湿为主，其治当温阳化湿。

【随证加减】 若夹热，可与苦参汤、黄连粉方合用之；若夹阳虚，可与天雄散合方用之；若夹痰热，可与小陷胸汤合用之。应用时还必须结合病变主次酌情调整方药用量。

【注意事项】 运用蛇床子散既要辨清西医之病，又要辨清西医之病属于中医寒湿证。辨西医之病可进一步了解疾病的发展演变及转变规律，辨中医之证可更好地针对西医之病选用蛇床子散。

四、矾石汤

【导读】 ①矾石汤的组成药物仅有一味，单用比较少，最好合方应用。②矾石汤虽是辨治湿毒证的重要代表方，但在临床中对湿热证等也具有良好治疗作用。

【方歌】 湿邪脚气矾石汤，解毒燥湿泄邪方，心悸气喘证可见，亦治头晕或发狂。

【方药】 矾石二两（6 g）

【用法】 上一味，以浆水一斗五升，煎三五沸，浸脚良。

【功用】 解毒燥湿，蠲邪下泄。

【适应证】

1.中医病证：湿毒脚气证。脚肿，或溃烂，或疼痛，或心悸，或气喘，或呕吐，或头晕，或泄利，或发狂，舌淡、苔薄，脉迟或沉。

2.西医疾病：过敏性皮炎、皮肤真菌病、银屑病、病毒性疱疹、疥癣、湿疹、脚部肿胀、慢性盆腔炎、慢性附件炎、慢性前列腺炎等临床表现符合湿毒证者。

【用药分析】 方中矾石清热燥湿；浆水解毒利湿消肿。

【用方思路】

1.矾石汤既是辨治湿毒脚气证的重要代表方，又是辨治诸多杂病如皮肤病、妇科病、男科病、肾病等的重要基础方。

2.方中矾石汤可辨治诸湿热；浆水既解毒，又消肿。矾石汤的应用并不局限于湿热脚气证，还可用于辨治诸多杂病，如妇科病、男科病、皮肤病、肾病等。

3.运用矾石汤辨治的病证（无论是肾病，还是妇科、男科疾病）以湿毒热郁为主，其治当清热燥湿。

【随证加减】 若夹阳虚，可与桂枝人参汤合方用之；若夹寒湿，可与甘姜苓术汤合方用之；若湿热比较重，可与牡蛎泽泻汤合方用之。应用时还必须结合病变主次酌情调整方药用量。

【注意事项】 运用矾石汤既要辨清西医之病，又要辨清西医之病属于中医湿毒热郁证。辨西医之病可进一步了解疾病的发展演变及转变规律，辨中医之证可更好地针对西医之病选用矾石汤。

五、小儿疳虫蚀齿方

【导读】 ①小儿疳虫蚀齿方在临床中单用比较少，最好合方应用。②小儿疳虫蚀齿方虽是辨治湿热证的重要代表方，但在临床中对郁热证等也具有良好治疗作用。

【方歌】 小儿疳虫蚀齿方，猪脂槐枝葶雄黄，主治疳虫生虫证，牙齿诸疾功效宏。

【方药】 雄黄　葶苈

【用法】 上二味，末之，取腊日猪脂熔，以槐枝绵裹头四五枚，点药烙之。

【功用】 消肿活血，杀虫生肌。

【适应证】

1.中医病证：疳热生虫证。牙齿虫蚀，牙齿黄或黑，牙龈糜烂或肿或痛。

2.西医疾病：牙龈糜烂、牙周炎、口腔溃疡、牙齿黑或黄、过敏性皮炎、支气管炎、前列腺炎等临床表现符合郁热证者。

【用药分析】 方中雄黄杀虫解毒；葶苈子清热解毒散结；猪脂凉血润燥；槐枝凉血散邪。

【用方思路】

1.小儿疳虫蚀齿方既是辨治疳湿生虫证的重要代表方，又是辨治诸多杂病如口腔病、咽喉病、皮肤病等的重要基础方。

2.方中雄黄既可驱杀诸虫，又可化解诸毒；葶苈子、槐枝清热凉血解毒；猪脂润燥。从方中用药用量及调配分析得知，小儿疳虫蚀齿方的应用并不局限于疳热郁结证，还可用于辨治诸多杂病，如生殖、呼吸、循环、消化、内分泌及代谢等系统疾病。

3.运用小儿疳虫蚀齿方辨治的病证（无论病变部位在口腔或在咽喉）以疳热郁结为主，其治当清热温化解毒。

【随证加减】 若夹郁热，可与栀子豉汤合方用之；若夹虚热，可与麦门冬汤合方用之；若夹血热，可与百合地黄汤合方用之。应用时还必须结合病变主次酌情调整方药用量。

【注意事项】 运用小儿疳虫蚀齿方既要辨清西医之病，又要辨清西医之病属于中医疳热郁结证。辨西医之病可进一步了解疾病的发展演变及转变规律，辨中医之证可更好地针对西医之病选用小儿疳虫蚀齿方。

六、雄黄熏方

【导读】 ①雄黄熏方的组成药物仅有一味，单用比较少，最好合方应用。②雄黄熏方虽是辨治寒毒证的重要代表方，但在临床中对寒湿证等也具有良好治疗作用。

【方歌】 雄黄熏方治寒毒，皮肤肛门诸瘙痒，解毒燥湿以杀虫，少量内服主惊狂。

【方药】 雄黄二两（6g）（编者注：用量引自《经方辨治疑难杂病技巧》）

【用法】 上一味，为末，筒瓦二枚合之，烧，向肛熏之。

【功用】 解毒燥湿，杀虫蠲邪。

【适应证】

1.中医病证：湿毒下注证。前后阴瘙痒，或溃烂，色红不甚，口不渴，或惊，或痫，或疟，或痰核，或虫，舌淡、苔薄，脉沉。

2.西医疾病：牙龈糜烂、牙周炎、口腔溃疡、牙齿黑或黄、过敏性皮炎、支气管炎等临床表现符合郁热证者。

【用药分析】 方中雄黄温阳燥湿解毒。

【用方思路】

1.雄黄熏方既是辨治湿毒下注证的重要代表方，又是辨治诸多杂病如妇科病、男科病、心病、肾病、口腔病、皮肤病等的重要基础方。

2.方中雄黄既可驱杀诸虫，又可化解诸毒。雄黄熏方的应用并不局限于湿毒证，还可用于辨治诸多杂病，如妇科、男科疾病和循环、泌尿、内分泌及代谢等系统疾病。

3.运用雄黄熏方辨治的病证（无论是心肾疾病，还是妇科、男科疾病）以寒毒为主，其治当清热温化解毒。

【随证加减】 若夹湿热，可与苦参汤合方用之；若夹阳虚，可与天雄散合方用之；若夹寒痰，可与赤丸合方用之。应用时还必须结合病变主次酌情调整方药用量。

【注意事项】 运用雄黄熏方既要辨清西医之病，又要辨清西医之病属于中医寒毒蕴结证。辨西医之病可进一步了解疾病的发展演变及转变规律，辨中医之证可更好地针对西医之病选用雄黄熏方。

经方索引

一画

一物瓜蒂散 ·············（24）

二画

十枣汤 ·············（352）

三画

三物白散 ·············（356）

三物备急丸 ·············（281）

干姜人参半夏丸 ·······（181）

干姜附子汤 ·············（240）

干姜黄连黄芩人参汤 ···（168）

土瓜根汁方 ·············（287）

土瓜根散·············（313）

下瘀血汤 ·············（312）

大乌头煎 ·············（160）

大半夏汤 ·············（153）

大青龙汤 ·············（29）

大建中汤 ·············（149）

大承气汤 ·············（273）

大柴胡汤 ·············（266）

大陷胸丸 ·············（354）

大陷胸汤 ·············（353）

大黄甘草汤 ·············（143）

大黄甘遂汤 ·············（322）

大黄牡丹汤 ·············（295）

大黄附子汤 ·············（280）

大黄黄连泻心汤 ·········（141）

大黄硝石汤 ·············（225）

大黄䗪虫丸 ·············（212）

小儿疳虫蚀齿方 ·········（376）

小半夏加茯苓汤 ·········（178）

小半夏汤 ·············（176）

小青龙加石膏汤···········（60）

小青龙汤 ·············（58）

小建中汤 ·············（109）

小承气汤 ·············（275）

小柴胡汤 ·············（261）

小陷胸汤 ·············（184）

己椒苈黄丸 ·············（292）

四画

王不留行散 ·············（318）

天雄散 ·············（238）

木防己去石膏加茯苓芒硝汤

·············（359）

木防己汤 ·············（357）

五苓散 ·············（186）

升麻鳖甲去雄黄蜀椒汤

·············（337）

升麻鳖甲汤 ·············（336）

风引汤 ·············（205）

乌头汤 ⋯⋯⋯⋯⋯⋯⋯（344）

乌头赤石脂丸 ⋯⋯⋯⋯（104）

乌头桂枝汤 ⋯⋯⋯⋯⋯（34）

乌梅丸 ⋯⋯⋯⋯⋯⋯⋯（200）

文蛤汤 ⋯⋯⋯⋯⋯⋯⋯（31）

文蛤散 ⋯⋯⋯⋯⋯⋯⋯（23）

五画

甘麦大枣汤 ⋯⋯⋯⋯⋯（115）

甘草干姜汤 ⋯⋯⋯⋯⋯（63）

甘草干姜茯苓白术汤（甘姜
苓术汤）⋯⋯⋯⋯⋯⋯（248）

甘草汤 ⋯⋯⋯⋯⋯⋯⋯（364）

甘草附子汤 ⋯⋯⋯⋯⋯（342）

甘草泻心汤 ⋯⋯⋯⋯⋯（164）

甘草粉蜜汤 ⋯⋯⋯⋯⋯（369）

甘草麻黄汤 ⋯⋯⋯⋯⋯（159）

甘遂半夏汤 ⋯⋯⋯⋯⋯（294）

四逆加人参汤 ⋯⋯⋯⋯（89）

四逆汤 ⋯⋯⋯⋯⋯⋯⋯（88）

四逆散 ⋯⋯⋯⋯⋯⋯⋯（209）

生姜半夏汤 ⋯⋯⋯⋯⋯（179）

生姜泻心汤 ⋯⋯⋯⋯⋯（163）

白术散 ⋯⋯⋯⋯⋯⋯⋯（156）

白头翁加甘草阿胶汤 ⋯（203）

白头翁汤 ⋯⋯⋯⋯⋯⋯（202）

白虎加人参汤 ⋯⋯⋯⋯（132）

白虎加桂枝汤 ⋯⋯⋯⋯（17）

白虎汤 ⋯⋯⋯⋯⋯⋯⋯（131）

白通加猪胆汁汤 ⋯⋯⋯（92）

白通汤 ⋯⋯⋯⋯⋯⋯⋯（91）

瓜蒂散 ⋯⋯⋯⋯⋯⋯⋯（349）

半夏干姜散 ⋯⋯⋯⋯⋯（180）

半夏泻心汤 ⋯⋯⋯⋯⋯（161）

半夏厚朴汤 ⋯⋯⋯⋯⋯（347）

半夏麻黄丸 ⋯⋯⋯⋯⋯（128）

半夏散及汤 ⋯⋯⋯⋯⋯（367）

头风摩散 ⋯⋯⋯⋯⋯⋯（250）

六画

芍药甘草汤 ⋯⋯⋯⋯⋯（230）

芍药甘草附子汤 ⋯⋯⋯（231）

百合地黄汤 ⋯⋯⋯⋯⋯（120）

百合鸡子汤 ⋯⋯⋯⋯⋯（119）

百合知母汤 ⋯⋯⋯⋯⋯（116）

百合洗方 ⋯⋯⋯⋯⋯⋯（121）

百合滑石散 ⋯⋯⋯⋯⋯（124）

当归贝母苦参丸 ⋯⋯⋯（305）

当归四逆加吴茱萸生姜汤
⋯⋯⋯⋯⋯⋯⋯⋯⋯（216）

当归四逆汤 ⋯⋯⋯⋯⋯（215）

当归生姜羊肉汤 ⋯⋯⋯（218）

当归芍药散 ⋯⋯⋯⋯⋯（234）

当归散 ⋯⋯⋯⋯⋯⋯⋯（328）

竹叶石膏汤 ⋯⋯⋯⋯⋯（134）

竹叶汤 ⋯⋯⋯⋯⋯⋯⋯（47）

竹皮大丸 ⋯⋯⋯⋯⋯⋯（145）

防己地黄汤 ⋯⋯⋯⋯⋯（125）

防己茯苓汤 ·············（187）

防己黄芪汤 ············（20）

红蓝花酒 ·············（314）

七画

麦门冬汤 ·············（80）

赤小豆当归散 ··········（330）

赤丸 ················（155）

赤石脂禹余粮汤 ········（291）

杏子汤 ···············（77）

吴茱萸汤（茱萸汤）···（206）

牡蛎泽泻散 ············（303）

皂荚丸 ···············（75）

诃梨勒散 ·············（198）

附子汤 ···············（246）

附子泻心汤 ············（259）

附子粳米汤 ············（152）

鸡屎白散 ·············（233）

八画

抵当丸 ···············（311）

抵当汤 ···············（309）

苦参汤 ···············（371）

苦酒汤 ···············（365）

苓甘五味加姜辛半杏大黄汤

 ·················（73）

苓甘五味加姜辛半夏杏仁汤

 ·················（71）

苓甘五味姜辛汤 ········（69）

矾石丸 ···············（324）

矾石汤 ···············（375）

奔豚汤 ···············（219）

肾气丸（崔氏八味丸、八味

肾气丸）············（254）

炙甘草汤 ·············（107）

泻心汤 ···············（329）

泽泻汤 ···············（173）

泽漆汤 ···············（76）

九画

茵陈五苓散 ············（226）

茵陈蒿汤 ·············（221）

茯苓甘草汤 ············（175）

茯苓四逆汤 ············（256）

茯苓戎盐汤 ············（306）

茯苓杏仁甘草汤 ········（100）

茯苓泽泻汤 ············（174）

茯苓桂枝甘草大枣汤 ···（245）

茯苓桂枝白术甘草汤（苓桂

术甘汤）············（171）

枳术汤 ···············（190）

枳实芍药散 ············（210）

枳实栀子豉汤 ··········（140）

枳实薤白桂枝汤 ········（99）

柏叶汤 ···············（333）

栀子干姜汤 ············（167）

栀子大黄汤 ············（223）

栀子甘草豉汤 ··········（136）

栀子生姜豉汤 …………（138）

栀子柏皮汤 …………（222）

栀子厚朴汤 …………（139）

栀子豉汤 ……………（135）

厚朴七物汤 …………（28）

厚朴三物汤 …………（277）

厚朴大黄汤 …………（279）

厚朴生姜半夏甘草人参汤

………………………（189）

厚朴麻黄汤 …………（62）

禹余粮丸 ……………（129）

侯氏黑散 ……………（113）

十画

真武汤 ………………（242）

桂苓五味甘草去桂加姜辛

夏汤 …………………（70）

桂苓五味甘草汤 ………（67）

桂枝二麻黄一汤 ……（3）

桂枝二越婢一汤 ……（9）

桂枝人参汤 …………（35）

桂枝去芍药加附子汤 …（44）

桂枝去芍药加蜀漆牡蛎龙骨救

逆汤 …………………（86）

桂枝去芍药加麻黄附子细辛汤

………………………（183）

桂枝去芍药汤 ………（46）

桂枝去桂加茯苓白术汤

………………………（43）

桂枝甘草龙骨牡蛎汤 …（85）

桂枝甘草汤 …………（84）

桂枝生姜枳实汤 ……（103）

桂枝加大黄汤 ………（193）

桂枝加龙骨牡蛎汤 ……（111）

桂枝加芍药生姜各一两人参

三两新加汤（桂枝新加汤）

………………………（49）

桂枝加芍药汤 ………（191）

桂枝加附子汤 ………（82）

桂枝加厚朴杏仁汤 ……（37）

桂枝加桂汤 …………（249）

桂枝加黄芪汤 ………（5）

桂枝加葛根汤 ………（11）

桂枝芍药知母汤 ……（345）

桂枝汤 ………………（1）

桂枝附子去桂加白术汤

（白术附子汤）………（341）

桂枝附子汤 …………（339）

桂枝茯苓丸 …………（319）

桂枝麻黄各半汤 ………（8）

桔梗汤 ………………（57）

栝楼牡蛎散 …………（122）

栝楼桂枝汤 …………（50）

栝楼薤白白酒汤 ……（96）

栝楼薤白半夏汤 ……（97）

栝楼瞿麦丸 …………（244）

桃花汤 ………………（241）

桃核承气汤 …………（299）

柴胡加龙骨牡蛎汤……（269）
柴胡加芒硝汤………（268）
柴胡桂枝干姜汤………（271）
柴胡桂枝汤 ………（26）
射干麻黄汤 …………（65）
胶艾汤（芎归胶艾汤）
………………………（325）
胶姜汤……………（334）
狼牙汤……………（372）
烧裈散……………（257）
调胃承气汤…………（276）
通脉四逆加猪胆汁汤 …（95）
通脉四逆汤 …………（93）

十一画
理中丸……………（148）
排脓汤……………（197）
排脓散……………（196）
黄土汤……………（332）
黄芩加半夏生姜汤……（264）
黄芩汤……………（263）
黄芪芍药桂枝苦酒汤 …（22）
黄芪建中汤…………（151）
黄芪桂枝五物汤………（326）
黄连汤……………（166）
黄连阿胶汤…………（110）
黄连粉方…………（126）
蛇床子散……………（374）
猪苓汤……………（252）

猪苓散 ………………（360）
猪肤汤 ……………（253）
猪胆汁方（大猪胆汁方）
………………………（286）
猪膏发煎 …………（283）
麻子仁丸 …………（194）
麻黄升麻汤 …………（236）
麻黄加术汤 …………（14）
麻黄汤 ……………（6）
麻黄杏仁石膏甘草汤 …（54）
麻黄杏仁薏苡甘草汤 …（16）
麻黄连翘赤小豆汤 ……（32）
麻黄附子甘草汤（麻黄附子
汤） ……………（40）
麻黄附子细辛汤 ………（38）
旋覆代赭汤 …………（170）
旋覆花汤 …………（213）

十二画
越婢加术汤 …………（146）
越婢加半夏汤 ………（66）
越婢汤 ……………（19）
葛根加半夏汤 ………（41）
葛根汤 ……………（13）
葛根黄芩黄连汤 ……（288）
葶苈大枣泻肺汤 ……（56）
葶苈丸 ……………（78）
葵子茯苓丸 …………（307）
硝石矾石散 …………（227）

雄黄熏方·················（377）

紫参汤·················（290）

温经汤·················（321）

滑石代赭汤·············（117）

滑石白鱼散············（302）

十三画

蒲灰散················（301）

蜀漆散················（350）

十四画

酸枣仁汤···············（229）

蜘蛛散················（208）

蜜煎导················（284）

十六画

薯蓣丸　···············（52）

薏苡附子败酱散·········（297）

薏苡附子散············（106）

橘皮竹茹汤·············（144）

橘皮汤···　···········（157）

橘枳姜汤··············（102）

十八画

藜芦甘草汤············（362）

十九画

鳖甲煎丸···············（316）